ULTRA-SONOGRAFIA GERAL E VASCULAR

ULTRA-SONOGRAFIA GERAL E VASCULAR

William D. Middleton, MD, FACR
Professor of Radiology
Mallinckrodt Institute of Radiology
Washington University School of Medicine
St. Louis, Missouri

REVINTER

Título original em inglês:
Case Review – General and Vascular Ultrasound – Case Review Series
Copyright © by Mosby, Inc.

Ultra-Sonografia Geral e Vascular
Copyright © 2003 by Livraria e Editora Revinter Ltda.

ISBN 85-7309-750-7

Todos os direitos reservados.
É expressamente proibida a reprodução
deste livro, no seu todo ou em parte,
por quaisquer meios, sem o consentimento
por escrito da Editora.

Tradução:
Daniela de Rezende Bonamigo
Residente do Serviço de Radiologia da Santa Casa de Porto Alegre

Revisão Técnica:
Sergio Augusto Pinho de Oliveira
Título de Ultra-Sonografia da CBR/FEBRASGO
Membro da American Institute of Ultrasound in Medicine
Membro da International Society of Ultrasound in Obstetrics and Gynecology
TEGO – Título de Especialista em Ginecologia e Obstetrícia
Residência em Ginecologia e Obstetrícia no Hospital Pedro Ernesto – UERJ
Médico-Militar do Exército Brasileiro

A precisão das indicações, as reações adversas e as relações de dosagem para as drogas citadas nesta obra podem sofrer alterações.
Solicitamos que o leitor reveja a farmacologia dos medicamentos aqui mencionados.
A responsabilidade civil e criminal, perante terceiros e perante a Editora Revinter, sobre o conteúdo total desta obra, incluindo as ilustrações e autorizações/créditos correspondentes, é do(s) autor(es) da mesma.

Livraria e Editora REVINTER Ltda.
Rua do Matoso, 170 — Tijuca
20270-130 — Rio de Janeiro, RJ
Tel.: (21) 2563-9700
Fax: (21) 2563-9701
E-mail: livraria@revinter.com.br
www.revinter.com.br

Aos meus alunos. Este livro é para os atuais, passados e futuros ultra-sonografistas, residentes e *fellows*, com os quais tenho trabalhado e auxiliado a treinar. A curiosidade intelectual destes mantém-me estimulado, e a sua paixão pelo aprendizado tem sido muito gratificante durante a minha carreira.

Aos meus professores. Eles são muitos para serem nomeados, mas seus esforços contribuíram para orientar a minha carreira e me inspiraram a realizar tudo o que pude.

À minha mãe e ao meu pai. Os dois são professores aposentados, e qualquer habilidade que eu possua em educação é, em grande parte, devida à influência deles.

Aos meus filhos. Eles me mantiveram feliz e entretido, e direcionaram as minhas prioridades durante todo o processo de redação deste livro.

À minha esposa. Ela é o amor da minha vida e, mais uma vez, reconheceu a importância deste projeto e sacrificou uma parte do nosso tempo juntos, permitindo, assim, que eu completasse este livro.

APRESENTAÇÃO DA SÉRIE

Como radiologistas, devemos manter altos padrões na geração de imagem, nas interpretações pertinentes, na comunicação efetiva e no serviço diferenciado aos pacientes. Isso é particularmente verdade na ultra-sonografia geral e vascular, em que a interação com o paciente é essencial, e o valor de um exame e da interpretação de alta qualidade geralmente guia a conduta clínica. Este livro o ajudará a torna-se um grande ultra-sonografista!

O Dr. Middleton incorporou os princípios da "Série de Revisão de Casos" nesta obra sobre ultra-sonografia geral e vascular. Assim como ele e Al Kurtz escreveram uma obra-prima em que *Ultrasound: The Requisites*, também o Dr. Middleton *marca um "gol de placa"* (N.R: *hit a home run* significa marcar a pontuação máxima no futebol americano) nesta Revisão de Casos – Ultra-Sonografia Geral e Vascular. É animador ler o seu prefácio, o incorpora os objetivos desta série: "oferecer um instrumento de aprendizagem acessível, útil e agradável para ultra-sonografistas, residentes e médicos em exercício". O fato de que praticamente cada caso foi pessoalmente selecionado e copiado pelo Dr. Middleton atesta o seu compromisso com o modo de ensino de revisão de casos. Acredito que o leitor sentirá essa dedicação ao ler esta maravilhosa obra.

A filosofia da "Série de Revisão de Casos" é revisar cada especialidade de um modo desafiador e interativo. Cada livro tem graduações de dificuldade, de forma que o leitor possa testar a sua proficiência e usar esta auto-avaliação como guia de educação continuada. Uma vez que cada caso é distinto, este é o tipo de texto que pode ser pego e lido a qualquer hora do dia, em sua carreira.

Estou muito contente em introduzir a edição de *Revisão de Casos – Ultra-Sonografia Geral e Vascular* do Dr. Middleton para a "Série de Revisão de Casos", constantemente em expansão, que inclui Musculoskeletal Imaging, de Joseph Yu, *Obstetric and Gynecological Ultrasound,* de Al Kurtz e Pam Johnson, *Spine Imaging,* de Bryan Bowen, *Thoracic Imaging,* de Phil Boiselle e Theresa McLoud, *Genitourinary Imaging,* de Ron Zagoria, William Mayo-Smith, e Glenn Tung, *Gastrointestinal Tract Imaging,* de Peter Feczko e Robert Halpert, *Brain Imaging,* de Laurie Loevner, e *Head and Neck Imaging,* por mim.

David M. Yousem, M.D.
Editor da "Série de Revisão de Casos"

PREFÁCIO

Escrever um livro nunca é fácil e raramente é agradável. Entretanto, quando pela primeira vez me falaram dos planos para esta publicação e me informaram acerca do formato a ser usado, fiquei exultante. Recordei, como estudante de medicina e residente de radiologia, que o conhecimento adquirido em livros-texto é fugaz, a menos que seja reforçado com lições aprendidas ao pé do leito do paciente ou em *viewbox*. E, tão doloroso como às vezes era, as coisas que melhor lembro vêm de perguntas que um dia fui forçado a responder. Agora que sou um professor, é claro, para mim, que um grupo com uma série de questões transmite mais efetivamente a informação do que as conferências didáticas. Por essas razões, fiquei entusiasmado em participar deste projeto.

Ao preparar este livro, tentei selecionar casos que incluíssem todo o material que tipicamente aparece nos exames de certificação médica. Estes tipos de casos estão basicamente nas duas primeiras partes. No entanto, acredito que tenha uma visão muito limitada aquele que direciona a sua energia intelectual simplesmente para passar em um exame. É muito mais importante aprender as coisas que ajudarão os seus pacientes quando os exames acabarem. Por isto, na terceira parte, incluí muitos casos que nunca constarão de um exame de certificação médica, mas que, eventualmente, podem aparecer na vida real. Reconheço que algumas condições não foram abordadas, o que é inevitável quando o tamanho do livro é limitado e o assunto tão amplo, como o é a ultra-sonografia. Entretanto, tentei apresentar uma ampla variação de casos, sabendo que a seleção final, indubitavelmente, refletiria um viés relacionado com os tipos de exames que são realizados no *Mallinckrodt Institute of Radiology*.

Assim que foram escolhidos os tópicos dos casos, juntei imagens para ilustrar as condições ou os pontos técnicos específicos. Para mim, este foi o aspecto mais agradável da editoração. Todas as imagens vêm de pacientes que examinei, e fiz um esforço prospectivo para obter as imagens que, especificamente, mostrassem achados importantes. Nos últimos três anos, sempre que eu despendia um pequeno tempo extra para examinar um paciente, os ultra-sonografistas e residentes já sabiam que este era destinado a ser mais um "caso do livro-texto". Sempre que possível, tentei ampliar a exposição ao leitor, incluindo imagens de diferentes pacientes portadores da mesma condição. Embora eu esteja muito contente com o modo como a obra ficou no geral, estou particularmente orgulhoso das imagens.

Um problema inoportuno, exclusivo dos textos de ultra-sonografia, é a reprodução de imagens em cores. Embora o Doppler colorido seja crucial, a fim de manter o custo do livro acessível, todas as imagens em cores tiveram de ser agrupadas em pranchas. Logo, os casos que continham imagens em cores foram apresentados em preto e branco, com uma referência a uma prancha em cores em particular, localizada no início do livro. Peço perdão por esse inconveniente e espero que isso não seja aborrecedor.

Após selecionar os casos e as imagens, a próxima tarefa foi desenvolver as perguntas. Quis enfatizar o aspecto mais importante da ultra-sonografia e os pontos sobre os quais insisto como examinador do exame oral de certificação médica. Isto é: identificar os achados importantes, estabelecer um diagnóstico diferencial razoável, estreitar a lista de diagnósticos diferenciais e recomendar investigação complementar apropriada. Embora essa seqüência reflita o que fazemos diariamente na prática clínica, a organização em uma série de questões provou ser mais difícil que eu imaginava. O maior dilema foi elaborar perguntas que não revelassem o diagnóstico. Para realizar isto, o diagnóstico não poderia ser mencionado em nenhuma das perguntas. Isto, infelizmente, cria uma situação em que o leitor pode ter de responder perguntas sobre uma condição sem ainda tê-la determinado. Em volumes anteriores, muitos autores decidiram mencionar o diagnóstico já nas perguntas do caso, para evitar este problema. Fiz o melhor que pude para manter o diagnóstico em dúvida, aceitando o fato de que, em alguns casos, o leitor pode ser forçado a virar a página para o diagnóstico antes de todas as perguntas serem respondidas.

Eu também tentei apresentar uma variedade de questões. Quando interajo com residentes e ecografistas, fico grato e orgulhoso quando estes sabem as respostas para as minhas perguntas. No entanto, sei que ensinaria mais se encontrasse uma pergunta que eles não soubessem responder corretamente. Logo, mesmo para os casos em que o diagnóstico pode ser fácil, tentei incluir algumas perguntas mais desafiantes.

PREFÁCIO

Finalmente, os Comentários para cada caso foram escritos com a intenção de oferecer pelo menos a informação básica necessária para se lidar com pacientes que tenham a condição ilustrada. Quando o espaço permitia, procurei entrar em mais detalhes para satisfazer os leitores mais curiosos. As referências foram fornecidas para aqueles que querem aprender mais sobre o assunto. Em muitos casos, as referências são artigos de revisão que abordam um tópico em detalhes.

Em resumo, o objetivo foi oferecer um instrumento de aprendizagem acessível, útil e agradável para ultra-sonografistas, residentes e médicos em exercício. Espero que todos esses grupos se beneficiem da leitura do livro tanto quanto eu da redação do mesmo.

William D. Middleton, M.D.

AGRADECIMENTOS

O mais importante, gostaria de agradecer a todos os pacientes anônimos dos quais as imagens foram usadas para ensinar futuros médicos e ultra-sonografistas. Há certos inconvenientes com os quais os pacientes têm de lidar quando são atendidos em uma instituição acadêmica, e eu lhes agradeço pela compreensão. Também agradeço aos ultra-sonografistas que trabalharam comigo enquanto estava escrevendo este livro. Sei que atrasei a agenda ao gastar um tempo extra para obter a imagem perfeita, e admiro a paciência deles. Estou em falta, como sempre, com as minhas secretárias Sue Day e Pam Schaub. Elas ofereceram as suas habilidades singulares quando me defrontei com os problemas de processamento de palavras e trataram de todos os assuntos desinteressantes que aparecem periodicamente, ao se completar uma tarefa como esta. Sou muito grato aos residentes que revisaram segmentos do manuscrito e, especialmente, à minha esposa, Dra. Mary Middleton, que analisou criticamente todo o texto. Agradeço ao Dr. David Yousem por conceber a idéia e me incluir como parte dela. Liz Corra, da Mosby, guiou a produção inicial desta série e deveria receber o crédito por fazê-la prosseguir. Finalmente, o Dr. Yousem e Stephanie Donley organizaram a conclusão e encorajaram, apoiaram e foram compreensivos durante o processo, às vezes mais longo que o previsto, de se completar o livro.

William D. Middleton, M.D.

Pranchas em Cores	XVII
I Discussão aberta	1
II Alvos de discussões	73
III Desafio	155
Índice de Casos	231
Índice Remissivo	233

ULTRA-SONOGRAFIA GERAL E VASCULAR

Pranchas em Cores

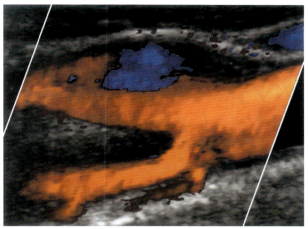
Caso 40

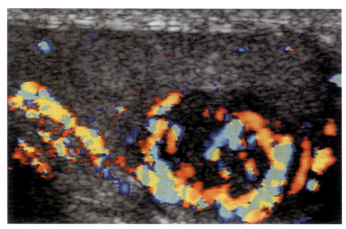
Caso 41

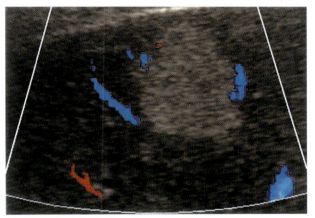
Caso 49

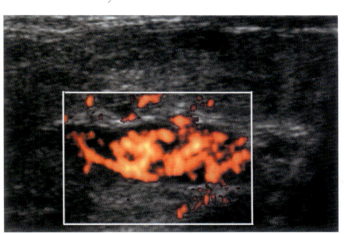
Caso 53

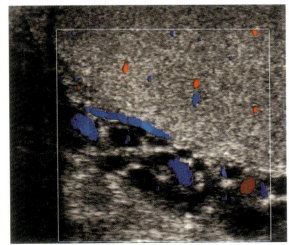
Caso 61

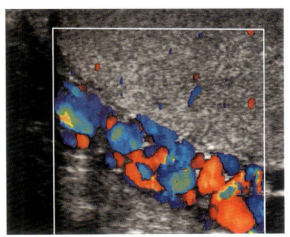
Caso 61

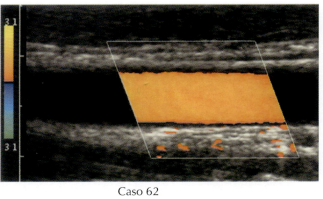
Caso 62

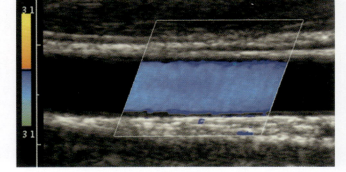
Caso 62

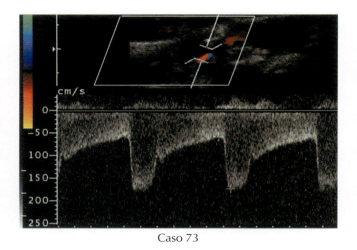
Caso 73

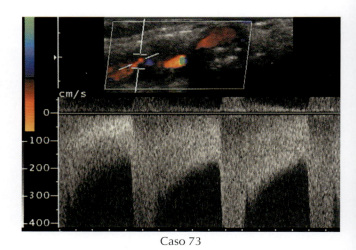
Caso 73

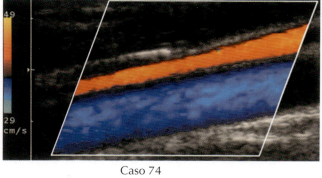
Caso 74

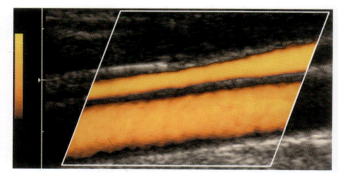
Caso 74

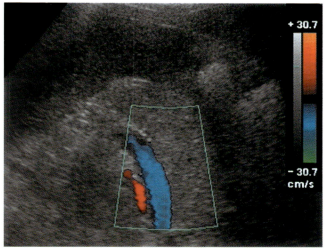

Caso 77

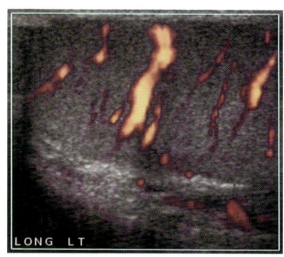

Caso 79

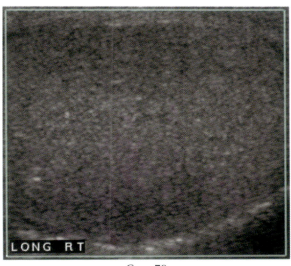

Caso 79

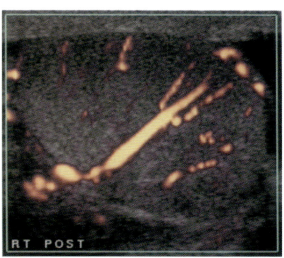

Caso 79

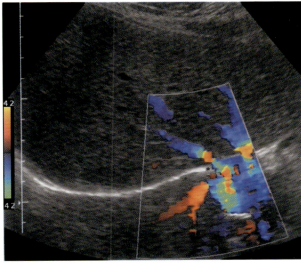

Caso 84

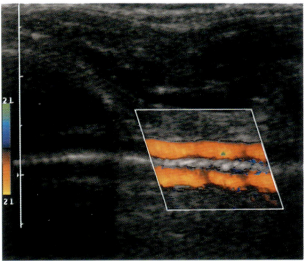

Caso 84

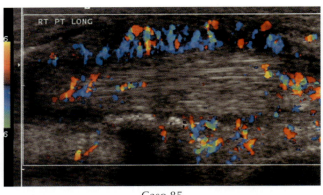
Caso 85

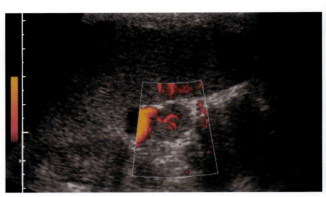
Caso 94

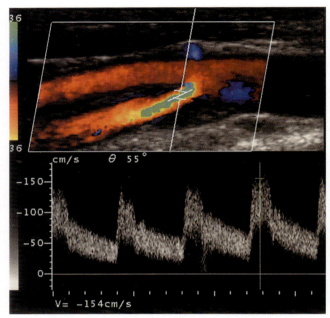
Caso 97

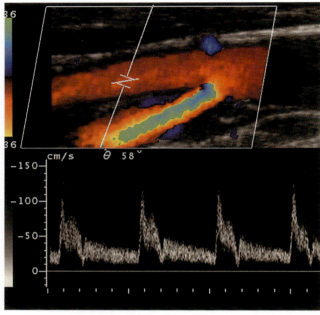
Caso 97

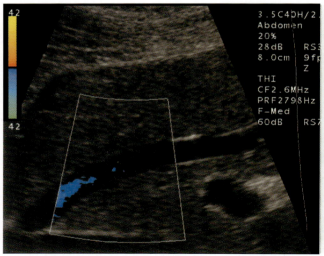
Caso 98

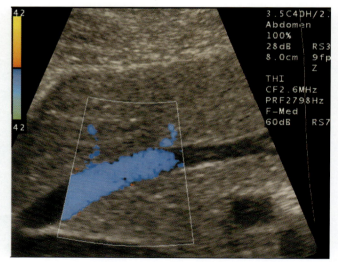
Caso 98

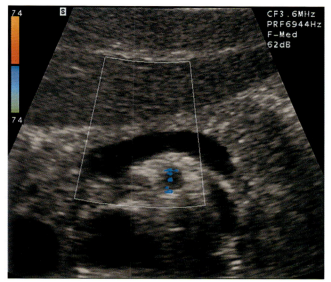
Caso 104

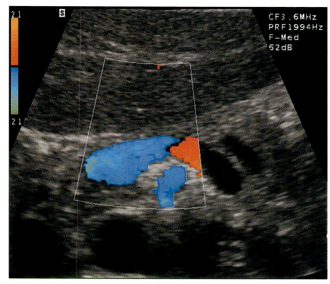
Caso 104

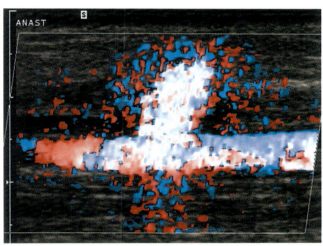
Caso 105

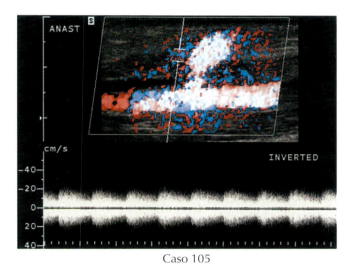
Caso 105

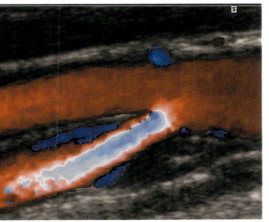
Caso 116

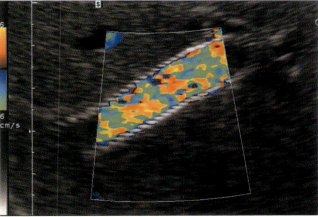
Caso 116

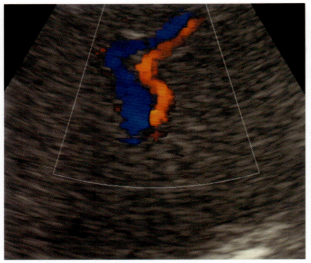
Caso 117

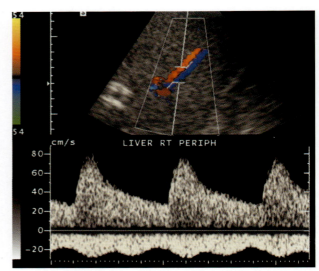
Caso 117

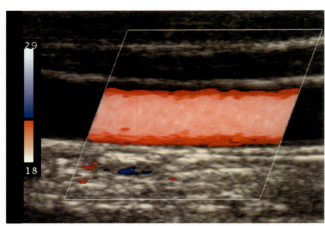
Caso 124

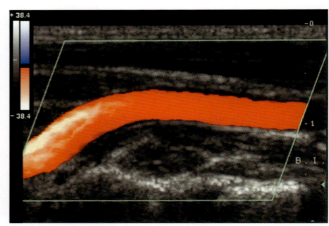
Caso 124

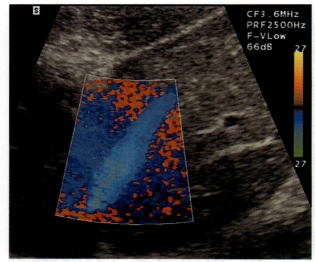
Caso 125

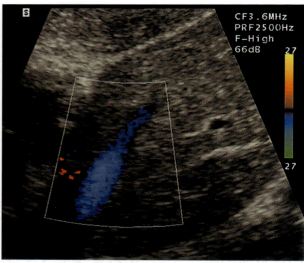
Caso 125

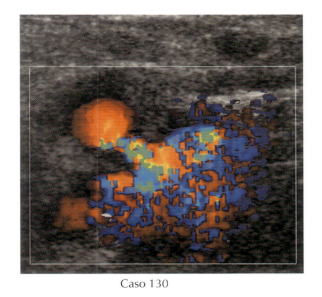
Caso 130

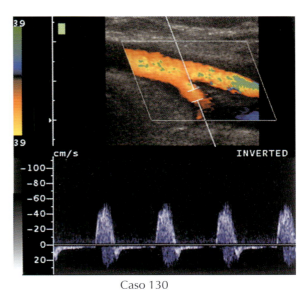
Caso 130

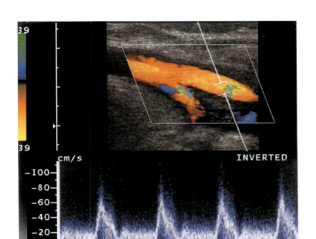
Caso 130

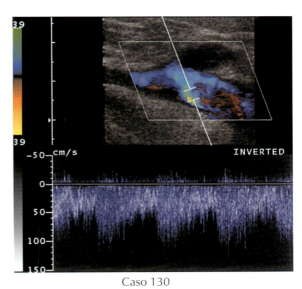
Caso 130

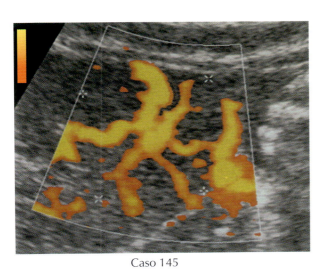
Caso 145

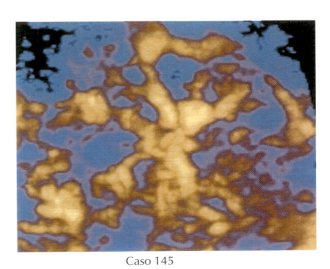
Caso 145

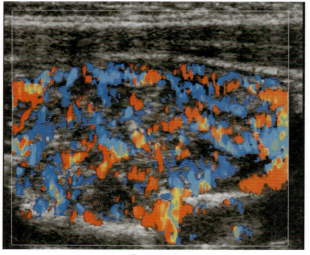
Caso 146

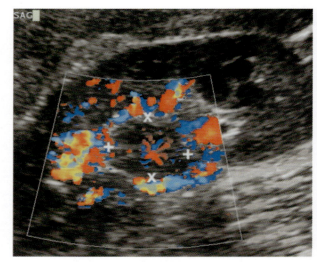
Caso 150

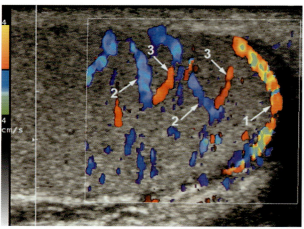
Caso 153

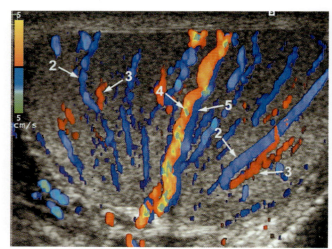
Caso 153

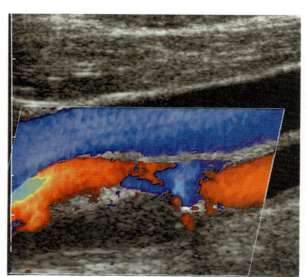
Caso 154

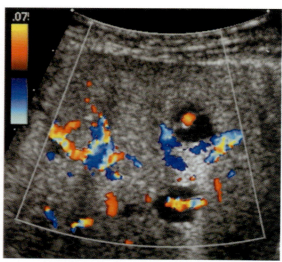
Caso 159

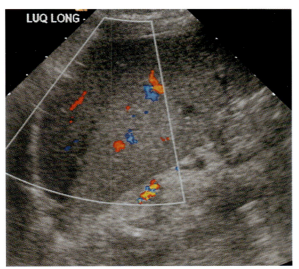

Caso 160

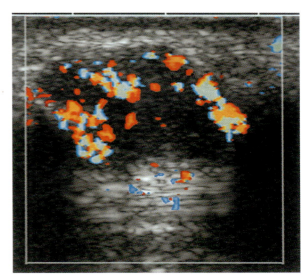

Caso 162

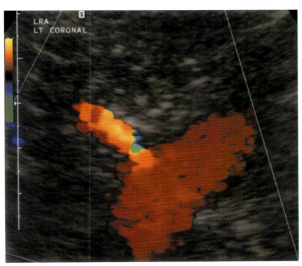

Caso 165

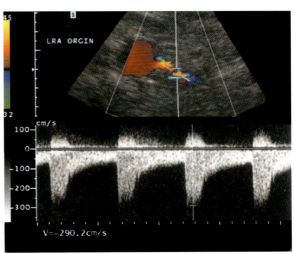

Caso 165

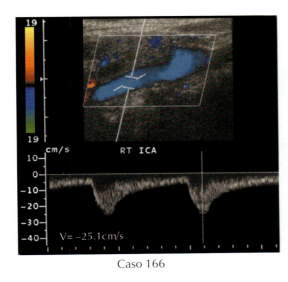

Caso 166

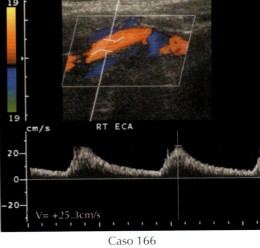

Caso 166

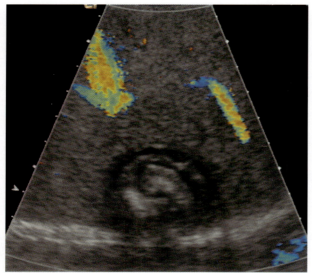
Caso 168

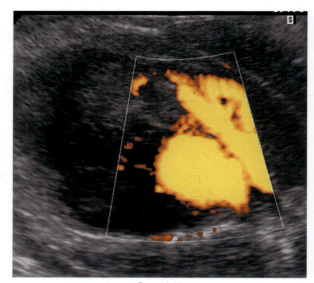
Caso 167

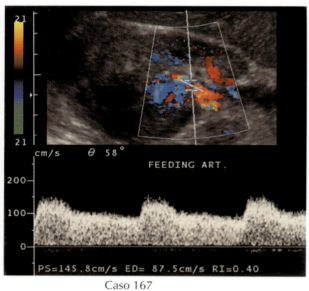
Caso 167

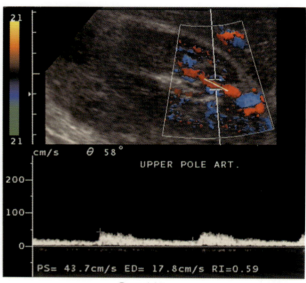
Caso 167

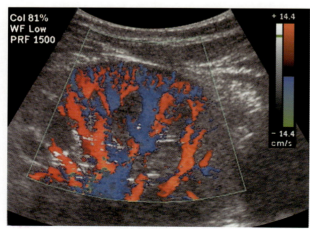
Caso 170

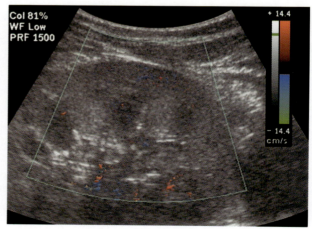
Caso 170

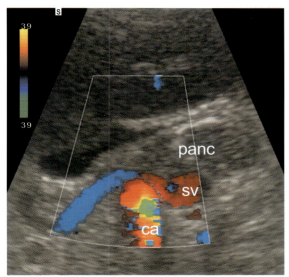

Caso 171

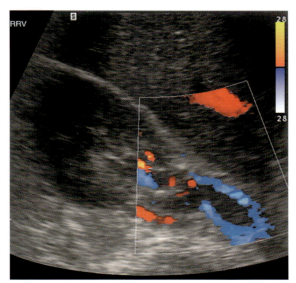

Caso 174

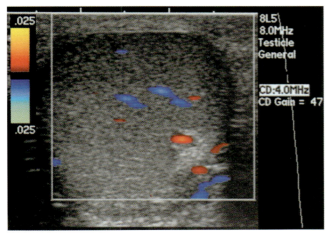

Caso 175

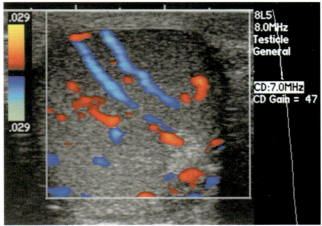

Caso 175

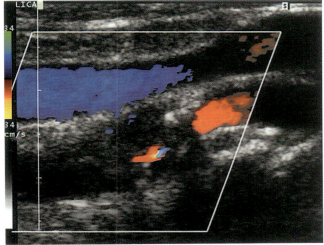

Caso 182

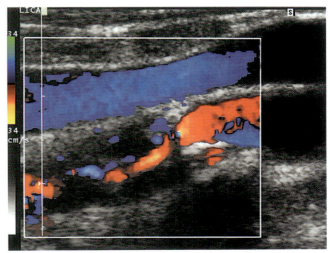

Caso 182

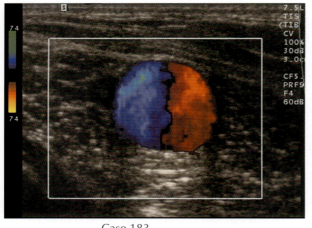
Caso 183

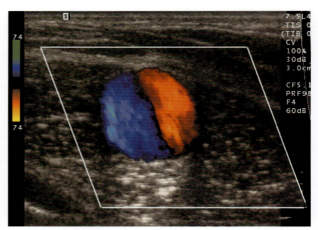
Caso 183

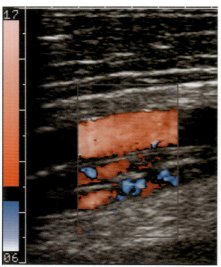
Caso 188

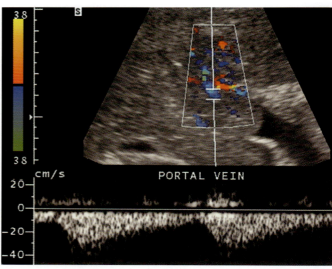
Caso 189

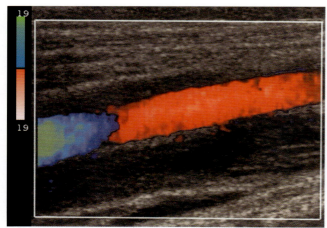
Caso 194

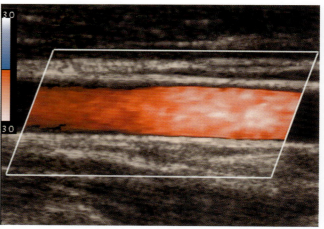
Caso 194

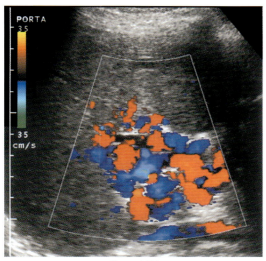
Caso 195

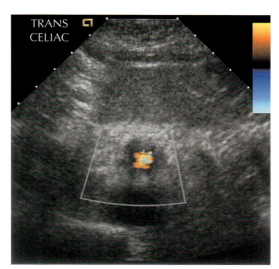
Caso 196

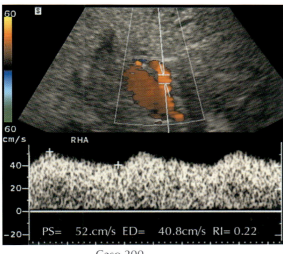
Caso 200

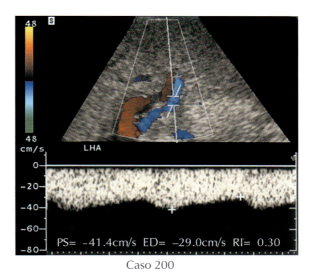
Caso 200

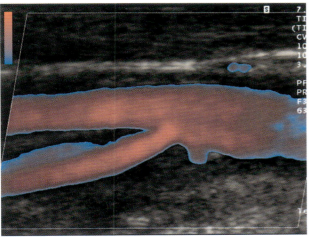
Caso 201

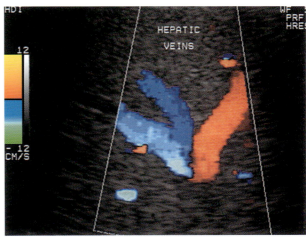
Caso 205

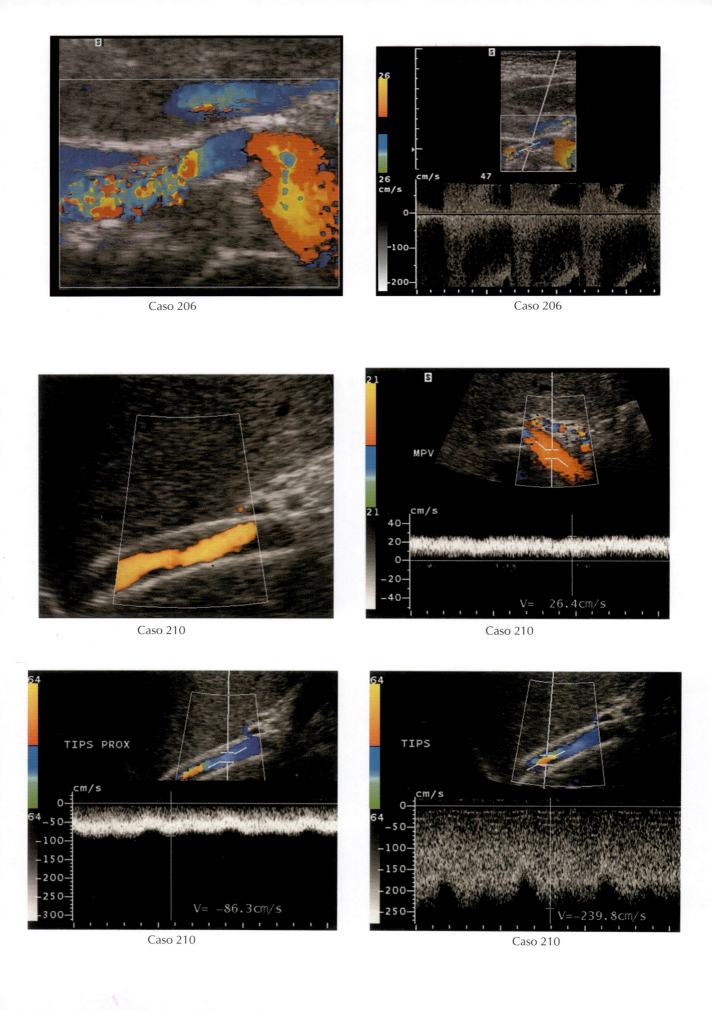

Caso 206

Caso 206

Caso 210

Caso 210

Caso 210

Caso 210

I Discussão Aberta

CASO 1

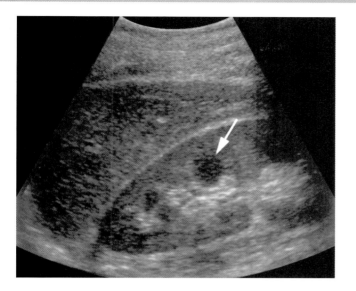
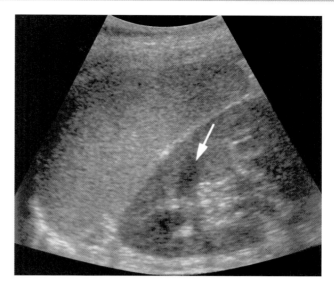

Cortes longitudinais dos rins de um mesmo paciente.

1. Esses rins parecem normais ou anormais?
2. Qual é o direito e qual é o esquerdo?
3. Para o que apontam as setas nos rins?
4. Qual é o comprimento normal do rim de um adulto?

CASO 2

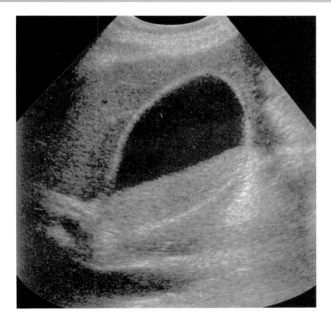
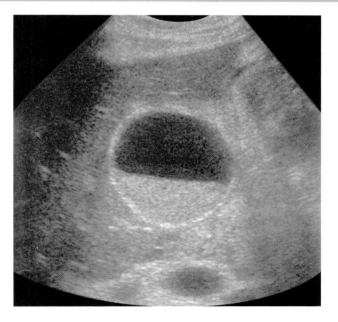

Cortes longitudinal e transversal da vesícula biliar.

1. A anormalidade demonstrada nessas imagens deverá mover-se quando o paciente virar de posição?
2. O que causa a ecogenicidade da bile nessa condição?
3. Há indicação de cirurgia?
4. Quais são as causas menos comuns para este achado ultra-sonográfico?

RESPOSTAS

CASO 1

Rins Normais

1. Os rins apresentados neste caso são normais.

2. A primeira imagem é do rim direito, e a segunda, do rim esquerdo. A única forma de diferenciá-los é comparando a ecogenicidade do fígado e do baço adjacentes. O fígado normal tem, usualmente, ecogenicidade semelhante, ou levemente maior, à do rim direito. O baço é consideravelmente mais ecogênico que o rim esquerdo.

3. As setas apontam para as pirâmides renais.

4. O rim normal de um adulto tem aproximadamente 11 cm ± 2 cm.

Referência

Thurston W, Wilson SR: The urinary tract. In Rumack CM, Wilson SR, Charboneau JW (eds): *Diagnostic Ultrasound*, 2nd ed. St. Louis, Mosby, 1998, pp 329-399.

Referência cruzada

Ultrasound: THE REQUISITES, pp 73-77.

Comentário

Ao contrário da maioria dos demais órgãos sólidos abdominais, os rins têm uma aparência ultra-sonográfica complexa. O seio renal apresenta uma combinação de gordura e de tecidos moles, aparecendo ecogênico. O parênquima renal, por outro lado, é hipoecóico. Em muitos pacientes, inclusive no deste caso, é possível visibilizar as pirâmides renais como estruturas levemente menos ecogênicas que a cortical renal. Normalmente, o parênquima renal é o órgão sólido do abdome superior com menor ecogenicidade, seguido do fígado, baço e pâncreas.

Ao se realizarem varreduras dos rins, é importante comparar sua ecogenicidade com a do fígado e a do baço. Isso permite a detecção de anormalidades na ecogenicidade dos rins, bem como anormalidades na ecogenicidade do fígado e baço. Daí a importância de se incluírem nas imagens porções do fígado e do baço, como nos casos apresentados. Dado o tamanho do fígado, é comum ver-se o rim direito usando o fígado como janela acústica, logo a comparação do rim direito com o fígado é, em geral, fácil. Por ser o baço muito menor que o fígado, a comparação do baço com o rim esquerdo é mais difícil. Contudo, uma abordagem posterior e lateral alta, com o paciente em posição supina, ajuda, na maioria dos pacientes, exceto naqueles com baço incomumente pequeno. Também é útil a varredura de ambos os rins por uma abordagem posterior e lateral, sem usar o fígado e o baço como janelas, uma vez que isso irá oferecer um acesso mais próximo aos rins e, em alguns casos, irá permitir a identificação de anormalidades que poderiam, de outra forma, passar despercebidas.

CASO 2

Lama Biliar

1. A lama biliar deve mover-se para a porção pendente da vesícula biliar, quando o paciente muda de posição.

2. A ecogenicidade da lama biliar é devida a cristais, especialmente bilirrubinato de colesterol e de cálcio.

3. A lama geralmente desaparece sem complicações, não havendo, em geral, indicação cirúrgica.

4. Sangue e pus podem simular lama biliar.

Referência

Middleton WD: The gallbladder. In Goldberg BB (ed): *Diagnostic Ultrasound*. Baltimore, Williams & Wilkins, 1993, pp 116-142.

Referência cruzada

Ultrasound: THE REQUISITES, pp 40-41.

Comentário

A lama biliar consiste de bile viscosa que contém grânulos de cristais de colesterol e de bilirrubinato de cálcio. Aparece como um material ecogênico dentro da luz da vesícula biliar. A lama biliar deve se mover, uma vez que não está aderida à parede da vesícula biliar. Entretanto, se a bile for muito espessa e viscosa, a mobilidade poderá ser muito lenta. Em geral, a lama biliar deposita-se na porção pendente da vesícula biliar, e um nível irá se formar entre a lama e o resto de bile na vesícula. Em alguns pacientes, a lama biliar poderá preencher totalmente a luz da vesícula. A lama é geralmente homogênea, mas pode, ocasionalmente, conter áreas com ecogenicidade heterogênea. Sangue e pus podem simular lama biliar, mas são bem menos freqüentes. Ao contrário dos cálculos biliares, a lama não faz sombra. Se sombras acústicas forem detectadas, mesmo que pequenas, isso indica a presença de cálculos associados.

O significado clínico da lama biliar não está bem estabelecido. Na maior parte das vezes, não há sintomas e ocorre resolução espontânea. Em alguns casos, ocorre progressão para a formação de cálculos biliares.

CASO 3

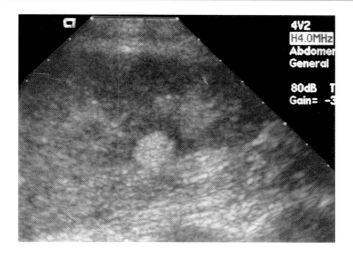
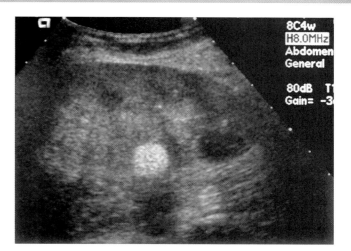

Dois cortes longitudinais do pólo inferior do mesmo rim.
1. Que achado importante é visto na segunda imagem, mas não na primeira?
2. Por que a primeira imagem não mostra esse importante achado?
3. Esta lesão exige investigação adicional?
4. Qual a principal complicação desta lesão?

CASO 4

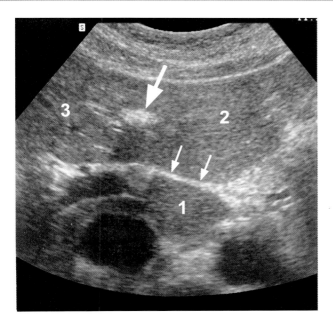
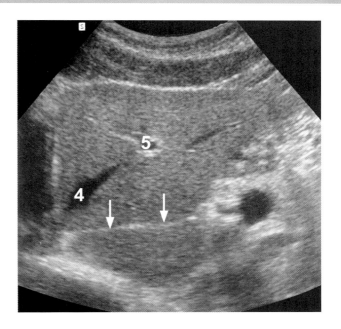

Cortes transversal e longitudinal do fígado.
1. Para qual estrutura está apontando a seta grande da primeira imagem?
2. Para qual estrutura estão apontando as setas pequenas em ambas as imagens?
3. Que remanescente embriológico passa nas estruturas indicadas pelas setas?
4. Que segmentos hepáticos estão indicados pelos números 1, 2 e 3 na primeira imagem e quais vasos estão indicados pelos números 4 e 5 na segunda imagem?

RESPOSTAS

CASO 3

Angiomiolipoma

1. Ambas as imagens mostram uma massa hiperecogênica, mas a segunda imagem também mostra discreta sombra acústica posterior. Esses achados são típicos de angiomiolipoma (AML).
2. A sombra não é vista na primeira imagem porque foi obtida com um transdutor de baixa freqüência (4 MHz *versus* 8 MHz).
3. A necessidade de investigação adicional de uma lesão como essa é controversa. Entretanto, considerando que o carcinoma de células renais é, às vezes, da mesma forma hiperecogênico, é coerente recomendar tomografia computadorizada (TC) sem contraste ou ressonância magnética (RM), a fim de provar que a lesão contém gordura, ou então fazer acompanhamento ultra-sonográfico para provar a estabilidade da lesão.
4. A maior complicação do angiomiolipoma é o sangramento.

Referência

Siegel CL, Middleton WD, Teefey SA, McClennan BL: Angiomyolipoma and renal cell carcinoma: Ultrasound differentiation. *Radiology* 1996;198:789-793.

Referência cruzada

Ultrasound: THE REQUISITES, pp 93-94.

Comentário

O angiomiolipoma é um tumor renal benigno que contém gordura, músculo liso e vasos. Esse tumor pode ocorrer tanto esporadicamente como em associação com esclerose tuberosa. Os casos esporádicos ocorrem tipicamente em mulheres de meia-idade e são solitários. Por outro lado, os angiomiolipomas associados a esclerose tuberosa são freqüentemente múltiplos, pequenos, bilaterais e sem predileção por sexo.

A maioria dos angiomiolipomas é assintomática. Angiomiolipomas grandes (> 4 cm) podem causar sangramento nos espaços subcapsular ou perinefrético. Esse sangramento pode estar relacionado, em parte, aos vasos anormais e aos microaneurismas que estão presentes nesses tumores. Alguns urologistas preconizam a retirada de angiomiolipomas grandes.

O aspecto ecográfico de um angiomiolipoma é geralmente muito típico. Em aproximadamente 80% dos casos, ele aparece como uma massa hiperecóica homogênea, com ecogenicidade semelhante à do seio renal ou à da gordura perinefrética. Uma pequena porcentagem dos angiomiolipomas tem ecogenicidade menor que a da gordura, mas maior que a do parênquima renal.

Embora a aparência usual do angiomiolipoma seja muito característica, ela pode se superpor à aparência de um carcinoma de células renais. Aproximadamente 10% de todos os carcinomas de células renais aparecem ecogênicos a ponto de simular um angiomiolipoma. Isso é ainda mais comum em pequenos carcinomas de células renais. Algumas características podem ajudar na diferenciação do carcinoma de células renais ecogênico e angiomiolipoma. Se for identificado algum componente cístico, halo hipoecóico ou calcificação, a massa terá probabilidade muito maior de ser um carcinoma de células renais. Por outro lado, se houver atenuação do feixe sonoro de modo que apareça uma discreta sombra acústica posterior, a massa deverá muito mais provavelmente ser um angiomiolipoma do que um carcinoma de células renais.

CASO 4

Anatomia Normal do Fígado

1. A seta grande aponta para o ligamento redondo.
2. As setas pequenas apontam para a fissura do ligamento venoso.
3. O remanescente da veia umbilical passa no ligamento redondo, e o ducto venoso passa na fissura do ligamento venoso.
4. 1 = Lobo caudado; 2 = segmento lateral esquerdo; 3 = segmento medial esquerdo, 4 = veia hepática esquerda; 5 = ramo esquerdo da veia porta.

Referência

Withers CE, Wilson SR: The liver. In Rumack CM, Wilson SR, Charboneau JW (eds): *Diagnostic Ultrasound*, 2nd ed. St. Louis, Mosby, 1998, pp 87-154.

Referência cruzada

Ultrasound: THE REQUISITES, pp 3-5.

Comentário

O ducto venoso é o vaso que embriologicamente comunica a veia umbilical com a veia cava inferior. Ele passa entre o segmento umbilical da veia porta esquerda e a porção mais superior da veia cava inferior. Está embutido no fígado através de uma fissura profunda, que pode ser reconhecida tanto nos cortes longitudinal quanto transversal do lobo esquerdo do fígado. Essa fissura separa o lobo caudado do segmento lateral do lobo esquerdo. Sempre que a fissura do ligamento venoso é reconhecida, a porção do fígado anterior a ela deve ser o segmento lateral do lobo esquerdo. Logo, no corte longitudinal, os ramos da veia porta e da veia hepática que são vistos devem ser ramos da veia porta esquerda e da veia hepática que suprem o segmento lateral.

O ligamento redondo é o remanescente da veia umbilical. Nas imagens em planos transversos, tais como as apresentadas neste caso, ele aparece como estrutura ecogênica arredondada que, freqüentemente, produz uma sombra acústica posterior. O ligamento redondo une-se à porção mais anterior da veia porta esquerda. No feto, o sangue da veia umbilical chega ao fígado através de um curto segmento da veia porta esquerda e, após, entra no ducto venoso. O segmento da veia porta esquerda que conecta a veia umbilical ao ducto venoso é chamado de segmento umbilical da veia porta esquerda. O ligamento redondo e o segmento umbilical da veia porta esquerda separam os segmentos medial e lateral do lobo esquerdo do fígado.

CASO 5

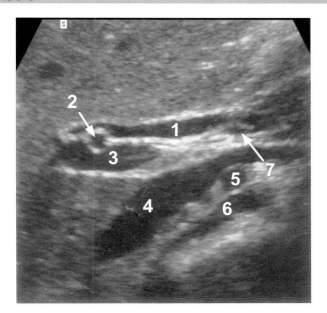
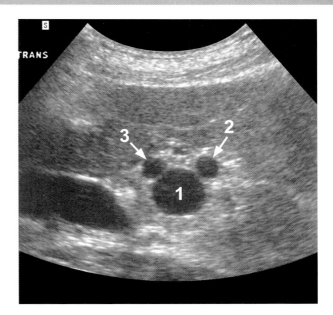

Cortes longitudinal e transversal da porta hepática.

1. Nomeie as estruturas normais numeradas no corte longitudinal.
2. Nomeie as estruturas normais numeradas no corte transversal.
3. As medidas do ducto biliar comum são obtidas a partir da parede interna ou da parede externa?
4. Qual é, em geral, o maior segmento do ducto biliar comum?

CASO 6

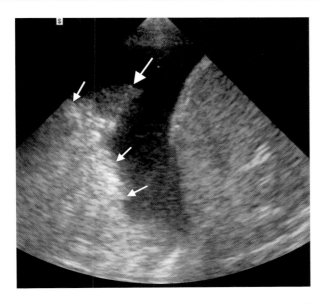
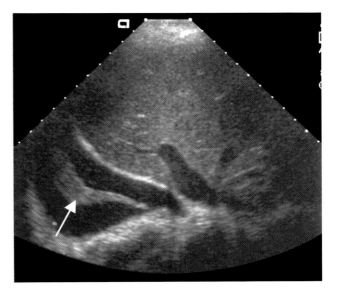

Corte longitudinal de hemitórax posterior direito e corte transversal do quadrante superior direito obtidos de dois pacientes.

1. Qual o diagnóstico desses dois pacientes?
2. Para o que aponta a seta grande?
3. Para o que estão apontando as setas pequenas?
4. Quando é feita a varredura do abdome, esta anormalidade é mais facilmente detectável à direita ou à esquerda?

RESPOSTAS

CASO 5

Anatomia Normal do Ducto Biliar Comum

1. 1 = Ducto biliar comum; 2 = artéria hepática direita; 3 = veia porta; 4 = veia cava inferior; 5 = artéria renal direita; 6 = pilar direito do diafragma; 7 = inserção do ducto cístico.
2. 1 = Veia porta; 2 = artéria hepática própria; 3 = ducto hepático comum.
3. O diâmetro do ducto biliar é medido de uma parede interna à outra parede interna. Isso é feito a fim de permitir melhor correlação com as medidas feitas durante colangiografias.
4. O diâmetro do ducto biliar é geralmente maior no seu segmento médio (isto é, entre a porta hepática e a cabeça do pâncreas).

Referência

Middleton WD: The bile ducts. In Goldberg BB (ed): *Diagnostic Ultrasound*. Baltimore, Williams & Wilkins, 1993, pp 146-172.

Referência cruzada

Ultrasound: THE REQUISITES, pp 55-57.

Comentário

Os ductos hepáticos esquerdo e direito unem-se para formar o ducto hepático comum. Este, por sua vez, junta-se ao ducto cístico para formar o ducto biliar comum. Embora seja visível neste caso, a inserção do ducto cístico dificilmente é vista. Logo, geralmente não é possível definir precisamente o local de junção do ducto hepático comum com o ducto biliar comum. Por essa razão, muitos ultra-sonografistas referem-se ao ducto hepático comum e ao ducto biliar comum juntos como "hepatocolédoco".

Na maioria das imagens da porta hepática, é fácil identificar a veia porta e as estruturas tubulares anteriores à veia porta, que representam a artéria hepática e o hepatocolédoco. A artéria hepática comum origina-se do tronco celíaco. Após a saída da artéria gastroduodenal, ela dirige-se cranialmente em direção à porta hepática como à artéria hepática própria. Logo, a artéria hepática própria é geralmente aquela vista na porta hepática.

Como demonstrado neste caso, a artéria hepática própria é, em geral, situada mais à esquerda e o hepatocolédoco, mais à direita. Isso pode ser facilmente lembrado, uma vez que a artéria origina-se da aorta (a qual se situa à esquerda da linha média) e o hepatocolédoco origina-se no fígado (o qual é mais à direita da linha média). Após a bifurcação da artéria hepática própria em artérias hepática direita e esquerda, a artéria hepática direita cruza entre a veia porta e o ducto comum. Isso produz a imagem clássica mostrando o ducto biliar em seu eixo longo, a artéria hepática direita em seu eixo curto e a veia porta em um eixo oblíquo, o qual é mostrado na primeira imagem.

CASO 6

Derrame Pleural

1. Os dois pacientes apresentam derrame pleural.
2. A seta grande está apontando para o pulmão atelectásico flutuando no líquido pleural.
3. As setas pequenas apontam para o pulmão aerado com sombra posterior.
4. Derrames pleurais são mais facilmente reconhecidos à direita porque o fígado oferece uma janela melhor que o baço para avaliar o ângulo costofrênico.

Referência

Brant WE: The thorax. In Rumack CM, Wilson SR, Charboneau JW (eds): *Diagnostic Ultrasound*, 2nd ed. St. Louis, Mosby, 1998, pp 575-598.

Referência cruzada

Thoracic Radiology: THE REQUISITES, P 491.

Comentário

Os derrames pleurais são, freqüentemente, achados incidentais em varreduras abdominais. Normalmente, o pulmão aerado encontra-se junto ao diafragma, de forma que o feixe sonoro não pode penetrar nas estruturas posteriores do tórax. Derrames pleurais deslocam o pulmão aerado o suficiente para oferecer uma janela à porção posterior do recesso costofrênico. Quando o derrame é pequeno, isso produz uma coleção com forma triangular. Quando o derrame é maior, há geralmente atelectasia compressiva associada, produzindo uma estrutura de partes moles, curvilínea e móvel flutuando no líquido. O pulmão aerado, aparecendo como um tecido hiperecóico com sombra posterior suja, é freqüentemente visto acima do pulmão atelectásico. Ascite peri-hepática é facilmente diferenciada de derrames pleurais, uma vez que a ascite separa o diafragma do fígado, fazendo com que o diafragma apareça como uma estrutura separada. Além disso, a área nua do fígado impede que a ascite se estenda para a porção póstero-medial do fígado. Já os derrames pleurais tipicamente se estendem para a porção mais medial do fígado, próxima à veia cava.

Como mostrado na primeira imagem, os derrames pleurais podem também ser identificados ao se fazer uma varredura direta sobre a parede torácica na região do derrame. Essa varredura é normalmente realizada quando se faz uma toracocentese guiada pelo ultra-som. O líquido é visto separando as pleuras parietal e visceral. No plano longitudinal, as costelas são vistas como estruturas ecogênicas com sombra, e a pleura parietal, como uma leve reflexão linear profunda às costelas. Derrames pleurais que aparecem simples na ultra-sonografia podem ser tanto transudatos como exsudatos. Derrames pleurais complexos que contêm septações e/ou ecos internos são, em geral, exsudatos.

CASO 7

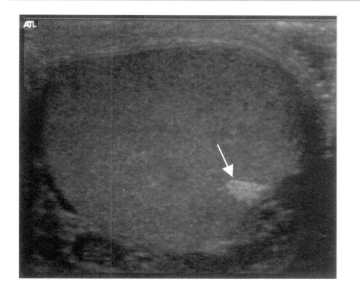
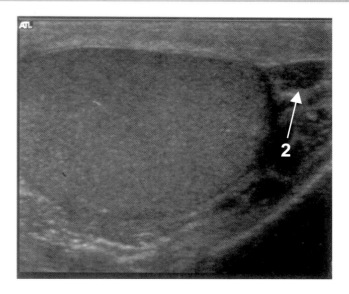
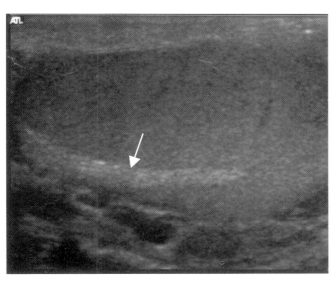
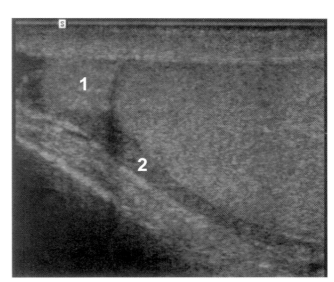

Dois cortes transversais e dois cortes longitudinais do escroto.

1. O que é a estrutura ecogênica normal (seta) mostrada na primeira imagem transversal e na primeira imagem longitudinal?
2. O que são as estruturas peritesticulares normais indicadas como 1 e 2 na segunda imagem transversal e na segunda imagem longitudinal?
3. Qual é a ecogenicidade normal da cabeça do epidídimo em relação à do testículo?
4. Qual é a ecogenicidade normal do corpo do epidídimo em relação à do testículo?

CASO 7

Anatomia Normal do Escroto

1. A estrutura ecogênica periférica é o mediastino do testículo.

2. 1 = Cabeça do epidídimo; 2 = corpo do epidídimo.

3. A cabeça do epidídimo é normalmente isoecóica em relação ao testículo.

4. O corpo do epidídimo é normalmente hipoecóico em relação ao testículo.

Referência

Feld R, Middleton WD: Recent advances in sonography of the testis and scrotum. *Radiol Clin North Am* 1992;30:1033-1051.

Referência cruzada

Ultrasound: THE REQUISITES, pp 435-436.

Comentário

Os testículos são órgãos ovóides pareados situados dentro das duas metades da bolsa escrotal. A bolsa escrotal tem seis camadas (pele, dartos, fáscia espermática externa, músculo cremastérico, fáscia espermática interna e túnica vaginal) que circundam os testículos e a cápsula testicular, denominada túnica albugínea. Os dois sacos escrotais são divididos na linha média pela rafe mediana.

Cada testículo é dividido em aproximadamente 300 lóbulos. Cada lóbulo contém até quatro túbulos seminíferos extremamente torcidos. Ao convergirem na saída dos testículos, os túbulos seminíferos unem-se para formar túbulos retos, que, então, juntam-se para formar um plexo de canais chamado de testículo reto, o qual se localiza dentro de uma dobra da túnica albugínea, o mediastino. O mediastino é o hilo do testículo. Os testículos retos esvaziam-se dentro da cabeça do epidídimo através de 10 a 15 ductos eferentes. Na cabeça do epidídimo, os ductos eferentes juntam-se para formar um ducto epididimário convoluto único. O epidídimo é uma estrutura em forma semilunar que repousa na superfície do testículo próximo ao mediastino. Ele é dividido em cabeça, superiormente, cauda, inferiormente, e corpo, entre eles.

O testículo normal tem grau baixo a médio de ecogenicidade e ecotextura homogênea. Ele mede aproximadamente 4 cm de comprimento e 2 cm de largura e de espessura. Na maioria dos testículos, o mediastino é visto como uma estrutura ecogênica na periferia destes, que vai do terço superior ao terço inferior do testículo. A cabeça do epidídimo repousa no pólo superior do testículo, apresentando ecogenicidade semelhante à dele. Durante os exames em tempo real, pode-se, em geral, acompanhar a cabeça do epidídimo até o seu corpo, o qual é levemente menos ecogênico que o testículo. A localização do corpo do epidídimo é variável, porque o testículo é de certa forma móvel dentro da bolsa escrotal. Mais freqüentemente, o corpo do epidídimo é visto ao longo do aspecto anterior e lateral do testículo, como observado na segunda imagem longitudinal. Em alguns pacientes o corpo do epidídimo está localizado posteriormente em relação ao testículo, como mostrado na segunda imagem longitudinal. Uma pequena quantidade de líquido é freqüentemente vista no saco escrotal, em geral ao redor da cabeça do epidídimo.

CASO 8

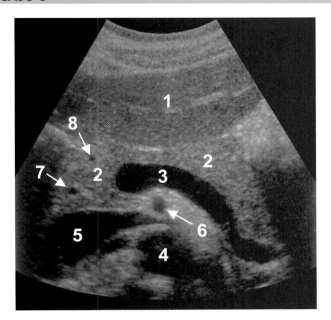
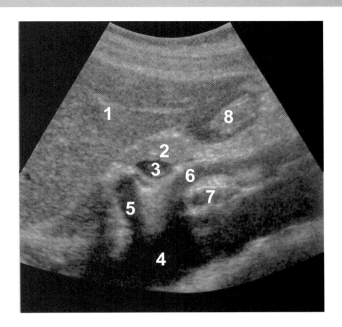

Cortes transversal e sagital do abdome superior.
1. Cite os nomes das estruturas normais numeradas no corte transversal.
2. Cite os nomes das estruturas normais numeradas no corte sagital.
3. O corpo do pâncreas é normalmente arredondado ou ovalado nos cortes sagitais?
4. Qual das duas está mais próxima do pâncreas: a artéria ou a veia mesentérica superior?

CASO 9

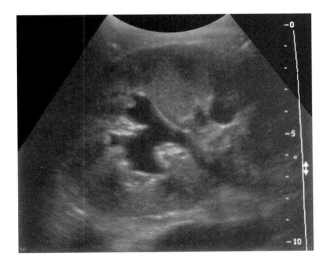
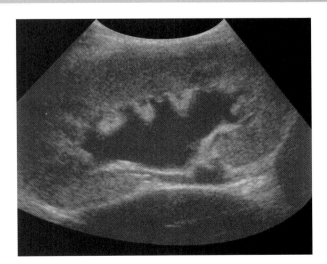

Imagens longitudinais de dois pacientes com a mesma anormalidade.
1. O que há de errado com esses rins?
2. Sob qual circunstância isso é uma emergência médica?
3. Como você graduaria a anormalidade demonstrada aqui?
4. Em que planos foram adquiridas essas imagens?

RESPOSTAS

CASO 8

Anatomia Peripancreática Normal

1. 1 = Lobo esquerdo do fígado; 2 = pâncreas; 3 = confluência portoesplênica; 4 = aorta; 5 = veia cava inferior; 6 = artéria mesentérica superior; 7 = ducto biliar comum; 8 = artéria gastroduodenal.

2. 1 = Lobo esquerdo do fígado, 2 = pâncreas; 3 = veia esplênica; 4 = aorta; 5 = tronco celíaco; 6 = artéria mesentérica superior; 7 = veia renal esquerda; 8 = antro gástrico.

3. O corpo do pâncreas é oval em cortes sagitais.

4. A veia mesentérica superior é imediatamente adjacente à cabeça e ao processo uncinado do pâncreas. A artéria mesentérica superior é separada do pâncreas por um anel de tecido fibroadiposo ecogênico.

Referência

Schneck CD, Dabezies MA, Friedman AC: Embryology, histology, gross anatomy, and normal imaging anatomy of the pancreas. In Friedman AC, Dachman AH (eds): *Radiology of the Liver; Biliary Tract, and Pancreas.* St. Louis, Mosby, 1994, pp 715-742.

Referência cruzada

Ultrasound: THE REQUISITES, pp 122-124.

Comentário

O pâncreas é um dos órgãos de mais difícil avaliação ultra-sonográfica. O conhecimento dos vasos peripancreáticos auxilia grandemente na localização da glândula. O ponto de referência mais útil é a confluência venosa portoesplênica. Em cortes transversais, ela aparece como uma estrutura hipo ou anecóica em forma de larva, posterior ao corpo do pâncreas. A cabeça do pâncreas envolve a face lateral direita da veia porta ao nível da confluência portomesentérica, e o processo uncinado estende-se posteriormente à veia mesentérica superior. Todas as veias peripancreáticas são imediatamente adjacentes ao pâncreas, sem nenhuma gordura entre elas. Por outro lado, as artérias peripancreáticas são circundadas por tecido fibroadiposo ecogênico e não fazem contato direto com o pâncreas. O tronco celíaco origina-se normalmente na face superior do pâncreas. O corpo do pâncreas pode ser observado por uma varredura inferior à origem da artéria hepática própria e da artéria esplênica. A artéria mesentérica superior origina-se da aorta imediatamente posterior ao pâncreas e à confluência portoesplênica. Um anel de tecido fibroadiposo hiperecogênico caracteristicamente circunda a artéria mesentérica superior.

O ducto biliar comum passa na porção mais posterior do pâncreas e, freqüentemente, aparece imediatamente anterior à veia cava inferior. A artéria gastroduodenal origina-se da artéria hepática comum e desce ao longo da porção anterior da cabeça do pâncreas. Essas duas estruturas freqüentemente aparecem como dois pequenos pontos anecóicos em imagens transversais da cabeça do pâncreas.

CASO 9

Hidronefrose

1. O sistema coletor está dilatado.

2. Quando o rim estiver infectado ou obstruído.

3. Isso é referido como grau 2 de hidronefrose.

4. Coronal e semicoronal.

Referência

Ellenbogen PH, Scheible FW, Talner LB, Leopold GR: Sensitivity of gray scale ultrasound in detecting urinary tract obstruction. *AJR Am J Roentgenol* 1978;130:731-733.

Referência cruzada

Ultrasound: THE REQUISITES, pp 77-81.

Comentário

A detecção ultra-sonográfica da obstrução urinária depende da identificação do sistema coletor dilatado, o qual aparece como espaços anecóicos dentro do seio renal central, que é ecogênico. Sob a maioria das circunstâncias, é fácil documentar que os espaços císticos comunicam-se entre si e com a pelve renal, o que confirma que o líquido está no sistema coletor.

A hidronefrose é graduada em vários níveis de gravidade. O grau 0 refere-se à ultra-sonografia normal. O grau 1 refere-se à mínima separação do seio renal central ecogênico. O grau 2 refere-se à distensão óbvia do sistema coletor renal. O grau 3 refere-se à acentuada distensão do sistema coletor renal associada ao afinamento da cortical.

Sempre que a hidronefrose for detectada, a próxima tarefa é determinar o nível e a causa da obstrução. Quando a hidronefrose é bilateral, a obstrução é freqüentemente ao nível da bexiga, o que é facilmente demonstrável ao ultra-som. A hipertrofia prostática é fácil de ser identificada no homem, assim como os tumores pélvicos nas mulheres. Os tumores primários da bexiga são freqüentemente de fácil identificação em ambos os sexos. A obstrução unilateral do ureter em nível acima da bexiga é mais difícil de ser individualizada ao ultra-som. Dependendo do paciente, pode ser possível acompanhar o ureter em todo o seu curso e documentar o ponto de transição. Entretanto, o segmento médio do ureter muitas vezes não é visível, e, a menos que a obstrução seja causada por uma massa de tamanho considerável, a causa da obstrução no segmento médio do ureter não pode ser visível pelo ultra-som. Em muitos casos, a ultra-sonografia deve ser complementada por exames de imagem adicionais, como urografia excretora, tomografia computadorizada ou pielografia retrógrada.

CASO 10

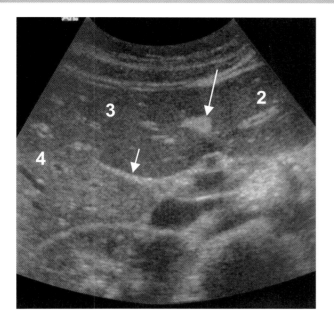
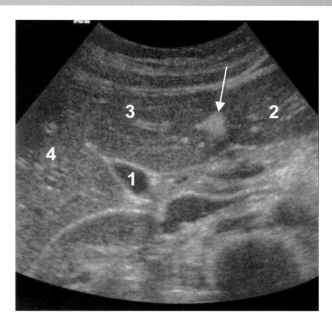

Cortes transversais do fígado.

1. O que é a estrutura ecogênica indicada pela seta longa?
2. O que é a estrutura linear indicada pela seta curta?
2. O que é a estrutura cheia de líquido indicada pelo número 1?
4. Que segmentos hepáticos estão indicados pelos números 2, 3 e 4?

CASO 11

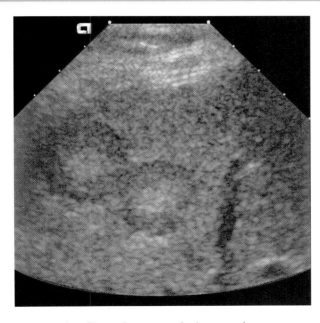
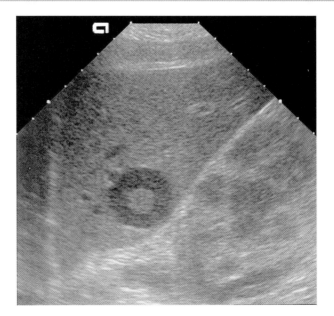

Imagens do fígado em dois pacientes.

1. Essas lesões são mais provavelmente benignas ou malignas?
2. Qual é o diagnóstico diferencial?
3. O que representa a região periférica hipoecóica?
4. O diagnóstico diferencial é o mesmo para uma lesão que é hipoecóica no centro e tem um halo hiperecóico periférico?

RESPOSTAS

CASO 10

Anatomia Normal do Fígado e da Vesícula Biliar

1. A seta longa aponta para o ligamento redondo.
2. A seta curta aponta para a fissura interlobar.
3. O número 1 indica a vesícula biliar.
4. Os números 2, 3 e 4 correspondem aos segmentos lateral esquerdo, medial esquerdo e anterior direito, respectivamente.

Referência

Middleton WD: The gallbladder. In Goldberg BB (ed): *Diagnostic Ultrasound.* Baltimore, Williams & Wilkins, 1993, pp 116-142.

Referência cruzada

Ultrasound: THE REQUISITES, pp 35-38.

Comentário

A vesícula biliar normalmente localiza-se na face posterior e inferior do fígado. Ela repousa entre os lobos direito e esquerdo e serve como ponto de referência útil na separação desses lobos. Na maioria dos pacientes em jejum, a vesícula biliar é prontamente identificada pela simples movimentação do transdutor ao longo da margem costal inferior direito, enquanto se visibiliza a margem inferior do fígado. Em casos em que a vesícula biliar é de difícil identificação, é válido usar os pontos de referência hepáticos. Inicia-se encontrando o ligamento redondo entre os segmentos medial e lateral do lobo esquerdo. Ele normalmente aparece como estrutura ecogênica arredondada, freqüentemente com sombra acústica posterior. Então, olha-se à direita, à procura da fissura interlobar. Essa fissura é uma indentação rasa na face póstero-inferior do fígado, que aparece como uma linha ecogênica estendendo-se da porta hepática ao parênquima hepático. A fissura interlobar separa o lobo esquerdo (segmento medial) do lobo direito (segmento anterior). A vesícula biliar localiza-se imediatamente adjacente à fissura interlobar. Em alguns pacientes, a fissura interlobar não é visível ao ultra-som. Isso ocorre com maior freqüência quando a vesícula biliar não está bem distendida. Felizmente, a fissura interlobar é comumente mais fácil de ser vista naquelas situações em que a vesícula biliar está contraída e mais dificilmente identificável.

Em geral, após jejum noturno, a vesícula biliar está bem distendida. O limite superior da normalidade do tamanho da vesícula, mesmo em paciente em jejum, é de 4 cm de diâmetro transverso. O diâmetro transverso é um melhor indicador da superdistensão em comparação o diâmetro longitudinal. Contudo, a maioria das vesículas biliares é menor que 8 cm de comprimento. A espessura da parede da vesícula não deve ultrapassar 3 mm. Quando a vesícula biliar está contraída, a parede pode aparecer espessa e a camada muscular pode se tornar aparente como uma camada hipoecóica profunda à mucosa. Entretanto, mesmo quando contraída, é incomum que a parede meça mais de 3 mm.

CASO 11

Lesões Hepáticas em Alvo

1. As lesões em alvo são muito mais provavelmente malignas.
2. O diagnóstico diferencial inclui metástase, carcinoma hepatocelular, linfoma e abscesso. As lesões benignas, como a hiperplasia nodular focal e o adenoma hepático, são possibilidades mais remotas.
3. O halo hipoecóico é usualmente tumor viável, mas pode, ocasionalmente, corresponder a parênquima hepático comprimido.
4. Os alvos reversos têm menor probabilidade de serem malignos.

Referências

Kruskal JB, Thomas P, Nasser I, et al: Hepatic colon cancer metastases in mice: Dynamic in vivo correlation with hypoechoic rims visible at US. *Radiology* 2000;215:852-857.

Wernecke K, Vassallo P, Bick U, et al: The distinction of benign and malignant liver tumors on sonography: Value of the hypoechoic halo. *AJR Am J Roentgenol* 1992;159:1005-1009.

Referência cruzada

Ultrasound: THE REQUISITES, pp 7-9.

Comentário

As lesões mostradas nessas figuras apresentam um centro iso ou hiperecóico e um halo hipoecóico. Essa aparência é descrita como lesão em alvo, sendo a maioria delas maligna. Metástases hepáticas são as mais comuns, mas carcinoma hepatocelular e linfoma podem também ter aparência em alvo e devem ser considerados dentro de um quadro clínico compatível. Discussões preliminares de lesões em alvo afirmavam que o halo hipoecóico representava o parênquima hepático comprimido. Isso pode ser verdade quando o halo for fino. Entretanto, relatos mais recentes demonstram que, na maioria dos casos, o halo representa tumor viável. De fato, quando se realizam biópsias percutâneas nessas lesões, a maior amostragem vem do halo hipoecóico.

É muito incomum ver lesões em alvo de natureza benigna. Adenomas hepáticos e hiperplasia nodular focal aparecem raramente como lesões em alvo, mas são muito menos comuns que as metástases hepáticas. Os hemangiomas são tumores hepáticos extremamente comuns, mas é raro que apresentem um halo hipoecóico. É importante reconhecer que as lesões em alvo reversas (lesões com um centro iso ou hipoecóico e um halo hiperecóico) têm baixa probabilidade de serem malignas. De fato, isso é uma forma de aparência típica dos hemangiomas.

CASO 12

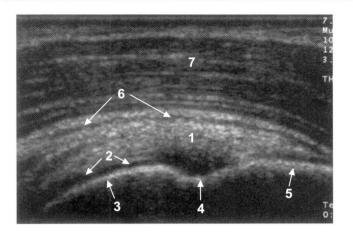 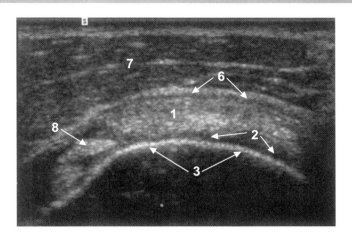

Cortes longitudinal e transversal do ombro.

1. Identifique as estruturas normais numeradas nas duas figuras acima.
2. Por quantos tendões é composto o manguito rotador?
3. Quais estruturas separam o músculo subescapular do supra-espinhoso?
4. O manguito rotador é normalmente compressível?

CASO 13

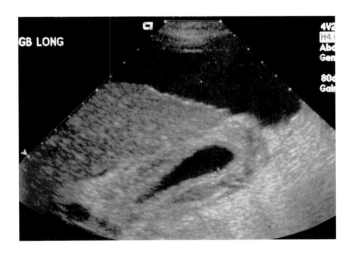 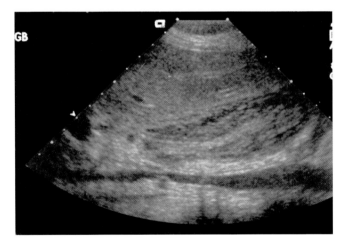

Imagem longitudinal da vesícula biliar em dois pacientes.

1. Existe algo em comum entre esses pacientes?
2. Qual é o diagnóstico diferencial?
3. O que você considera como sendo a causa da anormalidade nesses dois pacientes?
4. Há alguma medida útil na detecção dessa anormalidade?

RESPOSTAS

CASO 12

Anatomia Normal do Ombro

1. 1 = Manguito rotador; 2 = cartilagem; 3 = cabeça umeral; 4 = colo anatômico; 5 = tuberosidade maior; 6 = bolsa subdeltóidea; 7 = deltóide; 8 = tendão do bíceps.
2. O manguito rotador é composto por quatro tendões e músculos: o subescapular, o supra-espinhoso, o infra-espinhoso e o redondo menor.
3. A porção intra-articular do tendão do bíceps separa o músculo subescapular do supra-espinhoso.
4. O manguito rotador normalmente não é compressível.

Referência

Middleton WD, Teefey SA, Yamaguchi K: Sonography of the shoulder: *Semin Musculoskeletal Radiol* 1998;2:211-221.

Referência cruzada

Ultrasound: THE REQUISITES, pp 455-457.

Comentário

O manguito rotador é uma faixa de tendões conjuntos que cobre a cabeça do úmero. O tendão anterior (subescapular) cruza a articulação glenoumeral e insere-se na tuberosidade menor. O tendão superior (supra-espinhoso) insere-se na tuberosidade maior imediatamente posterior à bainha do tendão do bíceps. A porção intra-articular da cabeça longa do tendão do bíceps separa esses dois tendões. Estudos anatômicos demonstram que o tendão do supra-espinhoso mede aproximadamente 1,5 cm de largura. Póstero-inferiormente ao tendão do supra-espinhoso, encontra-se o tendão do infra-espinhoso, o qual se insere na tuberosidade maior. O tendão do redondo menor é o que se localiza imediatamente inferior ao do infra-espinhoso.

Ultra-sonografias do ombro demonstram múltiplas estruturas em uma série de camadas. A estrutura mais profunda é a cabeça umeral, a qual aparece como forte reflexão curvilínea. Em cortes longitudinais, a concavidade do colo anatômico separa a cabeça umeral da tuberosidade maior. Imediatamente cranial à cabeça do úmero, encontra-se uma fina camada de cartilagem articular, anecóica ou hipoecóica. A camada seguinte é o manguito rotador, o qual aparece como uma faixa de tecido espessa (4-6 mm). Na maioria dos pacientes, o manguito rotador aparece hiperecóico em relação ao músculo deltóide sobrejacente. Em pacientes idosos, o manguito rotador e o músculo deltóide podem aparecer com ecogenicidades mais similares. Superficialmente ao manguito rotador, encontra-se uma fina camada hipoecóica, a qual representa a bolsa subdeltóidea. Superficialmente a esta, encontra-se uma fina camada hiperecóica que representa a gordura que circunda a bolsa. O músculo deltóide é a última camada. Como outros músculos, ele aparece hipoecóico.

A superfície externa do manguito rotador normal é convexa. A mudança para um contorno côncavo é sinal importante de ruptura completa do manguito rotador. Além disso, este não é compressível. A possibilidade de compressão do manguito rotador é outro sinal de ruptura completa.

CASO 13

Espessamento da Parede da Vesícula Biliar

1. Os dois pacientes apresentam espessamento da parede da vesícula biliar. A primeira imagem também mostra ascite e fígado nodular compatível com cirrose. A segunda imagem também mostra a luz da vesícula biliar completamente contraída.
2. As causas de espessamento da parede da vesícula biliar incluem insuficiência cardíaca, hipoproteinemia, condições formadoras de edema, hepatite, cirrose, hipertensão porta, obstrução linfática, carcinoma de vesícula biliar, adenomiomatose e colecistite.
3. A nodularidade da superfície hepática na primeira imagem é compatível com cirrose, que é a causa do espessamento da vesícula nesse caso. A luz da vesícula biliar está completamente contraída na segunda imagem, o que faz pensar na possibilidade de hepatite.
4. O limite superior da normalidade da espessura da parede da vesícula biliar é de 3 mm.

Referência

Middleton WD: The gallbladder. In Goldberg BB (ed): *Diagnostic Ultrasound*. Baltimore, Williams & Wilkins, 1993, pp 116-142.

Referência cruzada

Ultrasound: THE REQUISITES, pp 49-50.

Comentário

Um grande número de processos pode causar o espessamento da parede da vesícula biliar. A maioria das etiologias não está relacionada à doença intrínseca da vesícula biliar. Essas causas não biliares produzem espessamento da parede da vesícula biliar como resultado de edema. Em geral, o espessamento mais pronunciado é geralmente decorrente de uma dessas causas não biliares. A hepatite aguda, em particular, pode causar extenso espessamento da parede da vesícula biliar. A hepatite pode também resultar na contração da luz a ponto de esta ficar completamente colapsada. Como mostrado na segunda imagem, uma luz colapsada é vista como reflexão linear da parede oposta da luz.

Na maioria dos casos, espessamento acentuado da vesícula biliar manifesta-se por sonolucências intramurais estriadas ou irregulares, como visto neste caso. Quando este padrão é observado, isso geralmente indica que o espessamento não está relacionado à colecistite. Entretanto, se esse padrão for identificado em paciente com evidências clínicas e ultra-sonográficas bem estabelecidas de colecistite, então isso pode indicar doença mais avançada.

CASO 14

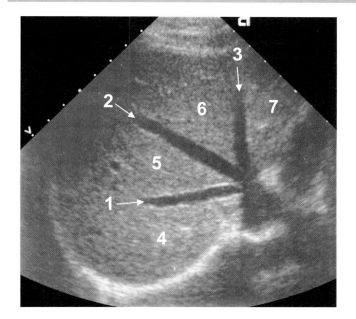
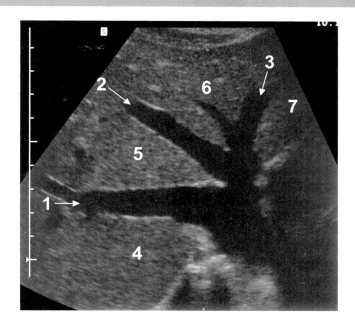

Corte transversal do fígado.

1. O que são as estruturas vasculares indicadas pelos números 1, 2 e 3?
2. Quais segmentos do fígado, indicados pelos números 4, 5, 6 e 7, esses vasos separam?
3. Como você pode distinguir as veias hepáticas da veia porta em uma visão estática do fígado, em escala de cinza?
4. Para que veia o lobo caudado drena?

CASO 15

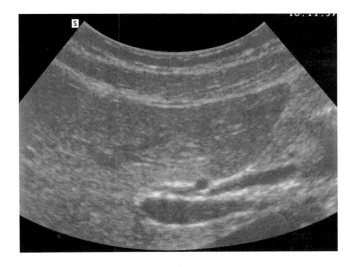
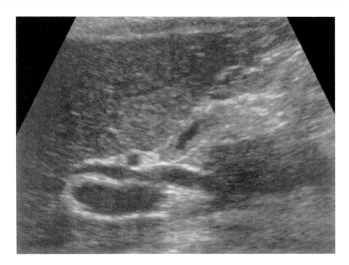

Cortes longitudinais da porta hepática em dois pacientes.

1. Onde está o ducto comum nesses pacientes?
2. Em que porcentagem de pacientes o ducto localiza-se como mostrado aqui?
3. Qual é o mais estreito, o ducto biliar ou a artéria hepática?
4. Qual varia mais de calibre, o ducto biliar ou a artéria hepática?

RESPOSTAS

CASO 14

Anatomia Venosa Hepática Normal

1. Os três vasos são as veias hepáticas. 1 = Direita; 2 = média; 3 = esquerda. Essa imagem é geralmente obtida por abordagem epigástrica com o transdutor angulado superiormente.

2. A veia hepática direita separa os segmentos anterior (5) e posterior (4) do lobo direito. A veia hepática média separa o segmento anterior do lobo direito do segmento medial (6) do lobo esquerdo. A veia hepática esquerda separa os segmentos lateral (7) do medial do lobo esquerdo.

3. Ao contrário da veia porta, as veias hepáticas não são circundadas por tecidos fibroadiposos e, conseqüentemente, têm paredes muito menos ecogênicas. De fato, na maior parte das vezes, a parede da veia hepática não é visível ultra-sonograficamente. A exceção é quando a veia hepática é vista com as paredes perpendiculares à direção do feixe sonoro. Nessa situação, a parede produz reflexão especular, aparecendo como uma fina linha ecogênica. Isso é bem demonstrado na veia hepática direita na primeira imagem.

4. O lobo caudado drena para a veia cava através de pequenas veias, que estão separadas das três principais veias hepáticas. Esse é o motivo pelo qual as veias do lobo caudado funcionam como colaterais em pacientes com a síndrome de Budd-Chiari.

Referência

Schneck CD: Embryology, histology, gross anatomy and normal imaging anatomy of the liver. In Friedman AC, Dachman AH (eds): *Radiology of the Liver, Biliary Tract, and Pancreas*. St. Louis, Mosby, 1994, pp 1-25.

Referência cruzada

Ultrasound: THE REQUISITES, pp 3-5.

Comentário

As três principais veias drenam a circulação sangüínea hepática para a veia cava. As veias hepáticas principais passam entre os segmentos hepáticos, servindo como pontos de referência dos mesmos. As veias hepáticas média e esquerda geralmente juntam-se antes de drenarem para a veia cava inferior. Na maioria dos pacientes, a veia hepática direita é mais bem vista por uma via intercostal próxima à linha axilar média. Isso não só permite a visibilização em escala de cinza como também oferece um bom ângulo para a imagem com Doppler. A veia hepática esquerda é mais bem vista por uma abordagem mediana subxifóidea. A veia hepática média é mais bem vista por uma abordagem entre a veia hepática direita e a veia hepática esquerda.

Além das três veias hepáticas principais, um número variável de veias hepáticas dorsais menores pode drenar o lobo direito posterior e o lobo caudado diretamente na veia cava. Essas veias dorsais freqüentemente funcionam como colaterais, quando as três veias principais estão obstruídas.

CASO 15

Variações da Relação entre a Artéria Hepática Direita e o Ducto Biliar

1. Em ambos os casos, o ducto biliar está localizado entre a veia porta e a artéria hepática direita. Normalmente, a artéria hepática direita localiza-se entre a veia porta e o ducto biliar.

2. Essa variação ocorre em mais de 20% dos pacientes.

3. O ducto biliar é mais estreito que a artéria.

4. O ducto biliar tem diâmetro mais variável que o da artéria.

Referência

Middleton WD: The bile ducts. In Goldberg BB (ed): *Diagnostic Ultrasound*. Baltimore, Williams & Wilkins, 1993, pp 146-172.

Referência cruzada

Ultrasound: THE REQUISITES, pp 55-56.

Comentário

Variações anatômicas em torno da porta hepática são relativamente comuns. A variação vista neste caso, em que a artéria hepática direita cruza anteriormente ao ducto, é relatada como ocorrendo em mais de 20% dos indivíduos. Entretanto, isso não é documentado tão comumente por ultra-sonografia. Considerando que a artéria hepática pode cruzar em frente ao ducto biliar, ou o ducto biliar pode passar em frente à artéria hepática, a identificação do ducto biliar pode, por vezes, ser confusa. Uma dica útil é que o ducto biliar geralmente é mais reto que a artéria hepática. Logo, é mais fácil obter uma visão do ducto biliar por vários centímetros, enquanto a artéria hepática é muito tortuosa para ser acompanhada por uma longa extensão. Além disso, a artéria hepática mantém um calibre relativamente constante, enquanto o ducto biliar varia em diâmetro de proximal a distal. Em muitos pacientes a artéria hepática irá indentar o ducto biliar, já o ducto biliar nunca irá indentar a artéria.

Além da artéria hepática direita, ocasionalmente a artéria cística (a artéria que supre a vesícula biliar) pode ser vista próxima ao ducto biliar comum. Essa artéria usualmente origina-se da artéria hepática direita, à direita do ducto comum. Quando se origina à esquerda do ducto comum, ela deve cruzá-lo no seu caminho até a vesícula biliar. Em alguns pacientes, passa em frente e, em outros, atrás do ducto comum. Logo, é possível ver duas artérias atrás do ducto, uma artéria na frente e outra atrás ou duas artérias na frente.

CASO 16

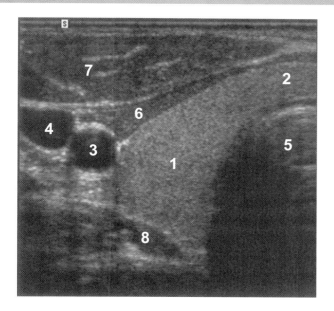
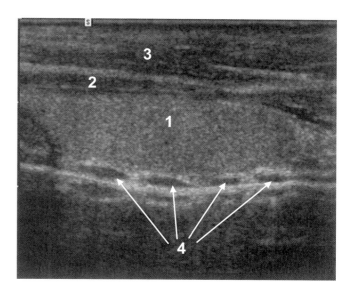

Cortes transversal e longitudinal da tireóide.

1. Nomeie as estruturas normais numeradas no corte transversal no lado direito do pescoço.
2. Nomeie as estruturas normais numeradas no corte longitudinal do pescoço.
3. Como se pode distinguir a artéria carótida da veia jugular em cortes do pescoço em escala de cinza?
4. As glândulas paratireóides normais podem ser vistas na ultra-sonografia?

CASO 17

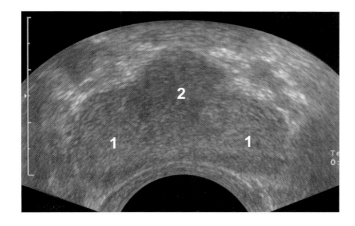
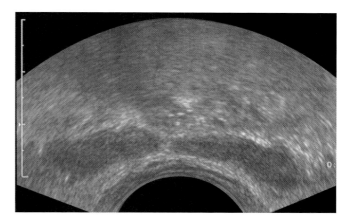

Cortes transversais da próstata por acesso transretal. A segunda imagem foi obtida em um nível um pouco superior ao primeiro.

1. Qual zona da próstata está indicada pelos números 1 e 2?
2. Quais estruturas são mostradas na segunda imagem?
3. Qual zona é maior, e como isso varia com a idade?
4. Qual é o valor normal para o antígeno prostático-específico (PSA)?

RESPOSTAS

CASO 16

Anatomia Normal da Tireóide

1. 1 = Lobo direito da tireóide; 2 = istmo da tireóide; 3 = carótida; 4 = jugular; 5 = sombra da traquéia; 6 = músculo em feixes musculares; 7 = músculo esternocleidomastóideo; 8 = músculo longo do pescoço.

2. 1 = Tireóide; 2 = feixes musculares infra-hióideos; 3 = músculo esternocleidomastóideo; 4 = anéis de cartilagem da traquéia.

3. A artéria carótida é circular, a veia jugular é oval. A carótida é mais medial e profunda, enquanto a jugular é mais lateral e mais superficial. A artéria carótida não é compressível; já a veia jugular é facilmente compressível. O diâmetro da carótida é constante, enquanto o da veia jugular é variável.

4. As paratireóides normais são muito pequenas para serem vistas por ultra-sonografia.

Referência

Solbiati L, Livraghi T, Ballarati E, et al: The thyroid. In Solbiati L, Rizzatto G (eds): *Ultrasound of Superficial Structures.* Edinburgh, Churchill Livingstone, 1995, pp 49-86.

Referência cruzada

Ultrasound: THE REQUISITES, pp 448-449.

Comentário

A glândula tireóide normal consiste de um lobo esquerdo e outro direito unidos por um fino istmo. A tireóide localiza-se na região inferior do pescoço nos dois lados da traquéia. Uma minoria de pacientes tem um fino lobo piramidal, o qual se estende superiormente a partir do istmo e que pode ser visto na infância. Em adultos, a tireóide normal tem 4 a 6 cm de comprimento e 13 a 18 mm de diâmetro ântero-posterior. Ela apresenta ecogenicidade homogênea de grau médio. Normalmente, a tireóide é mais ecogênica que os músculos infra-hióideos e esternocleidomastóideo adjacentes.

As glândulas paratireóides em geral medem 4 × 3 × 1 mm, sendo o seu eixo longo orientado em direção craniocaudal. As duas glândulas superiores geralmente localizam-se atrás da porção média da tireóide, e as duas glândulas inferiores localizam-se atrás ou logo abaixo do pólo inferior da tireóide. Aproximadamente 20% das glândulas paratireóides inferiores estão localizadas dentro de 4 cm do pólo inferior da tireóide. Uma quinta glândula, geralmente associada ao timo, está presente em aproximadamente 13% dos pacientes.

CASO 17

Próstata Normal

1. O número 1 indica a zona periférica. O número 2 indica a glândula central, que inclui a zona central e a zona de transição.

2. A segunda imagem foi tomada em um nível um pouco superior ao da primeira e mostra as duas vesículas seminais.

3. Em homens jovens, a zona periférica é a maior. Por causa dos efeitos da hiperplasia prostática benigna, a glândula central é a maior em homens mais idosos.

4. O valor normal de PSA é menor que 4 ng/ml.

Referência

Kaye KW, Richter L: Ultrasonographic anatomy of the normal prostate gland: Reconstruction by computer graphics. *Urology* 1990;35:12-17.

Referência cruzada

Ultrasound: THE REQUISITES, pp 458-460.

Comentário

A próstata é dividida em várias zonas. A zona periférica é a maior em próstatas normais. Está localizada posteriormente e lateralmente e estende-se inferiormente ao ápice da próstata. A zona central corresponde a aproximadamente 25% do volume normal da próstata, enquanto a zona transicional corresponde a 5%. A zona central está localizada no meio da base (porção superior) da próstata. Há também uma área não glandular anteriormente, denominada de estroma fibromuscular. Na ultra-sonografia, a zona de transição e a zona central não podem ser distinguidas, sendo, portanto, referidas juntamente como glândula interna. A cápsula cirúrgica separa a zona periférica da glândula central. A próstata normal de um homem jovem pesa aproximadamente 20 g. Uma glândula pesando mais de 40 g é considerada aumentada em homens mais velhos. O volume da próstata é calculado com base na equação para uma estrutura elipsóide. Uma equação simplificada é: comprimento vezes largura vezes altura dividido por 2.

Superiormente à base da próstata estão as duas vesículas seminais. Elas aparecem com forma ovalada e afinam-se em direção à linha média. Normalmente são menos ecogênicas que a glândula prostática.

CASO 18

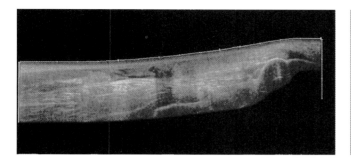
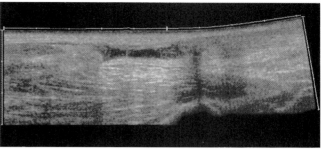

Dois cortes longitudinais do tendão calcâneo, em um campo de visão extenso. A primeira imagem cobre uma extensão de 15 cm, desde a panturrilha distal até o calcâneo, e a segunda imagem cobre uma extensão de 9 cm da panturrilha distal.

1. Descreva a anormalidade.
2. O tendão calcâneo deve ser examinado em flexão plantar ou flexão dorsal?
3. Em que parte do tendão usualmente ocorre essa condição?
4. Que músculos fazem parte do tendão calcâneo?

CASO 19

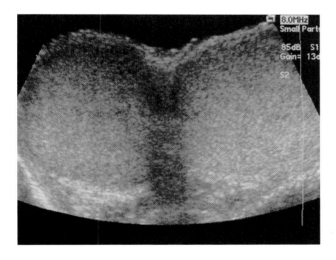
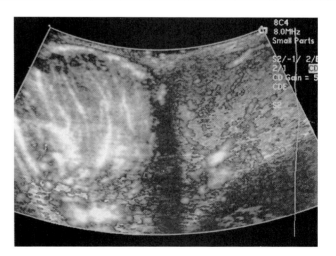

Cortes transversais em escala de cinza e com *power*-Doppler do escroto em paciente com dor testicular.

1. Qual testículo é anormal? Qual é o diagnóstico mais provável?
2. Com que condição essa anormalidade testicular está mais freqüentemente associada?
3. Qual é mais sensível para o diagnóstico, a escala de cinza ou o Doppler colorido?
4. Isso é tipicamente difuso ou focal?

RESPOSTAS

CASO 18

Ruptura Completa do Tendão Calcâneo

1. Os dois cortes mostram descontinuidade completa do tendão normal localizada aproximadamente a 6 cm proximal ao calcâneo. Essa é a localização e a aparência mais comuns de uma ruptura completa do tendão calcâneo.
2. Em paciente com ruptura completa do tendão calcâneo, este deve ser examinado tanto em flexão plantar como em flexão dorsal.
3. As rupturas geralmente ocorrem 2-6 cm proximais à sua inserção.
4. Os músculos gastrocnêmio e solear formam o tendão calcâneo.

Referência

Fessell DP, Vanderschueren GM, Jacobson JA, et al: US of the Ankle: Technique, anatomy, and diagnosis of pathologic conditions. *Radiographics* 1998;18:325-340.

Referência cruzada

Ultrasound: THE REQUISITES, p 455.

Comentário

O tendão calcâneo é o mais espesso e o mais forte tendão do corpo. Ele é composto por fibras dos músculos solear e gastrocnêmio. À medida que essas fibras descem em direção à inserção na superfície posterior do calcâneo, elas giram aproximadamente 90 graus, de modo que as fibras que iniciam em uma situação medial terminam em uma localização superficial. Esse arranjo confere algum grau de elasticidade ao tendão.

Apesar do seu tamanho e força, o tendão calcâneo é o tendão mais comumente lesado no tornozelo. Ele pode romper quando exposto a esforços não usuais, esforços crônicos de baixo grau ou pelas mudanças devidas ao desgaste relacionado com a idade. Por ser o tendão calcâneo facilmente palpável, rupturas completas são usualmente de fácil diagnóstico clínico. A maioria das rupturas completas pode ser manejada efetivamente sem o uso de métodos de imagem.

Na ultra-sonografia, rupturas completas do tendão calcâneo aparecem como ruptura total focal do padrão fibrilar normal. Essa ruptura geralmente ocorre em uma zona relativamente hipovascular localizada 2 a 6 cm proximal à inserção do tendão. Na fase aguda, há hematoma heterogêneo, freqüentemente de aparência sólida e cística no local da ruptura. Isso é observado neste caso. As terminações do tendão retraídas podem perder sua aparência fibrilar, pelo menos parcialmente, porque já não estão mais esticadas e as fibras não estão retas. Na fase crônica, cresce tecido cicatricial e tecido de granulação no local da ruptura, sendo distinguíveis do tendão normal pela ausência de arquitetura fibrilar.

Um papel útil da ultra-sonografia em pacientes com ruptura completa do tendão calcâneo é permitir a medida do intervalo entre os fragmentos proximal e distal. Quando os fragmentos são aproximados durante a flexão plantar, a ruptura pode ser tratada conservadoramente. Quando o intervalo é longo, a cirurgia torna-se necessária.

CASO 19

Orquite

1. O fluxo sangüíneo para o testículo direito está bastante aumentado. Esse grau de hiperemia é geralmente decorrente de orquite. Fluxo normal está presente no testículo esquerdo.
2. A orquite está usualmente associada a epididimite.
3. O Doppler colorido já mostra fluxo sangüíneo aumentado para o testículo antes de qualquer alteração ser perceptível pela ultra-sonografia em escala de cinza.
4. A orquite geralmente afeta o testículo inteiro de uma forma difusa.

Referência

Horstman WG, Middleton WD, Melson GL: Scrotal inflammatory disease: Color Doppler ultrasonographic findings. *Radiology* 1991;179:55-59.

Referência cruzada

Ultrasound: THE REQUISITES, pp 445-447.

Comentário

A orquite usualmente ocorre como evento secundário em pacientes com epididimite primária. Entretanto, ela também pode ser isolada, como na orquite por caxumba ou por outra infecção viral. Independente de sua causa, a orquite se manifesta clinicamente por testículo aumentado e doloroso.

À ultra-sonografia, a orquite aparece como testículo aumentado e hipoecóico. No Doppler colorido, uma hiperemia inflamatória será representada por aumento de fluxo sangüíneo do lado afetado. Em geral, as alterações no fluxo sangüíneo precedem as mudanças na morfologia do testículo. Logo, o Doppler colorido é mais sensível para o diagnóstico do que a ultra-sonografia em escala de cinza.

Na maior parte dos casos, o testículo inteiro está envolvido. Quando ocorre orquite focal, esta aparece como uma área focal com redução da ecogenicidade e aumento da vascularização. Essa aparência ultra-sonográfica pode ser semelhante à do tumor de testículo. A maneira mais fácil de distingui-los é baseando-se na clínica. Os tumores são geralmente palpáveis e não dolorosos, enquanto a orquite focal é dolorosa e impalpável. Na ultra-sonografia, é útil olhar para o epidídimo. A orquite focal está usualmente associada á epididimite, e um epidídimo aumentado e hiperemiado será aparente. Tumores testiculares geralmente não envolvem o epidídimo. Também é útil olhar o retroperitônio, uma vez que a detecção de linfonodomegalias torna um tumor muito mais provável que um processo testicular benigno.

CASO 20

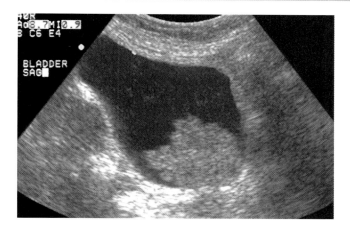
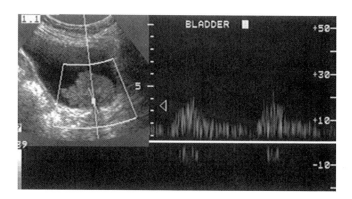

Imagem longitudinal da bexiga em escala de cinza e imagem similar em análise com Doppler pulsado.

1. Descreva a anormalidade.
2. Qual é o diagnóstico mais provável?
3. Essa anormalidade é mais facilmente detectável na parede anterior ou na posterior?
4. Qual é a localização mais comum desse tipo de lesão?

CASO 21

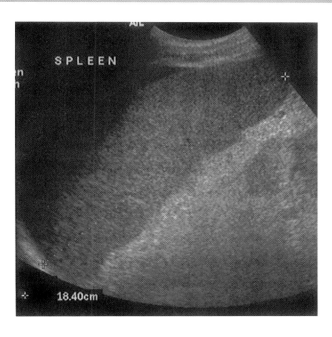
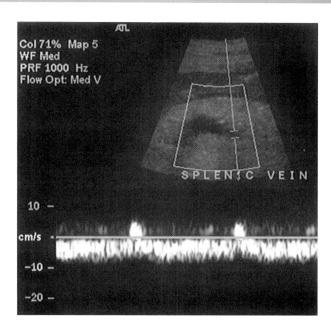

Cortes longitudinal do baço e transversal do epigástrio com formato de onda do Doppler pulsado da veia esplênica.

1. Qual é o limite superior de normalidade do comprimento do baço?
2. O fluxo da veia esplênica desse paciente está normal?
3. Qual é a causa provável da anormalidade esplênica desse paciente?
4. O baço normalmente se estende abaixo do rim esquerdo?

RESPOSTAS

CASO 20

Carcinoma de Células Transicionais da Bexiga

1. Uma massa de tecidos moles na base da bexiga com fluxo arterial interno.
2. O diagnóstico mais provável é carcinoma de células de transição.
3. Os tumores na parede posterior são mais facilmente identificados pelo ultra-som. O artefato de reverberação do campo proximal pode obscurecer massas na parede anterior.
4. Tumores de células transicionais da bexiga tipicamente ocorrem nas paredes laterais ou posterior, perto do trígono.

Referência

Karcnik TJ, Simmons MZ, Abujudea HA: Ultrasound imaging of the adult urinary bladder. *Ultrasound Q* 1999;15:135-147.

Referência cruzada

Genitourinary Radiology: THE REQUISITES, pp 197-204.

Comentário

O câncer de bexiga é o 11º câncer mais comum no mundo, ocorrendo três vezes mais em homens que em mulheres. Pelo menos 90% dos carcinomas de bexiga são de células transicionais. Menos de 5% são epidermóides, e uma porcentagem ainda menor corresponde a adenocarcinomas, carcinoma de pequenas células e sarcomas. O tabagismo predispõe ao carcinoma de células de transição e contribui em aproximadamente metade dos casos que ocorrem em homens. Certas exposições ocupacionais, incluindo as indústrias de tinta, borracha e alumínio, também parecem predispor ao câncer de bexiga. A exposição excessiva à descarga de diesel e o consumo excessivo de fenacetinas e acetaminofenos estão também associados a tumor de células transicionais da bexiga.

A maioria dos pacientes com câncer de bexiga apresenta-se com hematúria. Menos comumente, eles apresentam-se com sintomas miccionais, tais como urgência, disúria e polaciúria. Dor no flanco pode aparecer em um quadro de obstrução ureteral. Raramente, os pacientes apresentam-se com sintomas relacionados à doença metastática de fígado, pulmões e ossos.

A ultra-sonografia é muito boa na identificação de câncer de bexiga, com sensibilidade e especificidade de aproximadamente 90%. Entretanto, a maioria desses pacientes tem a cistoscopia como método primário de identificação e quantificação do câncer de bexiga. Entretanto, é muito importante observar cuidadosamente a bexiga de pacientes com hematúria, já que o ultra-som pode ser o primeiro estudo de documentação do tumor. A ultra-sonografia também pode ser útil em pacientes com divertículo de bexiga, nos quais pode ser difícil passar o cistoscópio atrás do colo do divertículo.

Em pacientes com hematúria, o câncer de bexiga deverá ser diferenciado de coágulos sólidos dentro da bexiga. Isso geralmente é fácil, uma vez que coágulos movem-se com as mudanças de posição do paciente. O Doppler colorido também é válido, uma vez que tumores freqüentemente têm vascularização interna detectável e coágulos não. Em homens, próstata aumentada pode produzir uma massa que abaula a base da bexiga e simula uma massa primária da bexiga. Essa situação deve ser suspeitada sempre que a massa estiver localizada na linha média, adjacente à próstata. Ocasionalmente, tumores perivesiculares ou processos perivesiculares inflamatórios envolvem a parede da bexiga, simulando um tumor de bexiga. Logo, a correlação cuidadosa com a história clínica e a análise criteriosa de estruturas perivesiculares são de extrema importância.

CASO 21

Esplenomegalia

1. O limite superior da normalidade para o comprimento do baço é de 13 cm. O limite superior da normalidade para a espessura do baço é de 6 cm.
2. O fluxo na veia esplênica está reverso.
3. A reversão no fluxo da veia esplênica e a esplenomegalia são devidas à hipertensão porta.
4. O baço normalmente não se estende abaixo do rim esquerdo.

Referência

Permutter GS: Ultrasound measurements of the spleen. In Goldberg BB, Kurtz AB (eds): *Atlas of Ultrasound Measurements.* Chicago, Year Book, 1990, pp 126-138.

Referência cruzada

Ultrasound: THE REQUISITES, p 146.

Comentário

A detecção de esplenomegalia usualmente ocorre por exame físico do abdome. No entanto, em alguns pacientes, o exame físico pode ser limitado por vários fatores, como obesidade, dor e acentuada ascite. Também pode ser difícil distinguir baço aumentado de outras massas no quadrante superior esquerdo do abdome. Nesses pacientes, a ultra-sonografia pode ser muito válida. Não só pode avaliar o tamanho do baço, mas, em alguns pacientes, também pode determinar a causa de baço aumentado e excluir outros processos.

Como o baço é um órgão curvo, em forma de disco, ele é de certa forma de difícil medida em planos convencionais. Uma medida relativamente fácil de se obter e de se reproduzir, é o comprimento máximo do baço. Para baços que não são longos mas espessos, o eixo curto da espessura do baço é também uma medida válida. O eixo curto necessita ser medido perpendicularmente ao eixo longo do baço.

CASO 22

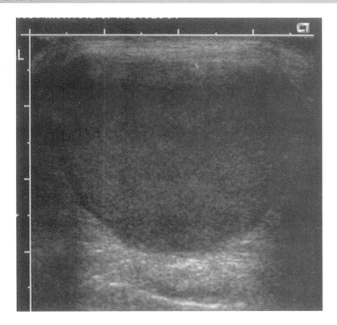
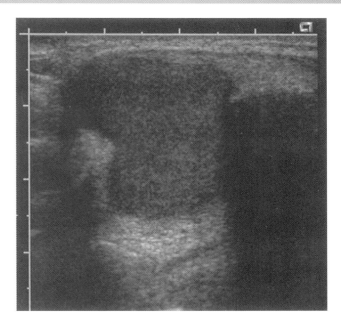

Cortes transversal e longitudinal da região cervical, entre a cartilagem tireóide e o osso hióide.

1. É comum ver ecos internos nessas lesões?
2. É essa uma localização comum para tal anormalidade?
3. Essa lesão é geralmente uni ou multilocular?
4. Existe probabilidade de essa lesão ser curada com aspiração percutânea?

CASO 23

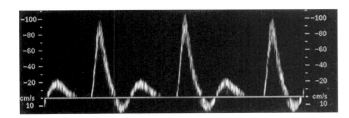
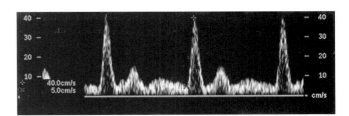

Formatos de onda de Doppler pulsado de duas artérias.

1. Você caracterizaria essas ondas como de baixa ou de alta resistência?
2. Que artérias podem apresentar ondas como as mostradas neste caso?
3. O que causa o fluxo abaixo da linha de base à esquerda?
4. Qual é o índice de resistência dessas ondas?

RESPOSTAS

CASO 22

Cisto de Ducto Tireoglosso

1. Embora os cistos de ducto tireoglosso sejam preenchidos com líquido, este geralmente tem uma aparência complexa na ultra-sonografia, e ecos internos são comuns.
2. Essa é a localização clássica, entre a cartilagem tireóide e o osso hióide.
3. Cistos de ducto tireoglosso são geralmente uniloculares.
4. A aspiração não cura o cisto de ducto tireoglosso. A parede do cisto deve ser completamente ressecada, ou então irá recorrer.

Referências

Koeller KK, Alamo L, Adair CF, Smirniotopoulos JG: From the archives of the AFIP: Congenital cystic masses of the neck: Radiologic-pathologic correlation. *Radiographics* 1999;19:121-146.

Wadswoorth DT, Siegel MJ: Thyroglossal duct cysts: Variability of sonographic findings. *AJR AM J Roentgenol* 1994;163:1475-1477.

Referência cruzada

Neuroradiology: THE REQUISITES, p 438.

Comentário

Os cistos de ducto tireoglosso são os cistos congênitos mais comuns no pescoço. Eles originam-se ao longo do trajeto do ducto tireoglosso. Esse trajeto estende-se desde o forame cego na base da língua até o osso hióide e finalmente até o istmo da tireóide ou ao lobo piramidal. Normalmente, esse trajeto involui pela oitava semana de desenvolvimento fetal. Entretanto, remanescentes de elementos da tireóide permanecem em aproximadamente 5% dos casos. Esses remanescentes podem dar origem a cistos, fístulas ou nódulos sólidos da tireóide. Histologicamente, a parede dos cistos é composta de mucosa com células escamosas, embora alterações inflamatórias possam obscurecer esse fato. Apesar da sua patogênese, o tecido tireoidiano em geral não é detectado na análise patológica dos cistos de ducto tireoglosso. O câncer de tireóide é ainda menos comum nesses cistos (aproximadamente 1%). Quando ocorre, é geralmente carcinoma papilar.

Os cistos de ducto tireoglosso tipicamente se manifestam antes dos 10 anos de idade, embora exista um segundo pico em adultos jovens. Eles podem ser dolorosos em decorrência de hemorragia ou infecção. Entretanto, muitos desses cistos são descobertos como massas indolores ou como achado incidental em estudos de imagem feitos por uma outra razão. Localizam-se na linha média, geralmente ao nível do osso hióide (15%) ou logo abaixo do nível do osso hióide (65%). Apenas 20% são supra-hióideos. Cistos originando-se muito abaixo do osso hióide tendem a ser mais distantes da linha média.

Ao contrário de cistos em outros locais, cistos de ducto tireoglosso geralmente não são anecóicos. Ecos internos de baixo grau, como vistos nesse caso, podem ser devidos a hemorragia, infecção, cristais ou material proteináceo. Sua usual íntima relação com o osso hióide é mais bem avaliada em cortes longitudinais. Embora geralmente estejam na linha média, uma leve pressão aplicada sobre o transdutor pode, às vezes, empurrá-los para um ou outro lado.

CASO 23

Formatos de Onda de Alta Resistência

1. Ambas as formas de onda são do tipo de alta resistência.
2. Os formatos de onda de alta resistência podem originar-se de artérias que suprem estruturas não parenquimatosas, tais como as extremidades e o intestino. O primeiro formato de onda vem da artéria femoral superficial, e o segundo, da artéria radial.
3. A fase curta de fluxo reverso no início da diástole é causada pela retração elástica da artéria.
4. O índice de resistência (RI) é calculado pela diferença do pico da sístole e fim da diástole dividido pelo pico sistólico. O RI é igual a 1,0 sempre que o fluxo diastólico final for zero, como na primeira imagem. Na segunda imagem, o RI é (40-5)/40 = 0,88.

Referência

Nelson TR, Pretorius DH: The Doppler signal: Where does it come from and what does it mean? *AJR Am J Roentgenol* 1988;151:439-447.

Referência cruzada

Ultrasound: THE REQUISITES, pp 464-465.

Comentário

Os formatos de onda mostrados neste caso têm picos sistólicos muito estreitos e bem angulados, rápida desaceleração sistólica para a diástole e um pequeno, se houver algum, fluxo diastólico tardio. Há uma curta fase de fluxo diastólico inicial reverso visto no primeiro formato de onda. Essas são características de formato de onda de alta resistência e tipicamente vêm de vasos que suprem estruturas não parenquimatosas, tais como as extremidades. O primeiro formato de onda é referido como de padrão trifásico, já que há uma fase acima da linha de base, seguida de uma segunda fase abaixo da linha de base, seguida de uma terceira acima da linha de base. Essa é a aparência clássica da artéria de extremidade. Durante a sístole, o vaso expande-se ao aumentar a pressão. No início da diástole, as propriedades elásticas do vaso resultam em diminuição do diâmetro da luz. A resistência ao fluxo anterógrado é alta o suficiente, de forma que a maioria do enchimento sanguíneo da luz é empurrado retrogradamente durante o período de retração elástica, e isso resulta em fluxo transitoriamente reverso. Quando a retração elástica cessa, vem uma fase final curta de fluxo anterógrado.

CASO 24

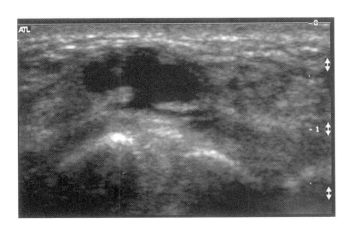
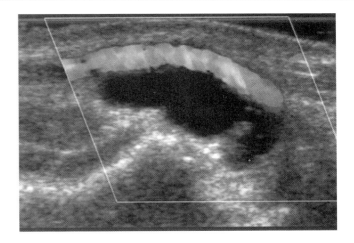

Corte transversal da superfície dorsal do punho e corte longitudinal da superfície volar do punho de dois pacientes com a mesma anormalidade.

1. Qual é a causa mais comum de lesão cística no punho?
2. Em que local essas lesões mais freqüentemente ocorrem?
3. Do que são compostas essas lesões?
4. Elas são geralmente duras ou macias?

CASO 25

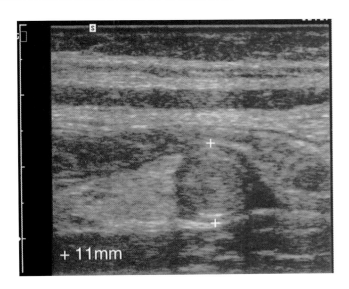
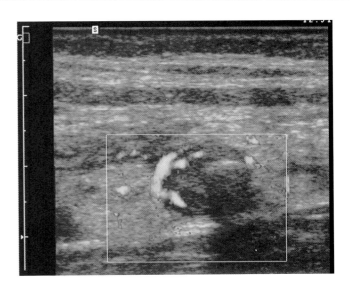

Imagens transversais em escala de cinza e com Doppler colorido do quadrante inferior direito.

1. Qual é a sensibilidade do ultra-som em fazer esse diagnóstico?
2. Esse diagnóstico é mais fácil de ser feito pelo ultra-som em crianças ou em adultos?
3. Quais são os critérios ultra-sonográficos para essa condição?
4. Como se comparam a tomografia computadorizada e o ultra-som na avaliação de pacientes com suspeita de apresentarem essa anormalidade?

RESPOSTAS

CASO 24

Cistos Ganglionares do Punho

1. Cistos ganglionares são a causa mais comum de cistos no punho ou na mão.

2. A localização mais comum é o dorso do punho, superficialmente à articulação do escafóide com o semilunar. Na primeira imagem, a superfície do escafóide e o semilunar são vistos como reflexões lineares fortes profundamente ao cisto. O espaço entre os dois ossos é a articulação escafolunar.

3. Os cistos ganglionares são geralmente compostos de líquido gelatinoso muito espesso.

4. Cistos ganglionares são tipicamente muito firmes e não compressíveis ao ultra-som.

Referência

Middleton WD, Teefey AS, Boyer MI: Hand and wrist sonography. *Ultrasound Q* 2001;17:21-36.

Referência cruzada

Musculoskeletal Imaging: THE REQUISITES, pp 241-243.

Comentário

Cistos ganglionares são a causa mais comum de massas palpáveis na mão e no punho. Eles são mais comuns em mulheres jovens, embora possam ocorrer em qualquer idade em ambos os sexos. Eles manifestam-se tanto por dor local como por massa palpável.

Há quatro localizações típicas. Sessenta a setenta por cento ocorrem no dorso do punho. Esses geralmente originam-se da articulação do escafóide com o semilunar. Eles podem dissecar proximal ou distalmente. Vinte por cento originam-se na superfície volar do punho. Esses, por sua vez, freqüentemente ao redor do tendão dos flexores radiais do carpo ou, como mostra a segunda figura, da artéria radial. Eles tipicamente surgem de uma das articulações radiocárpicas. A terceira localização mais comum é ao longo de uma das bainhas dos tendões flexores. Esses cistos representam 10% dos cistos ganglionares. Finalmente, os cistos ganglionares podem originar-se de articulações interfalangianas, usualmente em razão de artrite degenerativa subjacente. Esses cistos também têm sido chamados de cistos mucosos.

A aparência de cistos ganglionares ao ultra-som é a esperada. Como outras estruturas contendo líquido, eles são tipicamente anecóicos com paredes bem definidas. Reforço acústico é geralmente detectado, a menos que os cistos sejam muito pequenos. Em virtude de artefato da espessura do corte, gânglios pequenos podem também ter ecos internos de nível baixo. Em alguns casos, um colo pode ser visto indo em direção à articulação de origem. Com os cistos ganglionares grandes, há freqüentemente pregas e septações, particularmente perto do colo do cisto.

A detecção de cisto ganglionar é limitada pelo tamanho e pela profundidade do cisto. Cistos pequenos e profundos são os mais dificilmente detectáveis. Cistos ganglionares rotos podem aparecer como massas predominantemente sólidas e podem também ter uma aparência confusa. No entanto, a ultra-sonografia permanece como um método excelente na avaliação de pacientes com suspeita de cisto ganglionar. A acurácia em mãos experientes é similar à da ressonância magnética.

CASO 25

Apendicite Aguda

1. A sensibilidade da ultra-sonografia no diagnóstico de apendicite é de 75 a 90%. O valor preditivo positivo varia de 91 a 94%, e o valor preditivo negativo varia de 89 a 97%.

2. O diagnóstico é mais fácil em crianças que em adultos, porque elas costumam ter menos gordura na parede abdominal.

3. Os critérios para diagnóstico de apendicite aguda são a identificação de terminação em fundo cego, alça intestinal sem peristaltismo que se origina do ceco e mede 6 mm ou mais em diâmetro. A identificação de fecalito e de inflamação da gordura ao redor do apêndice são sinais secundários úteis. A demonstração de hipervascularização mural pelo Doppler colorido também é útil.

4. O sucesso da tomografia computadorizada e da ultra-sonografia no diagnóstico de apendicite depende da preferência da instituição e da experiência local. Em geral, os radiologistas provavelmente saem-se melhor com a TC do que com a ultra-sonografia. Entretanto, a ultra-sonografia é complementar à TC e é provavelmente superior em pacientes magros.

Referência

Birnbaum BA, Wilson SR: Appendicitis at the millenium. *Radiology* 2000;215:337-348.

Referência cruzada

Ultrasound: THE REQUISITES, pp 457-458.

Comentário

No mundo ocidental, um quadro de abdome agudo cirúrgico é mais comumente devido a apendicite do que a qualquer outra condição. O pico de incidência de apendicite é na segunda década de vida. A causa mais comum é obstrução por fecalito. Essa obstrução resulta em aumento da pressão intraluminal e finalmente em isquemia. A mucosa comprometida subseqüentemente torna-se infectada por bactérias intestinais. A persistência da infecção, a isquemia e o infarto podem levar à perfuração.

A apresentação clássica é a de dor abdominal baixa vaga, náuseas, vômitos, seguidos por dor mais localizada no quadrante abdominal direito. Os pacientes costumam estar afebris ou com febre baixa. A acurácia do diagnóstico clínico de apendicite é de aproximadamente 80%. A acurácia é mais baixa em mulheres em idade fértil em razão da semelhança do quadro da apendicite aguda com o de doença ginecológica aguda.

CASO 26

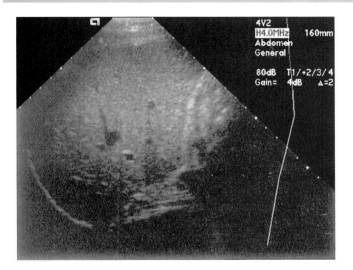
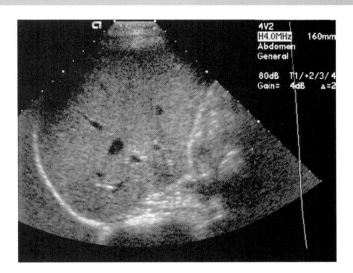

Duas imagens do fígado.

1. Por que a porção profunda do fígado está tão hipoecóica na primeira imagem?
2. Qual é a diferença entre ganho e *power*?
3. O brilho da imagem deveria ser controlado primeiramente pelo ganho ou pelo *power*?
4. O ganho e o *power* são controles pré ou pós-processamento?

CASO 27

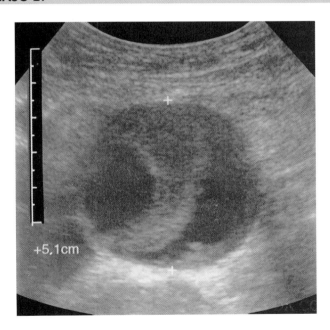
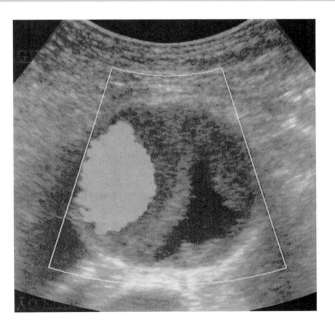

Imagem transversal da aorta em escala de cinza e Doppler colorido.

1. A cirurgia deveria ser considerada neste paciente?
2. Que importante informação deveria ser obtida na varredura em um paciente como esse?
3. Qual é o significado de uma imagem semilunar hipoecóica dentro de um trombo mural?
4. O Doppler colorido faz-se necessário?

RESPOSTAS

CASO 26

Curva de Compensação da Distância do Ganho

1. A curva de compensação da distância do ganho está ajustada de forma imprópria na primeira imagem. Ajustes de ganho mais elevados foram aplicados ao campo distante na segunda imagem, de forma que o fígado parece normal.
2. *Power* refere-se à potência do pulso sonoro que é transmitido pelo transdutor. *Ganho* refere-se à quantidade de amplificação eletrônica do sinal que retorna ao transdutor.
3. O aumento do *power* e do ganho resultam em imagens mais brilhantes; entretanto, o *power* aumentado causa maior exposição do paciente e pode provocar artefatos. Logo, é melhor aumentar o *power* apenas quando não puder ser obtida uma imagem ótima primeiramente com o ajuste de ganho.
4. O *pré-processamento* refere-se aos controles que devem ser ajustados em tempo real, enquanto o paciente estiver sendo examinado. *Pós-processamento* refere-se ao ajuste que pode ser feito sobre a imagem congelada. Ganho e *power* são controles pré-processamento.

Referência

Zwiebel WJ: Image optimization, ultrasound artifacts, and safety considerations. In Zwiebel WJ, Sohaey R (eds): *Introduction to Ultrasound*. Philadelphia, WB Saunders, 1998, pp 18-30.

Comentário

À medida que o som atravessa o tecido, ele sofre várias interações. As interações que permitem que uma imagem seja criada são a reflexão e a dispersão. Além disso, o som é absorvido pelos tecidos. Essas interações causam atenuação do pulso sonoro à medida que este passa pelo tecido. Uma vez que o pulso transmitido e o pulso refletido tornam-se mais fracos ao passarem pelos tecidos, refletores idênticos localizados no campo proximal e no campo distal produzem ecos com diferentes intensidades. Para compensar isso, pulsos que percorreram distância maior são eletronicamente amplificados quando retornam ao transdutor. Esse processo é denominado compensação de distância e é mostrado na imagem como uma curva, chamada de curva de compensação de distância do ganho. Nas imagens mostradas, a curva aparece como uma linha, no lado direito da imagem, que se estende desde o campo proximal até o campo distal. Na segunda imagem, a curva dobra-se progressivamente para a direita, à medida que se vai do campo proximal para o distal. Isso indica a amplificação fixa progressiva dos ecos que retornam do campo distal. Na primeira imagem, a curva afina-se para a esquerda no campo distal, indicando amplificação reduzida dos ecos do campo distal.

Para estruturas homogêneas, como o fígado, que atenuam o som uniformemente, a curva deve ter crescimento relativamente constante. Quando estruturas cheias de líquido, tais como a bexiga, são examinadas, existe atenuação muito pequena, então a curva não precisa oferecer compensação até que estruturas sólidas profundas à bexiga sejam encontradas.

CASO 27

Aneurisma de Aorta Abdominal

1. A cirurgia deve ser considerada quando o aneurisma atinge diâmetro de 5 cm, uma vez que o risco cumulativo de ruptura dentro dos próximos 8 anos é de 25%.
2. É importante medir o diâmetro do aneurisma e determinar onde ele começa e onde acaba em relação às artérias renais e à bifurcação aórtica.
3. A imagem semilunar indica um coágulo liquefeito. Isso não indica dissecção, ruptura ou ruptura iminente.
4. O Doppler colorido raramente é necessário na avaliação de aneurisma aórtico.

Referência

Nevitt MP, Ballard DJ, Hallett JW Jr: Prognosis of abdominal aortic aneurysms: A population based study. *N Engl J Med* 1989;321:1009-1014.

Referência cruzada

Gastrointestinal Radiology: THE REQUISITES, p 102.

Comentário

O aneurisma de aorta abdominal é uma enfermidade comum, especialmente em homens idosos, 95% deles ocorrendo abaixo do nível das artérias renais. Estão fortemente associados a aterosclerose. Um aneurisma está presente quando há dilatação focal da aorta que mede 3 cm ou mais em diâmetro. Diferentes grupos usam diferentes formas de medida de aneurismas aórticos. A questão mais importante é usar uma forma que seja reproduzível, permitindo que medidas comparativas sejam obtidas com o passar dos anos e possam determinar acuradamente a estabilidade do aneurisma. Na minha prática, é usada a medida de uma parede externa a outra parede externa. Medidas ântero-posteriores são obtidas a partir de imagens sagitais, e medidas transversas são obtidas a partir de imagem coronal esquerda. Evito medidas em imagens axiais, uma vez que não é possível determinar se aquelas medidas são perpendiculares ao eixo longo da aorta e as bordas laterais da aorta não são bem vistas. Eu também acredito que medidas axiais são sujeitas a significativa variabilidade inter e intra-observadores.

CASO 28

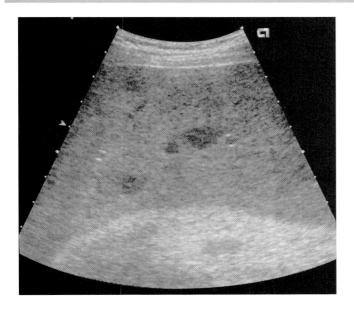
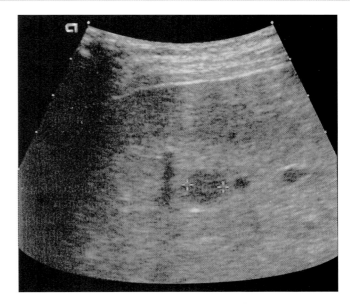

Duas imagens do fígado em paciente com história de câncer de pulmão.

1. Essas lesões são mais provavelmente sólidas ou císticas?
2. Qual é o diagnóstico mais provável?
3. O que mais deve ser considerado?
4. Como pode ser confirmado o diagnóstico?

CASO 29

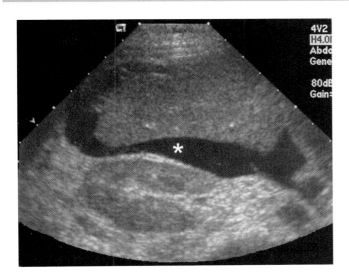
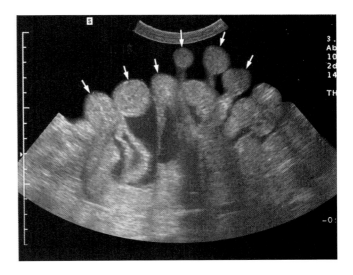

Imagem transversal do quadrante superior direito do abdome e do quadrante inferior esquerdo.

1. O que esses pacientes têm em comum?
2. Para o que estão apontando as setas?
3. Em que localização anatômica o asterisco está posicionado?
4. Quais são os melhores locais para procurar essa anormalidade?

RESPOSTAS

CASO 28

Metástases Hepáticas

1. As lesões apresentadas neste caso são homogêneas e hipoecóicas. Não se identifica reforço acústico posterior, e a parede posterior não é bem definida. Essas características são mais consistentes com lesões sólidas. Cistos desses tamanhos no fígado devem aparecer anecóicos e com reforço acústico posterior detectável. Ocasionalmente, pode haver semelhança com a aparência em escala de cinza de uma massa sólida ou cheia de líquido. Nesses casos, a identificação da vascularização interna no Doppler colorido indicará que a lesão é sólida.

2. A aparência ecográfica é inespecífica. Entretanto, não são cistos simples nem têm aspecto típico de hemangioma. Dada a história do paciente de câncer de pulmão, essas lesões são mais provavelmente metástases.

3. Outras possíveis causas para lesões sólidas múltiplas incluem linfoma e carcinoma hepatocelular multifocal. Considerações menos prováveis seriam hiperplasia nodular focal múltipla, sarcoidose, adenoma multifocal ou abscessos. Hemangiomas são muito comuns e podem ser múltiplos, logo devem ser também considerados, embora hemangiomas múltiplos, que fossem hipoecóicos, seriam muito atípicos.

4. O diagnóstico de metástase pode ser (e, nesse caso, foi) confirmado por biópsia guiada por ultra-som.

Referência

Marn CS, Bree RL, Silver TM: Ultra-sonography of the liver. *Radiol Clin North Am* 1991;29:1151-1170.

Referência cruzada

Ultrasound: THE REQUISITES, pp 7-9.

Comentário

Múltiplas massas sólidas hipoecóicas no fígado são mais provavelmente metástases. Na maioria dos casos, os pacientes com metástases hepáticas apresentam história prévia ou evidência atual de doença maligna extra-hepática. Esse paciente tinha história de câncer de pulmão. Se tivesse história de linfoma, então o diagnóstico mais provável seria linfoma. Se tivesse história de febre e diverticulite, a possibilidade de abscesso hepático deveria ser considerada. No caso de história de hepatite C, então carcinoma hepatocelular multifocal seria mais provável. Em geral, se não há história que sugira um diagnóstico, então a doença metastática é a primeira possibilidade.

A avaliação complementar também depende da história do paciente. Se há história conhecida de doença maligna primária e a presença de doença metastática necessita ser confirmada antes da quimioterapia, a biópsia guiada pelo ultra-som deve ser realizada. Nessa situação, a aspiração com agulha fina com estudo citológico é geralmente adequada. Se não há nenhuma doença maligna primária conhecida, uma investigação padronizada em busca do sítio primário desconhecido deve ser feita. Se a neoplasia maligna não for encontrada, então a biópsia hepática deve ser realizada a fim de estabelecer o tipo celular que requer tratamento. Nessa situação, a biópsia central ou do núcleo (*core biopsy*) é geralmente necessária para fornecer tecido suficiente que permita que estudos imunoistoquímicos sejam realizados para melhor definir os possíveis sítios primários. Se o sítio primário for encontrado ou se outros sítios de metástases forem identificados, então a biópsia do local mais seguro e acessível deve ser realizada.

CASO 29

Ascite

1. Ambos pacientes apresentam líquido na cavidade peritoneal, o qual é anecóico e acomoda-se às estruturas ao seu redor. Isso é típico de ascite.

2. As setas estão apontando para as alças de intestino delgado. Note o mesentério circundado por ascite.

3. O asterisco está no recesso hepatorrenal, também chamado de espaço de Morrison.

4. O local mais comum de ascite é ao redor do fígado, na pelve e nas goteiras parietocólicas.

Referência

Nguyen KT, Sauerbrei EE, Nolan RL: The peritoneum and the diaphragm. In Rumack CM, Wilson SR, Charboneau JW (eds): *Diagnostic Ultrasound*, 2nd ed. St. Louis, Mosby, 1998, pp 501-519.

Referência cruzada

Ultrasound: THE REQUISITES, p 50.

Comentário

A ascite pode ser devida a muitas anormalidades subjacentes, incluindo insuficiência cardíaca congestiva, hipoalbuminemia, hipertensão porta, obstrução venosa ou linfática, infecção ou inflamação e neoplasias. Como a cavidade peritoneal constitui-se de uma série contínua de múltiplos espaços interconectados, a ascite pode localizar-se em diversos locais. A ultra-sonografia é excelente método para a detecção de ascite sendo usada de rotina na escolha do melhor local para a paracentese.

A melhor forma de distinguir ascite não complicada de coleções peritoneais loculadas é observar o efeito do líquido sobre as outras estruturas. As coleções loculadas, tais como abscesso, hematomas e pseudocistos, deslocarão e distorcerão as estruturas ao seu redor. Como mostrado nessas imagens, a ascite simplesmente adapta-se ao formato das estruturas adjacentes.

CASO 30

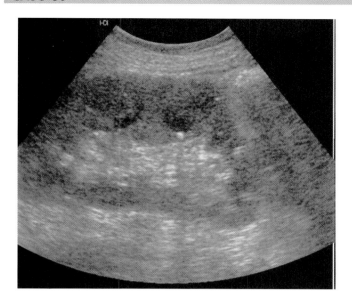
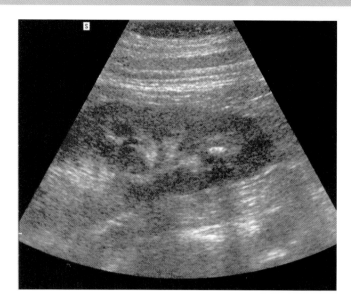

Imagens longitudinais de dois pacientes com a mesma anormalidade.

1. Descreva a anormalidade vista em ambos os rins.
2. O quanto a ultra-sonografia é boa para fazer esse diagnóstico?
3. É provável enxergar na TC anormalidade observada nesses rins?
4. Quais são as causas potenciais de sombra acústica nos rins?

CASO 31

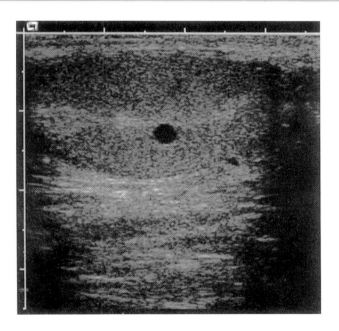
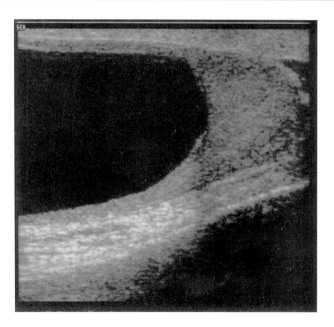

Corte longitudinal do testículo em dois pacientes.

1. Esses pacientes necessitam de investigação complementar?
2. São comuns essas lesões?
3. Elas acontecem mais freqüentemente em pacientes jovens ou em pacientes idosos?
4. Com qual condição elas às vezes se associam?

RESPOSTAS

CASO 30

Cálculos Renais

1. Ambas as imagens mostram estruturas ecogênicas com sombra acústica no rim mais compatíveis com cálculos renais.
2. Os relatos variam. O sucesso correlaciona-se muito com o tamanho do cálculo.
3. Sim. A TC é mais sensível que a ultra-sonografia na detecção de litíase renal.
4. Cálculos, ar, material cristalino em cistos renais, angiomiolipomas, artérias calcificadas, refração de estruturas sinuosas normais, calcificações em tumores ou cistos e cateteres.

Referência

Middleton WD, Dodds WJ, Lawson TL, Foley WD: Renal calculi: Sensitivity for detection with US. *Radiology* 1988;167:234-244.

Referência cruzada

Ultrasound: THE REQUISITES, pp 103-104.

Comentário

A litíase renal é uma enfermidade comum. Os cálculos apresentam variedade de tamanhos, formas e composições. Ao ultra-som, eles todos parecem semelhantes. Assim como os biliares, os cálculos renais tipicamente aparecem hiperecóicos com sombra acústica posterior. Infelizmente, os cálculos renais são de mais difícil visibilização do que os biliares. Isso é em parte porque os cálculos renais são geralmente circundados pelas estruturas hiperecogênicas do seio renal. Isso os torna menos notáveis que os cálculos biliares, os quais costumam estar circundados por bile. Além disso, os rins estão situados mais profundamente do que a vesícula biliar; portanto, é mais difícil aproximar-se do cálculo renal, e a resolução fica freqüentemente limitada. Finalmente, a interface entre os cálculos renais e os tecidos moles adjacentes produzem menos diferença de impedância acústica do que a causada pelos cálculos biliares e a bile, portanto, a reflexão dos cálculos renais não costuma ser tão forte como a dos biliares.

Relatos sobre a sensibilidade da ultra-sonografia na detecção de cálculos renais variam. É claro que o principal fator que afeta nossa habilidade de detectar cálculo é o tamanho do mesmo. Cálculos maiores que 5 mm são detectados com alta sensibilidade, os menores são detectados com menos precisão. É importante ter em mente que os cálculos podem ser relativamente fáceis de serem vistos por um acesso e impossíveis de serem vistos por outro. Também deve ser reconhecido que freqüentemente ocorre sombra a partir de estruturas do seio renal em virtude da refração do som. Isso não se associa a foco ecogênico proeminente e não deveria ser confundido com cálculos renais.

Outra limitação da ultra-sonografia é a medida acurada do tamanho do cálculo. É difícil documentar mudanças no tamanho de cálculos quando os pacientes estão se submetendo a uma terapia. Isso é particularmente verdade em pacientes que foram à litotripsia, porque é muitas vezes impossível distinguir um cálculo grande único de um agrupamento de fragmentos de cálculos adjacentes.

Ao contrário dos biliares, os cálculos renais são mais facilmente detectáveis com a TC do que com a ultra-sonografia. Isso ocorre pois os cálculos renais são mineralizados o suficiente para aparecerem densos na TC. Mesmo cálculos tipicamente radiotransparentes ao radiograma de abdome são detectados como estruturas com alta atenuação pela TC.

CASO 31

Cistos Testiculares

1. Cistos testiculares não exigem investigação complementar, dada a aparência inteiramente simples à ultra-sonografia.
2. Os cistos são detectados em aproximadamente 10% das ultra-sonografias testiculares.
3. Os cistos testiculares são mais comuns em homens idosos.
4. Os cistos testiculares estão associados a ectasia tubular do testículo reto.

Referência

Gooding GA, Leonhardt W, Stein R: Testicular cysts: US findings. *Radiology* 1987;163:537-540.

Referência cruzada

Ultrasound: THE REQUISITES, pp 435-439.

Comentário

Os cistos testiculares já foram considerados lesões relativamente raras. No entanto, o uso em larga escala de ecografia na avaliação das doenças do escroto tem mostrado que eles são, na verdade, comuns. Séries têm mostrado que cistos intratesticulares são vistos em aproximadamente 10% dos pacientes referenciados para ultra-sonografia da bolsa escrotal. Eles freqüentemente ocorrem perto do mediastino. Isso está bem demonstrado na primeira imagem, em que o pequeno cisto é imediatamente adjacente ao mediastino linear hiperecóico. Esses cistos são freqüentemente vistos em pacientes com ectasia tubular do testículo reto, e ambas as condições podem ser causadas por algum grau de obstrução ao fluxo de saída do sêmen. Os cistos testiculares variam em tamanho, mas são geralmente pequenos. Mesmo quando grandes, os cistos testiculares são, em geral, impalpáveis.

Assim como cistos em outro lugar do corpo, os cistos testiculares devem ser anecóicos, ter forte reflexão na parede posterior e demonstrar reforço acústico posterior. Quando uma lesão cística encontra esses critérios clássicos para cisto simples, não se faz necessária investigação complementar. Quando há algum componente sólido ou septações, a possibilidade de neoplasia testicular cística deve ser considerada, particularmente se a lesão for palpável.

CASO 32

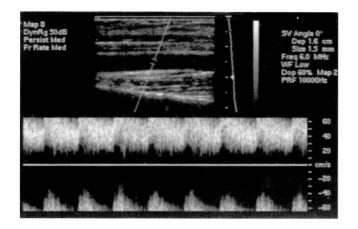
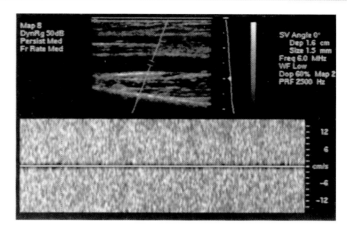

Formatos de onda de Doppler pulsado da artéria carótida comum.
1. O que há em comum entre esses dois formatos de onda?
2. Esse achado será eliminado pelo correto ajuste do ganho do Doppler?
3. Esse achado será eliminado pelo correto ajuste da escala do Doppler?
4. Esse achado será eliminado pela mudança para um transdutor de maior freqüência?

CASO 33

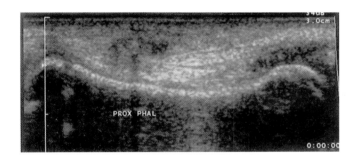
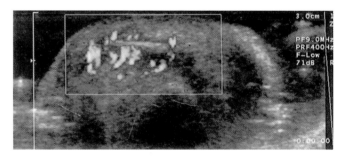

Imagem longitudinal em escala de cinza e imagem transversal de *power*-Doppler do quinto dedo proximal.
1. Quais são os achados pertinentes?
2. Qual é o papel da ultra-sonografia para esse diagnóstico?
3. O que limita a habilidade da ultra-sonografia de fazer esse diagnóstico?
4. O quanto a ultra-sonografia é acurada para esse diagnóstico na mão e no punho?

RESPOSTAS

CASO 32

Artefato de Ambigüidade na Imagem Doppler

1. Ambos os formatos de onda mostram ambigüidade.
2. O ganho do Doppler não afeta o artefato de ambigüidade.
3. Aumentando a escala do Doppler, pode-se diminuir ou eliminar a ambigüidade.
4. Transdutores de menor freqüência podem eliminar a ambigüidade, mas transdutores de maior freqüência tornarão isso pior.

Referência

Rubin JM: AAPM tutorial: Spectral Doppler US. *Radiographics* 1994;14:139-150.

Referência cruzada

Ultrasound: THE REQUISITES, p 474.

Comentário

Alguns artefatos podem afetar o formato de onda do Doppler. Um dos mais comuns é a ambigüidade. O artefato de ambigüidade origina-se de um princípio básico de teoria de amostragem que afirma que um fenômeno periódico deve ser examinado duas vezes a sua própria freqüência para ser corretamente reprodutível. Amostragens com menos de duas vezes a freqüência resultará na geração de determinação de artefatos de freqüências artificialmente baixas ou negativas. O exemplo clássico do artefato de ambigüidade ocorre quando uma roda em rotação em um filme parece estar rodando em direção reversa. Isso acontece porque a taxa padrão de movimento não é duas vezes a taxa de revolução da roda. O mesmo fenômeno ocorre com o Doppler pulsado, quando a freqüência de repetição do pulso é muito baixa. Isso resulta na geração de freqüência baixa – mudança de informação, decorrente de artefatos. No sinal arterial, o primeiro efeito é o corte dos picos sistólicos com sobreposição dos picos abaixo da linha de base. À medida que a ambigüidade torna-se cada vez mais grave, o resultado são múltiplas sobreposições e, finalmente, o sinal do Doppler superpõe-se a si mesmo e torna-se completamente não arterial. Como mostrado na segunda imagem, essa ocorrência pode simular ruído. Sempre que esse sinal for encontrado, a escala do Doppler deve ser aumentada a fim de determinar se há verdadeiramente um sinal arterial oculto dentro da curva de onda.

Uma vez que a mudança de freqüência por si só é proporcional à freqüência transmitida, a mudança para um transdutor de menor freqüência pode ajudar a superar os artefatos de ambigüidade. As varreduras em um ângulo de Doppler maior também diminuem a mudança de freqüência do Doppler e podem ajudar na eliminação da ambigüidade. Quando possível, a varredura em outra posição, de modo que o vaso fique mais próximo ao transdutor, permite que a freqüência de repetição do pulso seja aumentada, porque a distância que o som tem de percorrer para alcançar o vaso e retornar ao transdutor é diminuída. Finalmente, alguns fabricantes têm uma função em que a freqüência de repetição do pulso é aumentada pela transmissão de um pulso de som antes que o pulso sonoro prévio retorne ao transdutor. Isso permite escalas de Doppler maiores, mas também cria uma ou mais amostras de volumes adicionais, que podem resultar em alguma ambigüidade como a origem do sinal Doppler recebido.

CASO 33

Corpo Estranho

1. A imagem em escala de cinza mostra uma estrutura ecogênica nos tecidos moles do dedo com uma sombra posterior apagada. A imagem do *power*-Doppler mostra uma estrutura linear ecogênica com intensa hiperemia ao redor.
2. O ultra-som é usado para procurar corpos estranhos radiotransparentes, tais como algodão, vidro e plástico. A ultra-sonografia é usada para localizar corpos estranhos a serem ressecados.
3. Tamanho, profundidade e composição do corpo estranho limitam a habilidade do ultra-som em fazer este diagnóstico.
4. Muito boa. A sensibilidade é de aproximadamente 95%.

Referência

Bray PW, Mahoney JL, Campbell JP: Sensitivity and specificity of ultrasound in the diagnosis of foreign bodies in the hand. *J Hand Surg* 1995;20(A):661-666.

Referência cruzada

Ultrasound: THE REQUISITES, p 455.

Comentário

Corpos estranhos retidos após trauma podem ser fonte de dor crônica e infecção. Muitos corpos estranhos são radiopacos e podem ser detectados e localizados com radiografias. Aqueles que não são radiopacos, costumam ser vistos pelo ultra-som. No estudo de mãos e punhos de cadáveres referenciado com esse caso, Bray e colegas mostraram que a detecção ultra-sonográfica de corpos estranhos era excelente para objetos entre 1×4 mm e 2×5 mm. A visibilização foi de 100% para todos os objetos localizados na palma, exceto para pequenas partículas de vidro. A visibilização variou de 79 a 100% para diferentes tipos e tamanhos de corpos estranhos localizados nos dedos.

Todos os corpos estranhos aparecem como refletores brilhantes. Eles podem ou não estar associados a processo inflamatório hipoecóico adjacente ou abscesso adjacente. Sombra acústica pode ser vista, se o corpo estranho for grande o suficiente para bloquear quantidade significativa do feixe de ultra-som. Objetos de vidro ou metálicos podem apresentar artefatos "anel invertido" ou em cauda de cometa. Se houver inflamação adjacente, o Doppler colorido ou *power*-Doppler pode demonstrar a hiperemia ao redor, como visto nesse caso.

CASO 34

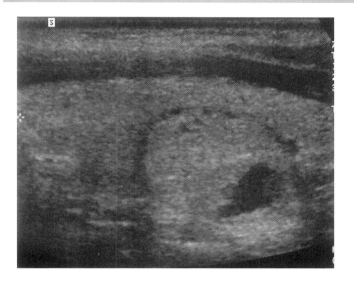
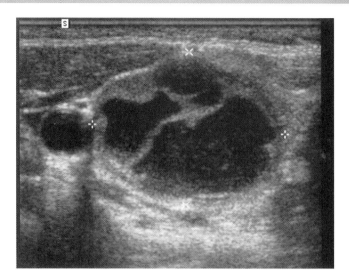

Cortes longitudinal e transversal da tireóide em dois pacientes.

1. Os nódulos mostrados nesses pacientes são mais provavelmente benignos ou malignos?
2. Qual é a incidência de nódulos de tireóide na população?
3. Qual é o papel da ultra-sonografia na avaliação do nódulo de tireóide?
4. Que calibre de agulha deveria ser usado para aspiração com agulha fina da tireóide?

CASO 35

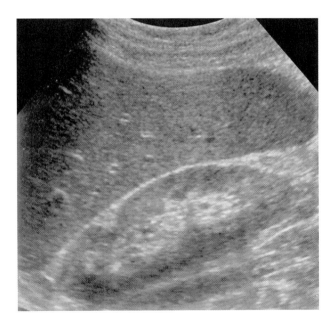
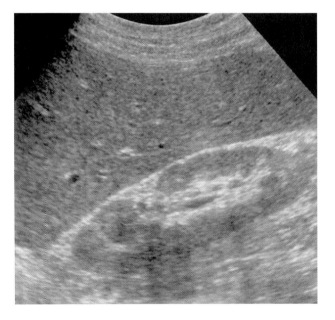

Cortes longitudinais do rim direito.

1. O que causa o defeito ecogênico triangular, anterior, na junção dos terços superior e médio desse rim?
2. Com que freqüência esse defeito é visto?
3. É mais comumente visto no rim direito ou esquerdo?
4. Que investigação adicional é necessária?

CASO 34

Hiperplasia Nodular da Tireóide

1. O nódulo à esquerda é predominantemente sólido e tem pequena área cística e fino halo hipoecóico uniforme. O segundo nódulo é predominantemente cístico e tem septações irregulares e espessas. Em nódulos de tireóide, todas essas características indicam benignidade.

2. A incidência é praticamente igual à idade da população que é estudada.

3. O papel da ultra-sonografia no diagnóstico de nódulos tireoidianos é: 1) confirmar que o nódulo esteja na tireóide; 2) guiar biópsia; 3) monitorizar a resposta do nódulo ao tratamento; 4) procurar doença oculta.

4. Usualmente é utilizada uma agulha calibre 25 para realizar aspiração com agulha fina de nódulos da tireóide.

Referência

Solbiati L, Livraghi T, Ballarati E, et al: The Thyroid. In Solbiati L, Rizzatto G (eds): *Ultrasound of Superficial Structures*. Edinburgh, Churchill Livingstone, 1995,49-86.

Referência cruzada

Ultrasound: THE REQUISITES, pp 448-451.

Comentário

A indicação mais comum de ultra-sonografia de tireóide são os nódulos de tireóide. Aproximadamente 80% dos nódulos devem-se à hiperplasia, a qual pode estar relacionada a deficiência de iodo, causas familiares ou medicações. Uma glândula hiperplásica aumentada é denominada de bócio. A relação homem/mulher é de aproximadamente 1:3. Quando a hiperplasia progride para a formação de nódulos, a designação patológica dos nódulos pode ser hiperplásica, adenomatosa ou colóide. Esses nódulos têm uma grande variação de aparências ultra-sonográficas. Eles são freqüentemente isoecóicos ou hiperecóicos em comparação ao parênquima normal. Eles podem ter fino halo hipoecóico uniforme devido ao parênquima comprimido ou vasos adjacentes. Eles muito freqüentemente têm componentes císticos em razão de degeneração e hemorragia. Focos brilhantes, geralmente com artefatos em cauda de cometa, podem estar presentes, indicando colóide concentrado. Múltiplas septações internas e nódulos murais podem ser vistos.

Adenomas benignos representam aproximadamente 5 a 10% dos nódulos de tireóide. Uma minoria pode causar hipertireoidismo por função autônoma. Geralmente são solitários, mas podem ocorrer em uma glândula que tenha múltiplos nódulos por outra razão. Adenomas foliculares e câncer folicular podem ser distinguidos apenas com base na invasão vascular e capsular. Logo, a aspiração com agulha fina que indica a presença de lesão folicular deve ser seguida por ressecção cirúrgica.

Estudos de autópsias revelam que 50% dos pacientes eutireóideos têm nódulos. A ultra-sonografia detecta nódulos em aproximadamente 40% dos pacientes que são examinados por outras razões. Apesar da alta prevalência de nódulos de tireóide, a porcentagem de malignidade é muito baixa (2 a 4%). Logo, não é prático biopsiar cada nódulo que seja detectado. Isso é especialmente verdade no caso dos nódulos incidentalmente identificados em pacientes que foram examinados por outras razões. Indicações publicadas para realizar biópsias incluem: 1) nódulos maiores que 1,5 cm devem ser biopsiados independente da aparência ultra-sonográfica; 2) nódulos com características malignas ao ultra-som, incluindo microcalcificações, margens irregulares ou halo espesso, devem ser biopsiados independentemente do tamanho; 3) nódulos menores que 1,5 cm podem ser acompanhados com exame físico regular, desde que eles não tenham características ecográficas de malignidade.

CASO 35

Defeito Juncional do Parênquima

1. O defeito é denominado defeito juncional do parênquima ou junção inter-renuncular.

2. É identificado em aproximadamente 20% dos pacientes.

3. É mais comumente visto do lado direito.

4. Não requer investigação adicional.

Referência

Carter AR, Horgan JG, Jennings TA, Rosenfield AT: The junctional parenchymal defect: A sonographic variant of renal anatomy. *Radiology* 1985;154:499-502.

Referência cruzada

Ultrasound: THE REQUISITES, p 73.

Comentário

Cortes longitudinais do rim direito freqüentemente mostram defeito triangular ao longo da superfície renal anterior, na junção dos terços superior e médio. Menos comumente, o defeito é visto em cortes transversos. É uma variante da normalidade localizada no ponto de fusão dos renúnculos embriológicos superior e inferior. Ocorre com igual freqüência em ambos os rins, mas é visto menos vezes à ultra-sonografia do lado esquerdo por ser o acesso acústico mais limitado e por serem imagens obtidas por um acesso anterior, infreqüentemente.

As características ultra-sonográficas típicas de defeito juncional do parênquima são formato triangular, sua localização nos rins superior e médio e sua comunicação com a gordura do seio renal. Essa comunicação é mais bem vista ao se acompanhar o defeito medialmente nas imagens longitudinais. Em alguns casos, conecta-se ao seio por uma linha ecogênica fina. Em outros casos, a conexão pode ser mais larga. Isso é demonstrado na segunda imagem desse caso. Essas características devem permitir a definitiva distinção de outras lesões ecogênicas periféricas, tais como cicatrizes corticais ou angiomiolipomas.

CASO 36

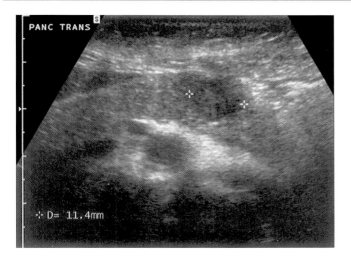
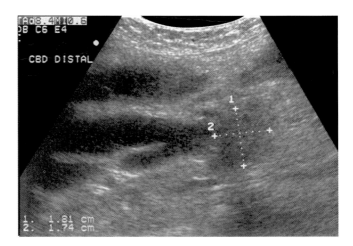

Imagem transversal do pâncreas e imagem longitudinal do ducto biliar comum em dois pacientes.

1. O que esses pacientes têm em comum?
2. Essa anormalidade é tipicamente hipoecóica?
3. Seriam úteis outros exames de imagem?
4. Qual é a localização mais comum dessa lesão?

CASO 37

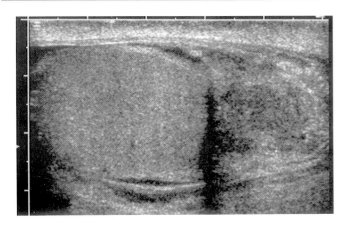
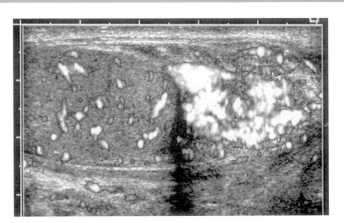

Imagens transversais em escala de cinza e com *power*-Doppler da porção média do testículo esquerdo.

1. Descreva o achado importante nesse caso.
2. Quais são as potenciais complicações dessa condição?
3. Que prováveis sintomas esse paciente deve apresentar?
4. Essa condição é, em geral, difusa ou focal?

CASO 36

Adenocarcinoma de Pâncreas

1. Ambos os pacientes têm massa pancreática focal. A massa na segunda imagem localiza-se na cabeça do pâncreas e obstrui o ducto biliar.

2. A maioria das lesões pancreáticas é hipoecóica, e o câncer pancreático não é exceção.

3. A TC seria útil na procura de metástases. A colangiopancreatografia retrógrada endoscópica o seria para avaliar o ducto pancreático, tendo o potencial de permitir o diagnóstico histológico com biópsias com escova.

4. Aproximadamente 70% localizam-se na cabeça, 20% no corpo e 5% na cauda do pâncreas. O envolvimento difuso do pâncreas também é possível.

Referência

Karlson B-M, Ekbom A, Lindgren PG, et al: Abdominal US for diagnosis of pancreatic tumor: Prospective cohort analysis. *Radiology* 1999;213:107-111.

Referência cruzada

Ultrasound: THE REQUISITES, pp 133-136.

Comentário

O câncer de pâncreas é a quarta causa mais comum de morte nos Estados Unidos. O prognóstico é sombrio, com taxa de sobrevida em 1 ano de aproximadamente 10%. Apenas 15% dos tumores são potencialmente ressecáveis, e, mesmo em pacientes submetidos à ressecção de Whipple curativa, a taxa de sobrevida em 5 anos é de apenas 20%. Os pacientes apresentam-se mais freqüentemente com icterícia devida à obstrução do ducto biliar. Perda de peso, dor, vômitos, trombose venosa de causa desconhecida e má absorção são alguns dos outros sintomas. A maioria dos adenocarcinomas pancreáticos origina-se do epitélio ductal.

A imagem ultra-sonográfica típica é de massa hipoecóica com margens mal definidas. A maioria é homogênea, mas, à medida que elas aumentam, podem se tornar heterogêneas. Carcinomas ecogênicos são raros. A maioria dos carcinomas pancreáticos origina-se na cabeça ou no processo uncinado, e essas lesões são freqüentemente muito pequenas, uma vez que se manifestam precocemente com obstrução do ducto biliar e icterícia. As lesões no corpo e na cauda tendem a ser maiores. O tamanho médio desse tumor é de 2 a 3 cm.

Embora o carcinoma pancreático seja de longe o tumor pancreático mais comum, outros tumores devem ser considerados quando uma massa sólida focal hipoecóica for identificada. Metástases no pâncreas e linfoma pancreático podem aparecer como massas hipoecóicas. Estas são freqüentemente múltiplas, e a maioria desses pacientes tem história prévia de linfoma ou de doença maligna extrapancreática. Adenomas microcísticos podem aparecer sólidos na ultra-sonografia, mas podem não ter qualquer evidência de metástases e aparecerem císticos à TC. A pancreatite focal também pode produzir massa inflamatória hipoecóica no pâncreas, a qual pode simular câncer. Felizmente, história de pancreatite geralmente está presente nesses pacientes.

CASO 37

Epididimite

1. Há acentuado aumento do corpo do epidídimo e intensa hipervascularização deste quando comparada à do testículo. Isso é típico de epididimite aguda.

2. A epididimite pode progredir e causar abscesso, piocele, orquite ou isquemia testicular.

3. Os sintomas de epididimite incluem primariamente dor e edema do escroto, possivelmente com febre e outros sinais de infecção do trato urinário baixo.

4. A epididimite pode ser tanto focal como difusa. Quando focal, é importante avaliar todo o epidídimo, da cabeça até a cauda, para fazer o diagnóstico.

Referência

Horstman WG, Middleton WD, Melson GL: Scrotal inflammatory disease: Color Doppler ultrasonographic findings. *Radiology* 1991;179:55-59.

Referência cruzada

Ultrasound: THE REQUISITES, pp 445-446.

Comentário

A epididimite é a causa mais comum de dor no escroto e edema em homens na pós-puberdade. Em geral, tem origem em infecção em outro local do trato urinário inferior, como prostatite. Outras etiologias incluem disseminação hematogênica e trauma. Microorganismos comuns são a *Escherichia coli*, *Pseudomonas* e *Aerobacter*. Em homens mais jovens, *Gonococo* e *Chlamydia* também são comuns.

À ultra-sonografia, a epididimite produz aumento e hipervascularização do epidídimo. O processo pode ser difuso ou localizado na cabeça ou na cauda do epidídimo. O envolvimento isolado da cauda pode passar despercebido se não for realizado estudo cuidadoso do escroto inferior. Na maioria dos casos, o epidídimo torna-se hipoecóico. Ocasionalmente, uma imagem ecogênica mista desenvolve-se, talvez em função de edema nas estruturas adjacentes ao epidídimo. É importante notar que a hiperemia geralmente precede as alterações na imagem em escala de cinza. Logo, o Doppler colorido é mais sensível para diagnóstico de epididimite do que a ultra-sonografia em escala de cinza. Além da epididimite, outras causas comuns de aumento do epidídimo são as alterações pós-vasectomia. Isso pode ser distinguido porque é bilateral e não há hiperemia.

CASO 38

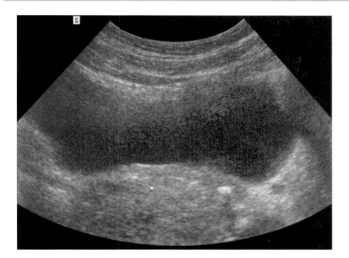
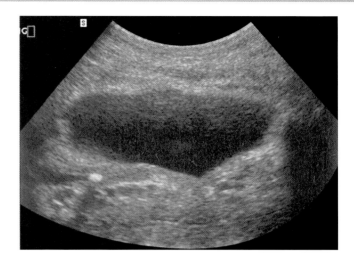

Corte transversal da pelve logo acima do trígono vesical e corte longitudinal da pelve logo à esquerda da linha média em uma paciente gestante com 18 semanas.

1. Descreva a anormalidade mostrada nessa paciente.
2. Qual é o papel do ultra-som para fazer esse diagnóstico?
3. Quando se considera o diagnóstico mostrado nessa paciente, onde é o melhor local para se olhar inicialmente?
4. Essa anormalidade é mais facilmente vista em homens ou mulheres?

CASO 39

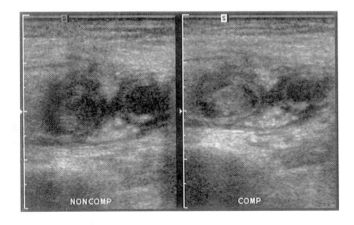
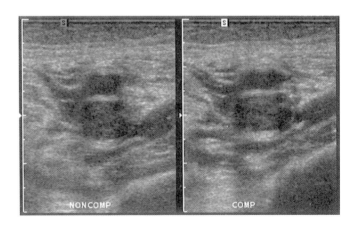

Cortes transversais da região inguinal e porção média da coxa.

1. Quanto o ultra-som é bom para fazer esse diagnóstico na coxa?
2. É possível fazer esse diagnóstico com confiabilidade sem o Doppler colorido?
3. Essa condição produz mais comumente sintomas unilaterais ou bilaterais?
4. Qual a importância da ecogenicidade luminal no estabelecimento desse diagnóstico?

RESPOSTAS

CASO 38

Cálculo Ureteral Distal

1. O corte transversal mostra estrutura ecogênica com sombra na pelve, à esquerda, na localização suposta do ureter distal. A imagem longitudinal mostra a mesma anormalidade e confirma que esta está localizada no ureter.

2. A ultra-sonografia em geral não é usada como método primário de avaliação de pacientes com suspeita de cálculos ureterais. A exceção é quando a paciente está grávida e a radiação deve ser evitada.

3. A maioria dos cálculos ureterais impacta o ureter distal. Logo, imagens através da bexiga urinária dão o melhor campo para a detecção de cálculos.

4. Cálculos no ureter distal são vistos com igual sucesso em homens e mulheres usando-se a varredura transabdominal, através da bexiga cheia. Em mulheres, a ultra-sonografia transvaginal pode ser usada para resolver casos difíceis.

Referência

Ohnishi K, Watanabe H, Ohe H, Saitoh M: Ultrasound findings in urolithiasis in the lower ureter. *Ultrasound Med Biol* 1986;12:577-579.

Referência cruzada

Ultrasound: THE REQUISITES, pp 103-104.

Comentário

Pacientes com cólica renal podem ser examinadas por vários métodos de imagem. Tradicionalmente, a urografia intravenosa era o método de escolha. Atualmente, a TC sem contraste é o primeiro exame recomendado, uma vez que evita o pequeno risco de reações ao meio de contraste e fornece informação sobre outras estruturas que não rins, ureteres e bexiga. A ultra-sonografia tem papel muito limitado na investigação inicial de pacientes com suspeita de cólica renal. Isso não significa que a ultra-sonografia não seja capaz de estabelecer o diagnóstico correto na maioria dos pacientes. É simplesmente mais fácil e mais efetivo começar com outros exames. Um papel legítimo da ultra-sonografia é na paciente grávida, na qual a radiação deve ser evitada.

A maioria, mas certamente não todos, dos pacientes que estão passando por episódio de um cálculo renal apresenta pelo menos hidronefrose leve. Eles também podem ter pequena quantidade de líquido perinéfrico, geralmente mais bem identificado ao redor dos pólos superior ou inferior. Em um quadro clínico compatível, qualquer um desses achados é muito específico de litíase ureteral. A identificação de cálculo ureteral por si só é mais fácil quando este está no ureter proximal perto da junção pieloureteral (usando o rim como janela) e no ureter distal, próximo à junção vesicoureteral (usando a bexiga repleta como janela). O local mais comum de impactação de cálculos é no ureter distal, por isso é muito importante avaliar cuidadosamente os ureteres distais. Além da via transabdominal usando a bexiga como janela, os ureteres distais na mulher podem ser visualizados muito bem pela via transvaginal. Em homens, a via transretal pode ser utilizada, embora não tenha tanto sucesso como a via transvaginal na mulher.

CASO 39

Trombose Venosa Profunda no Membro Inferior

1. A ultra-sonografia é muito boa no diagnóstico de trombose venosa profunda (TVP) do sistema femoropoplíteo.

2. O Doppler colorido exerce um papel secundário no diagnóstico de TVP. Geralmente esta é avaliada completamente pela imagem em escala de cinza.

3. A TVP do membro inferior, em geral, é unilateral.

4. O diagnóstico de TVP é feito com base na ausência de compressibilidade venosa. A detecção de ecos intraluminais não é uma forma confiável de diagnosticar TVP, e a ausência de ecos intraluminais não é um meio confiável de excluir TVP.

Referência

Fraser JD, Anderson DR: Deep venous thrombosis: Recent advances and optimal investigation with US. *Radiology* 1999;211:9-24.

Referência cruzada

Ultrasound: THE REQUISITES, pp 483-485.

Comentário

A ultra-sonografia tornou-se o procedimento de escolha na avaliação de suspeita de TVP de membros inferiores. Em pacientes sintomáticos, a sensibilidade e a especificidade excedem 95% e 98%, respectivamente, no sistema femoropoplíteo. Os resultados em pacientes assintomáticos de alto risco (predominantemente pós-operatório de quadril e joelho) e na panturrilha são mais variáveis.

Normalmente, as veias profundas devem ser completamente compressíveis. O diagnóstico de TVP é feito quando as veias deixam de ser completamente compressíveis. Muitas veias normais terão ecos internos de baixo grau, que são artefatos, e não é incomum que um coágulo intraluminal seja hipo ou anecóico. Logo, a análise da ecogenicidade não é um foco primário do exame das veias dos membros inferiores.

Em pacientes com obesidade acentuada ou com edema grave, a identificação das veias femoral e poplítea pode ser difícil. Nessas situações, o Doppler colorido pode ajudar a localizar os vasos. O aumento do fluxo venoso proximal pela compressão da panturrilha ou flexão plantar pode tornar as veias proeminentes e auxiliar quando o Doppler colorido for necessário.

CASO 40

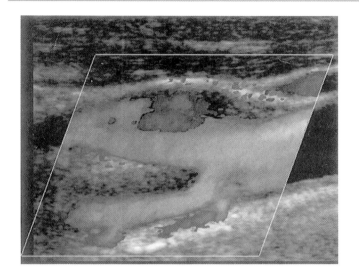
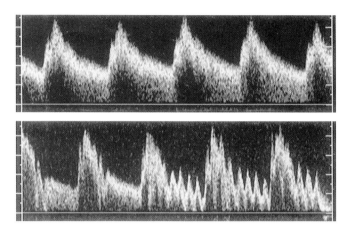

Imagem longitudinal de Doppler colorido da bifurcação carotídea e formatos de ondas de Doppler pulsado das artérias carótidas internas e externas. (Ver pranchas em cores.)

1. Identifique as artérias carótidas interna e externa na imagem de Doppler colorido.
2. Qual vaso tipicamente se localiza anterior e medialmente?
3. Qual formato de onda é o da artéria carótida interna e qual é o da carótida externa?
4. Nos cortes longitudinais da bifurcação, a artéria carótida interna localiza-se superficialmente ou profundamente à carótida externa?

CASO 41

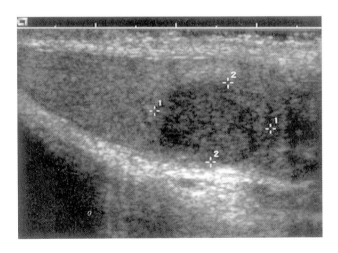
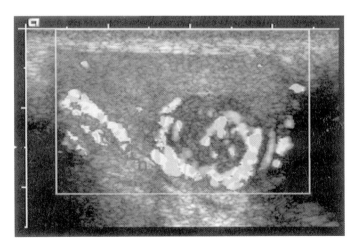

Imagens longitudinais em escala de cinza e Doppler colorido dos testículos. (Ver pranchas em cores.)

1. Descreva a anormalidade.
2. Quais condições não-neoplásicas podem aparecer como uma massa focal hipoecóica no testículo?
3. Os tumores testiculares são mais provavelmente benignos ou malignos?
4. A associação com aumento e hipervascularização do epidídimo sugere condição neoplásica ou não-neoplásica?

RESPOSTAS

CASO 40

Bifurcação Carotídea Normal

1. Ramos originam-se do vaso profundo, de modo que aquele vaso é a artéria carótida externa. O maior vaso sem ramos é a artéria carótida interna.

2. A artéria carótida externa localiza-se anterior e medialmente à artéria carótida interna.

3. O formato de onda da imagem superior mostra um padrão de baixa resistência típico da artéria carótida interna. O formato de onda da imagem inferior mostra rápidas pulsações nos últimos dois ciclos cardíacos em razão da percussão manual na artéria temporal superficial. Esse é o modo de identificar a carótida externa.

4. Quando o transdutor é posicionado na região cervical anterior e medial, a artéria carótida externa está superficial. Quando o transdutor é posicionado na região cervical posterior e lateral, a carótida interna está superficial.

Referência

Cardoso T, Middleton WD: Duplex sonography and color Doppler of carotid artery disease. *Semin Interv Radiol* 1990;7:1-8.

Referência cruzada

Ultrasound: THE REQUISITES, pp 470-473.

Comentário

A interpretação correta dos exames de Doppler das artérias carótidas exige a diferenciação segura das artérias carótidas interna e externa. Várias características distinguem esses vasos. A localização, o tamanho e os ramos são todos úteis. Deve-se reconhecer, entretanto, que, embora haja sempre ramos na artéria carótida externa, eles nem sempre são detectáveis ao Doppler colorido. Logo, esses ramos são úteis apenas quando vistos.

A análise do formato de onda do Doppler é uma forma válida de distinguir as artérias carótidas interna e externa. Uma vez que a artéria carótida interna vasculariza um órgão sólido com baixa resistência, seu formato de onda tem um perfil de baixa resistência com amplos picos sistólicos, desaceleração sistólica gradual na diástole inicial e fluxo diastólico bem sustentado durante o ciclo cardíaco. A artéria carótida externa vasculariza primariamente músculos, ossos e tecido cutâneo e apresenta fluxo sangüíneo de alta resistência. Logo, o formato de onda da artéria carótida externa tem picos sistólicos mais estreitos, transição mais abrupta entre a sístole e a diástole e menor fluxo diastólico final. Uma outra característica do formato de onda que pode ser útil é a transmissão de flutuações na carótida externa, quando a artéria temporal superficial é percutida. Isso é chamado de manobra da percussão na artéria temporal. Embora os efeitos tendam a ser maiores e mais freqüentes na carótida externa, ocasionalmente algumas mudanças podem ser vistas nas carótidas interna e comum.

CASO 41

Seminoma de Testículo

1. As imagens mostram massa hipervascular, hipoecóica e homogênea. O diagnóstico mais provável é tumor de testículo, e a aparência é típica de um seminoma.

2. Infartos, atrofia focal, orquite focal, hematoma, abscesso, sarcóide e contusões podem todos aparecer como lesões hipoecóicas.

3. Tumores testiculares são muito mais prováveis de serem malignos que benignos.

4. O envolvimento do epidídimo pode indicar epidídimo-orquite.

Referência

Horstman WG, Melson GL, Middleton WD, Andriole GA: Color Doppler ultrasonography of testicular tumors. *Radiology* 1992;185:733-737.

Referência cruzada

Ultrasound: THE REQUISITES, pp 439-442.

Comentário

Tumores testiculares primários são a neoplasia maligna mais comum em homens adultos jovens. Tumores de células germinativas representam a maioria dos tumores testiculares. O seminoma é o tumor de células germinativas mais comum, correspondendo a 40 a 50% das neoplasias malignas. Os seminomas freqüentemente ocorrem em forma pura bem como tumores de células germinativas mistos. Eles tendem a ocorrer em uma faixa etária ligeiramente mais velha que a de portadores de outros tumores de células germinativas. Embora 25% dos pacientes com seminoma puro tenham metástases no momento da apresentação, a taxa de sobrevida em 5 anos é excelente. A maioria dos tumores de testículo manifesta-se como massa palpável e indolor. Aproximadamente 10% manifestar-se-ão com dor testicular e outros 10% com sintomas relacionados à doença metastática (como dor na coluna devida a adenopatia retroperitoneal).

Na ultra-sonografia, a detecção de uma lesão intratesticular, que não um cisto simples, deveria sempre levantar a possibilidade de tumor testicular. Os seminomas puros são tipicamente massas sólidas hipoecóicas e homogêneas. Quando grandes, tendem a tornar-se mais heterogêneas. Componentes císticos e calcificação são distintamente incomuns em seminomas puros.

Com o Doppler colorido moderno, a maioria dos tumores testiculares maiores de 1 cm (e muitos que são menores que 1 cm) têm fluxo sangüíneo interno detectável. Detectar um fluxo interno pode ajudar a fazer o diagnóstico, uma vez que muitas lesões intratesticulares benignas, que podem potencialmente ser confundidas com tumores, como hematomas, abscesso e infartos, não apresentam fluxo interno. Além disso, muitas lesões não-neoplásicas facilmente vistas ao ultra-som não são palpáveis, enquanto a maioria dos tumores testiculares é palpável.

CASO 42

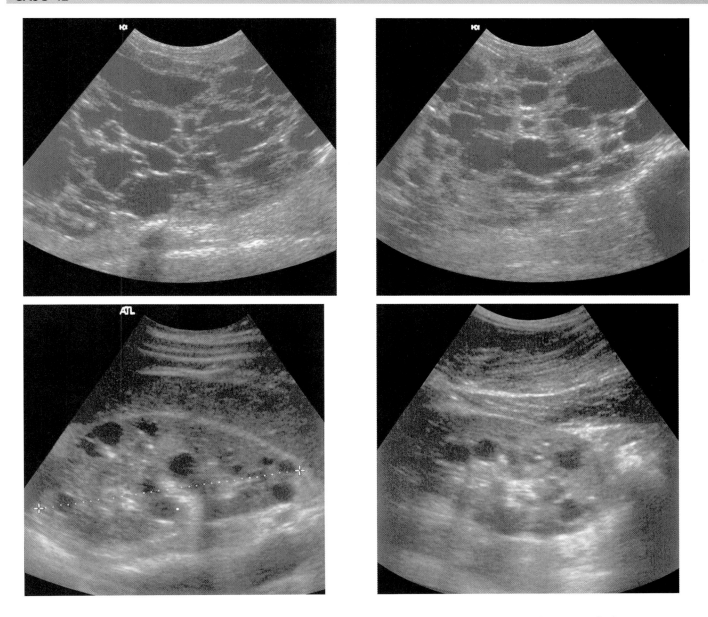

Cortes longitudinais dos quadrantes superiores direito e esquerdo em dois pacientes.

1. Quais são as principais complicações da condição mostrada neste caso?
2. Que outros achados associados existem?
3. O seu diagnóstico seria o mesmo se não existisse história familiar de nefropatia?
4. Há alguma terapia efetiva?

CASO 42

Doença Policística Renal Autossômica Dominante

1. As complicações mais graves da doença policística renal são a insuficiência renal e a hipertensão. Os pacientes também têm risco aumentado de apresentarem cistos hemorrágicos, infecção renal e formação de cálculos.
2. Os achados, além dos cistos renais, incluem cistos no fígado (e raramente no pâncreas) e aneurismas saculados.
3. Mais de 50% dos casos de doença policística renal são devidos a mutações espontâneas e não têm história familiar.
4. Não há nenhuma terapia provada. A descorticação laparoscópica de cistos pode ajudar a aliviar sintomas e pode melhorar a função renal.

Referências

Levine E, Hartman DS, Meilstrup JW, et al: Current concepts and controversies in imaging of renal cystic diseases. *Urol Clin North Am* 1997;24:523-544.

Ravine D, Gibson RN, Walker RG, et al: Evaluation of ultrasonographic criteria for autosomal dominant polycystic kidney disease 1. *Lancet* 1994;343:824.

Referência cruzada

Ultrasound: THE REQUISITES, pp 86-87.

Comentário

A doença policística renal autossômica dominante é um distúrbio hereditário que tem penetrância de 100%, mas com expressividade variável. Os pacientes, em geral, apresentam-se na quarta ou quinta décadas com sintomas relacionados ao efeito de massa dos rins aumentados, hipertensão, hematúria ou infecções do trato urinário. A insuficiência renal desenvolve-se em média na sexta década da vida. Mais de 10% dos casos de insuficiência renal terminal na América do Norte e Europa são devidos à doença policística renal. Se não tratados, os pacientes sobrevivem aproximadamente 10 anos a partir do início dos sintomas.

Dois defeitos genéticos causam a doença policística renal. O tipo 1 corresponde a aproximadamente 90% das famílias e é devido a um defeito no braço curto do cromossomo 16. O tipo 2 é causado por um defeito no braço longo do cromossomo 4 e corresponde a 10% das famílias. A principal diferença clínica entre esses dois tipos é a idade mais baixa do princípio da insuficiência renal terminal no tipo 1 comparada à do tipo 2.

Embora os rins sejam afetados em grau maior que outros órgãos, os cistos podem se desenvolver também no fígado (em mais de 50% dos pacientes), no pâncreas (em mais de 7% dos pacientes) e no baço (em menos de 5% dos pacientes). Cistos nesses órgãos raramente causam sintomas clínicos. Em particular, o fígado pode ser quase substituído por múltiplos cistos e ainda assim funcionar normalmente. Aproximadamente 10% dos pacientes têm aneurismas intracranianos.

Na ultra-sonografia, o diagnóstico é feito pela detecção de múltiplos cistos renais bilaterais localizados no córtex renal. Em pacientes mais velhos, os rins estão quase sempre aumentados, às vezes, a ponto de não poderem ser efetivamente medidos pela ultra-sonografia. É comum ocorrer hemorragia dentro dos cistos renais, o que pode resultar em ecos internos de baixo nível, níveis líquido-sangue ou estruturas sólidas nodulares internas. A calcificação da parede do cisto e dos cálculos renais também é comum.

Em famílias afetadas, é comum rastrear-se as crianças a fim de determinar se elas herdarão a doença. Os critérios que têm sido estabelecidos incluem a presença de pelo menos dois cistos em um rim ou um cisto em cada rim em uma pessoa com menos de 30 anos de idade com alto risco, a presença de pelo menos dois cistos em cada rim em uma pessoa em risco com idade entre 30 e 59 anos e, pelo menos, quatro cistos em cada rim em uma pessoa em risco com 60 anos ou mais de idade. Muitos pacientes têm muitos cistos que se apresentam bilateralmente, e o diagnóstico não deixa dúvida. A ultra-sonografia tem alta sensibilidade em fazer o diagnóstico em pacientes com a doença tipo 1 e em pacientes com a doença tipo 2 que têm mais de 30 anos de idade. A ultra-sonografia é menos sensível em pacientes com a doença tipo 2 que têm menos de 30 anos de idade. Quando os resultados do ultra-som são indeterminados ou confusos, a análise do DNA pode ser realizada, se estiver disponível.

CASO 43

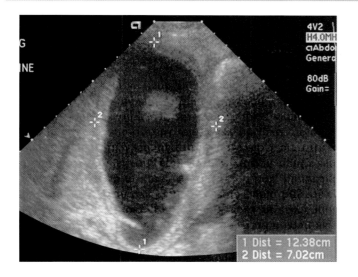
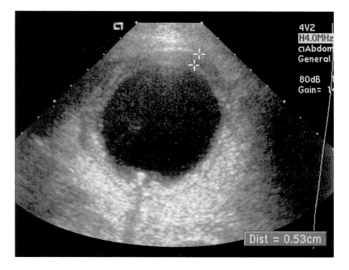

Cortes longitudinal e transversal da vesícula biliar em paciente com febre.

1. Quais são as anormalidades nas imagens mostradas acima?
2. Qual é o diagnóstico diferencial?
3. Qual é o meio preferível de se estabelecer esse diagnóstico?
4. Qual é o tratamento de escolha?

CASO 44

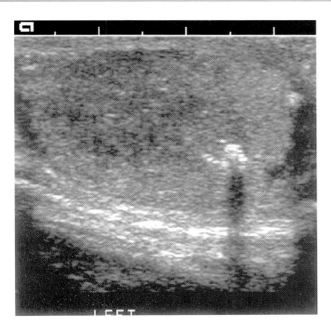
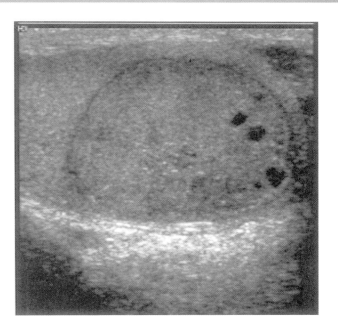

Imagens dos testículos de dois pacientes.

1. Qual é o significado da sombra mostrada na primeira imagem?
2. Em pacientes como estes, o que mais deveria ser examinado além do escroto?
3. A ressonância magnética da bolsa escrotal é útil em pacientes com achados ultra-sonográficos como esses?
4. Que condições predispõem a essa anormalidade?

RESPOSTAS

CASO 43

Colecistite Aguda

1. A vesícula biliar está aumentada (12 cm x 7 cm), tem parede espessa (5 mm) e cálculo intraluminal.
2. O diagnóstico mais provável é colecistite aguda. Muitas coisas podem causar espessamento da parede, incluindo condições formadoras de edema, hipertensão portal, hepatite, adenomiomatose e carcinoma de vesícula biliar. Mas a associação de aumento da vesícula biliar, cálculos e espessamento da parede em paciente febril é fortemente preditiva de colecistite aguda.
3. A ultra-sonografia é o melhor exame inicial em pacientes com suspeita de colecistite aguda. A cintilografia é também muito útil como meio de solucionar problemas, quando a ultra-sonografia é confusa ou indefinida.
4. Cirurgia. Em alguns casos, a cirurgia será retardada até que o paciente tenha sido tratado com antibióticos e as alterações inflamatórias agudas tenham sido resolvidas.

Referência

Middleton WD: Right upper quadrant pain. In Bluth EI, Benson C, Arger P, et al. (eds): *The Practice of Ultrasonography*. New York, Thieme, 1999, pp 3-16.

Referência cruzada

Ultrasound: THE REQUISITES, pp 41-45.

Comentário

A ultra-sonografia é o procedimento de escolha na avaliação de pacientes com suspeita de colecistite aguda. Na maioria dos pacientes, ao documentar vesícula biliar livre de cálculos, a ultra-sonografia pode excluir rápida e efetivamente o diagnóstico. Isso é importante, já que muitos pacientes com suspeita de colecistite aguda na verdade não têm esse problema. A ultra-sonografia também tem se mostrado tão efetiva em estabelecer o diagnóstico de colecistite aguda como qualquer outra técnica não invasiva.

Os sinais de colecistite aguda são cálculos, espessamento da parede (maior que 3 mm), aumento da vesícula biliar (maior que 4 cm de diâmetro transverso), líquido pericolecístico, cálculo impactado no colo da vesícula biliar ou no ducto cístico e sinal de Murphy ecográfico positivo. A combinação de cálculos com espessamento parietal ou sinal de Murphy ecográfico positivo tem elevado valor preditivo positivo para colecistite aguda.

A colecintilografia também pode ser usada em pacientes com suspeita de colecistite aguda. A acurácia é similar à do ultra-som. Entretanto, existem várias limitações à cintilografia. A colecintilografia não dá informação morfológica sobre a vesícula biliar (tais como tamanho, espessura da parede, formação de abscesso pericolecístico ou presença e tamanho dos cálculos), os quais são importantes antes de uma colecistectomia laparoscópica. Também deixa de oferecer informação sobre outros órgãos que possam estar contribuindo para o problema do paciente, quando a vesícula biliar está normal. Finalmente, gasta mais tempo e dinheiro que a ultra-sonografia. Por essas limitações, a colecintilografia não é, em geral, o exame inicial em pacientes com suspeita de colecistite. No entanto, é um método muito bom para avaliar pacientes que apresentem achados equívocos ou confusos ao ultra-som.

CASO 44

Tumores de Células Germinativas Mistos

1. A sombra indica calcificação, a qual é rara em seminomas puros, mas é comum em tumores de células germinativas mistos.
2. Em paciente com o que parece ser tumor testicular, é útil fazer uma varredura do retroperitônio, em busca de adenopatias.
3. A ressonância magnética do escroto é necessária apenas raramente, seguindo o ultra-som, e não adicionaria qualquer informação valiosa em casos como esses.
4. Criptorquidia, atrofia testicular, tumor testicular prévio e talvez microlitíase predispõem aos tumores testiculares.

Referências

Choyke PL. Dynamic contrast-enhanced MR imaging of the scrotum: Reality check. *Radiology* 2002;217:14-15.

Horstman WG: Scrotal imaging. *Urol Clin North Am* 1997;24:653-671.

Referência cruzada

Ultrasound: THE REQUISITES, pp 439-440.

Comentário

Dos tumores de testículo, 95% são neoplasias de células germinativas. Esses tumores dividem-se em seminomas e não-seminomas. Tumores compostos de uma mistura de elementos seminomatosos e elementos não-seminomatosos são agrupados com os não seminomatosos. Tumores não seminomatosos incluem teratoma, coriocarcinoma, carcinoma de células embrionárias (também referidos como tumores da vesícula vitelina e tumores do seio endodérmico em uma faixa etária pediátrica) e qualquer combinação desses tumores. Teratocarcinomas referem-se à combinação relativamente comum de um teratoma com um carcinoma de células embrionárias.

Ao contrário da maioria dos seminomas, os quais são homogêneos e hipoecóicos, os não seminomas são tumores geralmente heterogêneos. Isso é devido, pelo menos parcialmente, à freqüência de hemorragia e necrose. Além disso, eles freqüentemente têm áreas císticas bem como calcificações. Áreas císticas são mais freqüentemente vistas em tumores que contêm elementos teratomatosos.

CASO 45

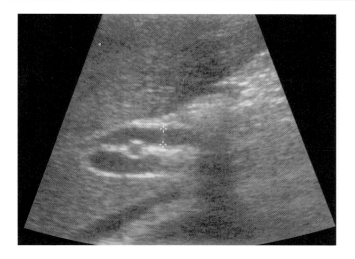
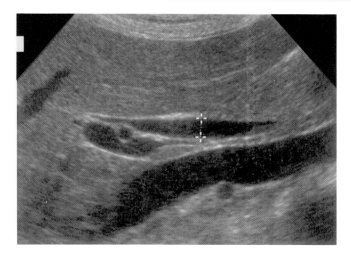

Cortes longitudinais da porta hepática em dois pacientes. A primeira imagem é de um homem de 21 anos e a segunda, de uma mulher de 65 anos.

1. Qual desses pacientes mais provavelmente tem obstrução biliar?
2. O ducto comum é, freqüentemente, ectásico após colecistectomia?
3. Quão sensível é o ultra-som em determinar o nível e a causa da obstrução biliar?
4. Em que teoria está embasada a prática de se dar uma refeição rica em lipídeos para pacientes com suspeita de obstrução biliar?

CASO 46

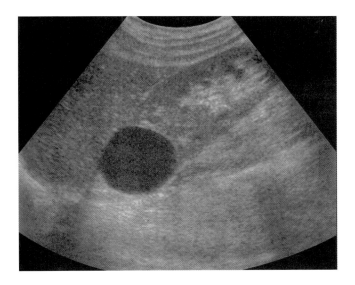
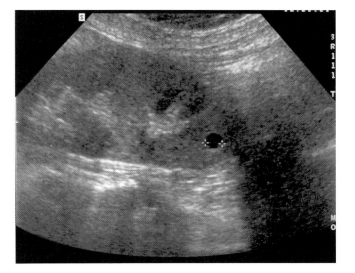

Cortes longitudinais do rim de dois pacientes.

1. O ultra-som é um bom meio de caracterizar lesões como estas?
2. Quais são as três características desta lesão?
3. Que outras lesões deveriam ser incluídas no diagnóstico diferencial?
4. Quanto essas lesões são comuns?

RESPOSTAS

CASO 45

Dilatação da Via Biliar Extra-Hepática

1. Ambas as imagens mostram ductos biliares comuns dilatados. Na segunda imagem, o ducto está dilatado na sua porção média, mas estreita-se para um calibre normal distalmente e proximalmente. Na primeira imagem, gás sobreposto obscurece o ducto distal, mas o ducto proximal está dilatado quando cruza sobre a artéria hepática direita. Por isso, é mais provável que esteja obstruído. Imagens adicionais mostraram cálculos no ducto distal no primeiro paciente e nenhuma anormalidade no segundo paciente.

2. O tamanho do ducto biliar extra-hepático aumenta com a idade e seguindo-se uma colecistectomia. Logo, ducto aumentado é menos preocupante nesses pacientes.

3. Relatos indicam que sensibilidades maiores de 80 a 90% podem ser obtidas com uma boa técnica.

4. Uma refeição gordurosa pode estimular a produção de bile pelo fígado e a contração da vesícula biliar. Em pacientes com obstrução, isso resulta no aumento do ducto. Refeições gordurosas também estimulam o relaxamento do esfíncter de Oddi, de modo que não existe nenhuma mudança ou redução no tamanho do ducto em pacientes que não têm obstrução. A variabilidade intrínseca nas medidas do diâmetro do ducto biliar freqüentemente limita o uso dessa técnica.

Referência

Middleton WD: The bile ducts. In: Goldberg BB (ed): *Diagnostic Ultrasound*. Baltimore, Williams & Wilkins, 1993, pp 146-172.

Referência cruzada

Ultrasound: THE REQUISITES, pp 59-61.

Comentário

O diagnóstico da obstrução do ducto biliar com ultra-sonografia depende da detecção da dilatação ductal. Diferentes estudos têm proposto diferentes medidas para os limites superiores da normalidade de ductos extra-hepáticos. Infelizmente, alguns ductos obstruídos podem não estar dilatados, e muitas outras coisas, além da obstrução, podem causar a dilatação de ductos. Logo, a confiança rígida em qualquer valor de medida único é perigosa. Fatores importantes a serem reconhecidos quando se analisa o ducto comum é que o ducto normalmente aumenta com a idade (pela degeneração das fibras elásticas na parede) e freqüentemente aumenta após colecistectomia (isso é controverso). Conseqüentemente, medidas limítrofes de ductos aumentados mais provavelmente indicam obstrução em pacientes jovens e em pacientes com vesícula biliar do que em pacientes mais velhos já submetidos à colecistectomia. Além disso, não é incomum o ducto comum estar ectásico em sua porção média, entre o fígado e a cabeça do pâncreas. Logo, se o ducto é de calibre normal proximalmente onde cruza a artéria hepática direita e distalmente dentro da cabeça do pâncreas, então medidas um pouco acima da variação normal no segmento médio são muito menos prováveis de indicarem obstrução. Considerando isso, um valor razoável a ser usado como o limite superior da normalidade para o diâmetro máximo do ducto é de 6 mm. Alguns especialistas usam 5 mm como o limite superior da normalidade e permitem um adicional de 1 mm para cada década a partir dos 50 anos de idade. Em outras palavras, um ducto de 5 mm é normal aos 50 anos; um ducto de 6 mm é normal aos 60 anos, e assim por diante.

CASO 46

Cistos Renais

1. Assim como em outras partes do corpo, o ultra-som é excelente método de avaliação das características das lesões císticas renais.

2. Características de um cisto simples incluem ausência de ecos internos, parede posterior bem definida e reforço acústico posterior.

3. Lesões que podem simular cisto simples incluem divertículo caliceal, aneurisma, pseudo-aneurisma, linfoma ou duplicação do pólo superior.

4. Aproximadamente 50% dos pacientes acima dos 50 anos têm pelo menos um cisto renal.

Referência

Curry NS, Bissada NK: Radiologic evaluation of small and indeterminant renal masses. *Urol Clin North Am* 1997;24:493-505.

Referência cruzada

Ultrasound: THE REQUISITES, pp 81-84.

Comentário

Cistos renais são extremamente comuns. Quando preenchem os critérios ultra-sonográficos clássicos para cistos, os cistos renais não necessitam de investigação adicional. É importante notar que todos os três critérios para cistos podem não ser vistos em todas as imagens deste. Por exemplo, a imagem que mostra reforço acústico posterior pode não mostrar um lúmen anecóico. Tão logo os três critérios possam ser mostrados em uma série de imagens, então um diagnóstico seguro de cisto pode ser feito.

Um dilema comum é o cisto que parece conter ecos internos. Ecos internos podem ser reais ou artefatos criados pela parede corporal. Formar a imagem a partir de múltiplos ângulos diferentes varia as interações de tecidos sobrejacentes e freqüentemente ajuda a clarear os artefatos internos. Esses tipos de artefatos podem também ser significativamente reduzidos ou completamente eliminados através do uso de imagem harmônica do tecido.

CASO 47

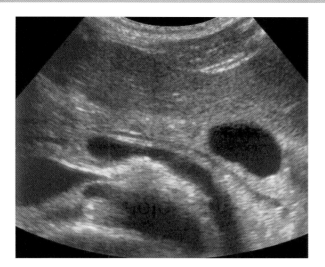
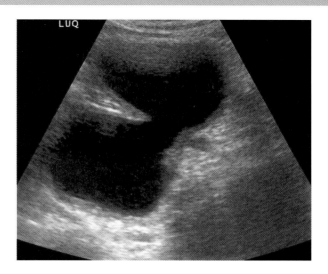

Corte transversal do pâncreas e quadrante superior esquerdo em dois pacientes com a mesma anormalidade.

1. Que perguntas você gostaria de fazer a estes pacientes?
2. Com que freqüência os adenocarcinomas pancreáticos têm componentes císticos?
3. O diagnóstico diferencial varia se o paciente for masculino ou feminino?
4. Os pseudocistos são mais comuns em pancreatite induzida por álcool ou por cálculo biliar?

CASO 48

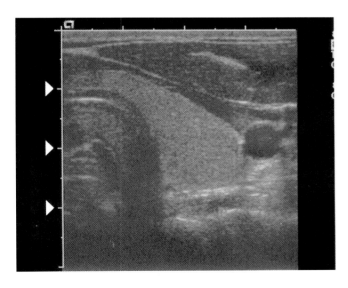
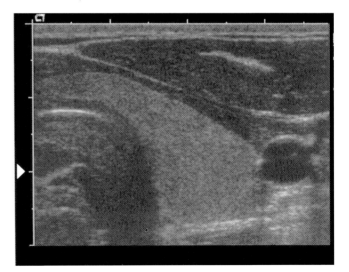

Dois cortes transversais da tireóide.

1. O que indicam as cabeças de setas no lado esquerdo das imagens?
2. Qual imagem você esperaria que tivesse uma taxa de quadros maior?
3. O que você pode fazer para melhorar a taxa de quadros enquanto estiver realizando a varredura em tempo real?
4. O que você pode fazer para melhorar a resolução enquanto estiver realizando a varredura em tempo real?

RESPOSTAS

CASO 47

Pseudocistos Pancreáticos

1. Em pacientes com lesões císticas do pâncreas, é importante saber se têm história de pancreatite.
2. Áreas císticas são raras em adenocarcinomas do pâncreas.
3. Mulheres têm risco aumentado de neoplasias císticas pancreáticas.
4. A maioria dos pseudocistos é devida à pancreatite alcoólica.

Referência

Ros PR, Hamrick-Turner JE, Chiechi MV, et al: Cystic masses of the pancreas. *Radiographics* 1992;12:672-686.

Referência cruzada

Ultrasound: THE REQUISITES, pp 126-129.

Comentário

A pancreatite tem várias complicações potenciais. A lista de complicações locais potenciais vistas na ultra-sonografia inclui coleções líquidas, pseudocistos, abscesso, necrose, pseudo-aneurismas, trombose venosa e obstrução biliar. Coleções líquidas dentro ou em torno do pâncreas ocorrem em 40 a 50% dos pacientes com pancreatite. A maioria das coleções líquidas resolve-se espontaneamente. Se a coleção se organiza e forma uma cápsula fibrosa, isso é referido como pseudocisto. Leva aproximadamente seis semanas para uma coleção líquida amadurecer em uma forma de pseudocisto bem encapsulado. Aproximadamente 2 a 10% dos pacientes com pancreatite aguda finalmente desenvolvem um pseudocisto.

Os pseudocistos podem ocorrer em praticamente qualquer lugar, mas são mais comumente vistos dentro ou imediatamente adjacentes ao pâncreas. Aparecem como massas bem definidas, que são geralmente anecóicas ou hipoecóicas. Os pseudocistos podem conter debris internos, hemorragia ou septações. Nesses casos, o diagnóstico diferencial freqüentemente inclui uma neoplasia cística, tal como a neoplasia cística mucinosa. A chave para o correto diagnóstico é a história de episódios prévios de pancreatite. Exames de acompanhamento *(follow-up)* também são úteis, uma vez que os ecos intraluminais em um pseudocisto complexo geralmente clarearão com o tempo. Em alguns casos, a aspiração é necessária para fazer a distinção, esperando-se níveis de amilase elevados em pseudocisto e níveis elevados de antígeno carcinoembrionário na neoplasia cística mucinosa. A colangiopancreatografia retrógrada endoscópica também pode ser válida, já que pode demonstrar alterações da pancreatite que não são evidentes ultra-sonograficamente. Também pode demonstrar comunicação entre os pseudocistos e o ducto pancreático em até 70% dos casos.

CASO 48

Taxa de Quadros *(Frame)* e Resolução

1. As cabeças de seta indicam os níveis nos quais as imagens estão focadas.
2. Taxa de quadros deveria ser mais alta para a segunda imagem porque o campo de visão é menor e tem apenas uma única zona focal.
3. A taxa de quadros pode ser melhorada pela diminuição do número de zonas focais, da profundidade da imagem, da largura do setor, da linha de densidade e desligando-se os modos Doppler.
4. A resolução pode ser melhorada pelo uso de um transdutor de freqüência mais alta, aumentando o número de zonas focais e a linha de densidade.

Referência

Kremkau FW: Multiple element transducers. *Radiographics* 1993;13:1163-1176.

Comentário

Cada imagem de ultra-som é composta de múltiplas linhas de varredura. O tempo exigido para criar um quadro de tempo real é calculado pela multiplicação da velocidade do som vezes o comprimento das linhas de varredura vezes o número de linhas por imagem vezes dois. Multiplicar por dois é necessário porque o som tem de fazer um percurso desde o transdutor até o alvo e outro de volta. Quanto mais tempo ele leva para gerar um quadro, mais baixa a taxa de quadros. Taxas de quadros típicas no diagnóstico ultra-sonográfico variam de aproximadamente 5 a 40 quadros por segundo. Taxas de quadros aumentadas podem ser obtidas pela redução do comprimento de cada linha de varredura (menos profundidade da imagem) ou número de linhas de varredura (menor largura da imagem ou setores com ângulos mais estreitos).

Em muitos aspectos, a taxa de quadros e a resolução da imagem são parâmetros competitivos. Como mostrado nesse caso, cada linha de varredura pode ser eletronicamente focada em certa profundidade. Focar em múltiplas profundidades exige múltiplos pulsos para cada linha de varredura. Na primeira imagem mostrada nesse caso, pulsos focados no campo proximal criaram o aspecto superficial da imagem, o qual foi passado a duas diferentes imagens obtidas separadamente com o foco em campos médio e distal. Logo, a melhora da resolução, através do campo de visão originada de múltiplas zonas focais, resulta em sacrifício da taxa de quadros. Também é possível melhorar a resolução pela movimentação das linhas de varredura mais próximas umas das outras. Isso é denominado de aumento da linha de densidade e também tem uma relação inversa à taxa de quadros.

CASO 49

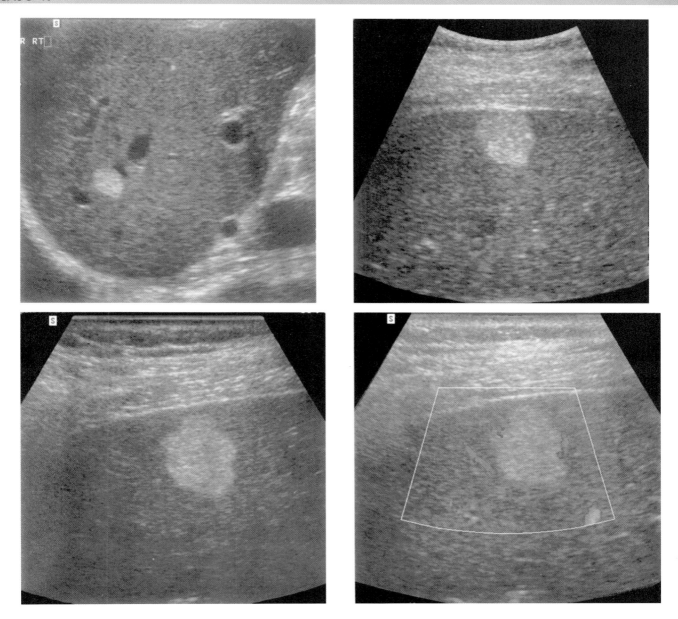

Imagens magnificadas do fígado em três pacientes. As imagens da parte inferior são as imagens correspondentes em escala de cinza e Doppler colorido do mesmo paciente. (Ver pranchas em cores.)

1. Qual é o diagnóstico diferencial nesses três pacientes com a mesma anormalidade?
2. Que fatores determinam o manejo desses pacientes?
3. A presença de reforço acústico posterior afetaria a abordagem dessa lesão?
4. A ausência de fluxo interno detectável na última imagem afeta o seu diagnóstico diferencial?

CASO 49

Hemangioma Hepático

1. Todas as imagens mostram uma massa hiperecóica e homogênea. Hemangioma é o diagnóstico mais provável. Metástases, carcinoma hepatocelular hiperecóico e gordura nodular focal são outras considerações. Hiperplasia nodular focal e adenoma são possibilidades muito menos prováveis.
2. O manejo depende dos fatores de risco do paciente para neoplasia hepática maligna.
3. Hemangiomas ocasionalmente têm reforço acústico, mas isso pode ser visto em outras lesões sólidas da mesma forma, logo não deve afetar o seu diagnóstico diferencial significativamente.
4. Geralmente os hemangiomas não têm fluxo detectável. Embora algumas das outras lesões mencionadas previamente (carcinoma hepatocelular, metástases hipervasculares, hiperplasia nodular focal e adenoma hepático) possam ter fluxo detectável e ser hipervasculares, em alguns casos também não é possível detectar fluxo nessas outras lesões. Logo, a ausência de fluxo pode fazer o diagnóstico de hemangioma com maior probabilidade, o que não exclui outras possibilidades.

Referência

Leifer DM, Middleton WD, Teefey AS, et al: Follow-up of patients at low risk for hepatic malignancy with a characteristic hemangioma at US. *Radiology* 2000;214:167-172.

Referência cruzada

Ultrasound: THE REQUISITES, pp 9-12.

Comentário

Os hemangiomas são as lesões benignas hepáticas sólidas mais comuns, ocorrendo em aproximadamente 7% dos adultos. São compostos de múltiplos espaços cheios de sangue, que são separados por septações fibrosas e delineados por células endoteliais. Eles são mais comuns em mulheres. Aproximadamente 10% são múltiplos. Com a exceção dos cistos, eles são as lesões mais comuns incidentalmente detectadas ao ultra-som hepático.

Não é usual que os hemangiomas causem sintomas. Hemangiomas gigantes podem causar um efeito de massa suficiente para ser sintomático, e raramente um hemangioma sangrará o suficiente a ponto de causar sintomas. O seqüestro e a destruição de plaquetas pelos hemangiomas têm sido relatados como causas extremamente raras de trombocitopenia (denominada síndrome de Kasabach-Merritt).

A aparência ultra-sonográfica clássica, vista em aproximadamente 60 a 70% dos hemangiomas, é a de uma massa hiperecóica, homogênea e bem definida. Os hemangiomas costumam ser arredondados (como mostrado na primeira das duas imagens), mas eles podem ter margens lobuladas (como na segunda das duas imagens). A maioria é menor que 3 cm. Aparências atípicas tendem a ocorrer em lesões maiores em razão de fibrose, trombose e necrose. Uma porcentagem significativa de hemangiomas atípicos têm uma periferia hiperecóica e um centro hipoecóico. Essa aparência "atípica" é, na verdade, relativamente característica de hemangioma e é vista apenas raramente em doenças malignas. Um outro achado ocasionalmente visto em hemangiomas é o reforço acústico posterior. Uma concepção errônea comum é a de que o reforço seja uma característica importante necessária para fazer um diagnóstico confiável de hemangioma. Isso certamente não é verdade, uma vez que a maioria dos hemangiomas não tem reforço e muitos outros tumores podem ter.

Como esperado para lesões benignas, os hemangiomas são geralmente estáveis com o tempo. Entretanto, ocasionalmente sofrem alteração da sua aparência com o tempo. Tipicamente eles se convertem de hiperecóicos para hipoecóicos. Raramente mudarão de ecogenicidade por uma questão de minutos ou mesmo segundos. Nenhuma outra massa hepática tem sido observada com esse comportamento.

O manejo adequado de uma massa hepática hiperecóica e homogênea depende da história clínica do paciente. Em pacientes com risco aumentado de neoplasia hepática maligna (história prévia ou evidência atual de hepatopatia crônica ou neoplasia maligna extra-hepática), o diagnóstico ultra-sonográfico presuntivo de hemangioma deveria ser confirmado por RM ou cintilografia com TC^{99m} com hemácias marcadas. A RM é superior para lesões pequenas (de menos de 1 cm até 2 cm de tamanho) e para lesões maiores, adjacentes ao coração ou às principais estruturas vasculares hepáticas. Para pacientes que não têm risco aumentado de neoplasia maligna hepática, as recomendações para o manejo de hemangiomas suspeitos são divergentes. Algumas autoridades preconizam que não seja realizada investigação adicional. Outros têm recomendado acompanhamento *(follow-up)* periódico com ultra-sonografia. Ainda outros têm recomendado a confirmação com cintilografia, RM ou TC. Recentemente analisamos este grupo de pacientes na nossa própria instituição e constatamos que o risco de malignidade nesse grupo é extremamente baixo. Entre mais de 200 pacientes, apenas em um foi encontrada subseqüentemente lesão hepática maligna. Logo, não recomendamos nenhuma avaliação adicional de hemangiomas com aparência típica quando o paciente não tem história prévia ou evidência atual de doença maligna extra-hepática ou hepatopatia crônica.

Ocasionalmente, testes não invasivos não estabelecem o diagnóstico de hemangioma, e é necessário para o paciente ser submetido à biópsia. Esta pode ser realizada com segurança; entretanto, a agulha deve passar através do parênquima normal antes de entrar no hemangioma a fim de obter algum efeito de tamponamento. A aspiração com agulha fina em geral obtém apenas sangue, não sendo suficiente para o diagnóstico. Agulhas de biópsia central (*core biopsy*) são capazes de obter tecido suficiente para o diagnóstico na maioria dos casos.

CASO 50

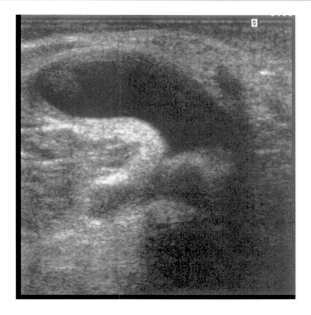
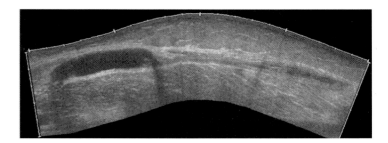

Corte transversal da face posterior do joelho e varredura em campo de visão estendido da face posterior do joelho e da panturrilha.

1. Descreva os achados anormais.
2. Onde isso ocorre?
3. Como pode essa lesão ser diferenciada de outros cistos de joelho?
4. Essa anormalidade tipicamente se comunica com o espaço articular?

CASO 51

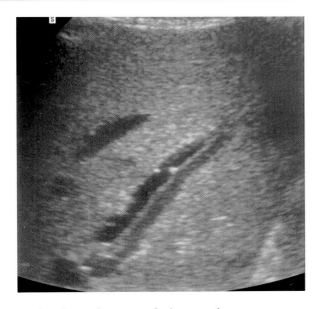
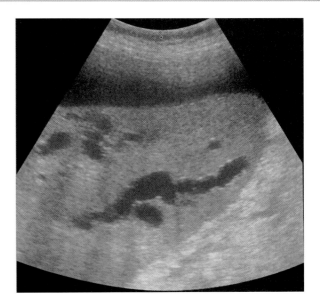

Cortes do fígado em dois pacientes.

1. São anormais algumas dessas imagens mostradas neste caso?
2. Os ductos intra-hepáticos correm anteriormente ou posteriormente à veia porta?
3. O que pode simular essa anormalidade em pacientes com cirrose?
4. Deveria um ducto intra-hepático com 3 mm ser considerado dilatado?

CASO 50

Ruptura do Cisto de Baker

1. O corte transverso mostra uma lesão cística com extensão curva em forma de bico em direção aos tecidos profundos. O corte longitudinal mostra a lesão cística no joelho, e uma coleção de líquido mais complexa parece estender-se dentro da panturrilha. Esses achados são típicos de um cisto de Baker roto.

2. O cisto de Baker ocorre na face medial e posterior do joelho. O cisto provém do acúmulo de líquido na bolsa, entre a inserção média do gastrocnêmio e o tendão do semimembranoso.

3. A localização na face medial e posterior do joelho e a extensão em bico que se envolve ao redor da face medial da cabeça medial do músculo gastrocnêmio são a melhor confirmação de que um cisto poplíteo seja um cisto de Baker.

4. O cisto de Baker tipicamente se comunica com a articulação.

Referência

Ptasznik R: Ultrasound in acute and chronic knee injury. *Radiol Clin North Am* 1999;37:797-830.

Referência cruzada

Musculoskeletal Imaging: THE REQUISITES, pp 28-29.

Comentário

Uma das primeiras aplicações da ultra-sonografia musculoesquelética foi avaliação de pacientes com dor e edema na fossa poplítea por suspeita de cisto de Baker. Mesmo antes do advento dos transdutores lineares de alta resolução, o ultra-som já se mostrava efetivo em identificar cistos de Baker e em distingui-los de massas na fossa poplítea, tais como aneurismas de artéria poplítea.

O cisto de Baker contém líquido que distende a bolsa entre a cabeça medial do gastrocnêmio e o tendão do semimembranoso. Eles geralmente ocorrem como resultado de anormalidades que aumentam o líquido intra-articular. Eles podem ocorrer como resultado de condições inflamatórias que afetam a membrana sinovial da articulação e a bolsa comunicante.

Os cistos de Baker podem ser preenchidos com líquido anecóico e ter paredes finas, imperceptíveis. Entretanto, não é incomum ver septações internas; paredes espessas, irregulares; proliferação sinovial nodular; e corpos ou grumos que se movimentam. O achado diagnóstico mais característico é o colo que se estende entre os tendões do gastrocnêmio medial e do semimembranoso. Isso geralmente aparece como um bico, quando o joelho é estendido, ou como um canal, quando o joelho é levemente fletido. A ruptura do cisto de Baker deve ser suspeitada sempre que o aspecto inferior do cisto mudar de uma aparência arredondada para pontuda, ou quando houver líquido detectável deixando rastro no aspecto inferior do cisto.

CASO 51

Dilatação dos Ductos Biliares Intra-Hepáticos

1. Ambas as imagens mostram ductos biliares intra-hepáticos dilatados. A primeira imagem mostra o ducto biliar dilatado passando adjacente à veia porta. A segunda mostra ductos dilatados e tortuosos, com reforço posterior.

2. A relação entre os ductos biliares intra-hepáticos e a veia porta é variável.

3. Artérias hepáticas aumentadas podem simular ductos biliares dilatados na imagem em escala de cinza. Isso é particularmente comum em pacientes com cirrose.

4. O limite superior da normalidade para ductos intra-hepáticos periféricos é de 2 mm.

Referência

Bressler EL, Rubin JM, McCracken S: Sonographic parallel channel sign: A reappraisal. *Radiology* 1987;164:343-346.

Referência cruzada

Ultrasound: THE REQUISITES, pp 59-61.

Comentário

Os ductos biliares intra-hepáticos passam na tríade porta, adjacentes à veia porta e à artéria hepática. Embora os ductos extra-hepáticos localizem-se anteriormente à veia porta e à artéria hepática, a relação dos ductos intra-hepáticos com os vasos é muito variável. Sob circunstâncias normais, a veia porta é o maior vaso da tríade porta. Uma estrutura tubular adjacente à veia porta pode ser tanto a artéria hepática como o ducto biliar. No aspecto central do fígado, é geralmente possível seguir as artérias uma vez passada a artéria hepática própria e os ductos biliares uma vez passado o ducto hepático comum. Quando isso não for possível, ou quando o aspecto periférico do fígado estiver sendo examinado, o Doppler colorido pode ser usado para distinguir os ductos biliares intra-hepáticos das artérias intra-hepáticas.

No passado, sempre que um ducto intra-hepático era identificado como estrutura tubular, correndo paralelamente à veia porta, isso era considerado anormal, sendo chamado de sinal do canal paralelo. Entretanto, os ductos intra-hepáticos normais podem atualmente ser vistos rotineiramente com o ultra-som. Logo, os critérios atuais usados para diagnosticar dilatação intra-hepática são um ducto excedendo em 40% o diâmetro da veia porta adjacente ou um ducto periférico com 3 mm ou mais de diâmetro. Com a acentuada dilatação ductal intra-hepática, os ductos tornam-se tortuosos, assumem configuração estrelada no centro e estão associados a reforço acústico posterior.

CASO 52

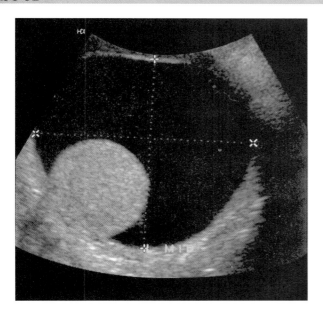
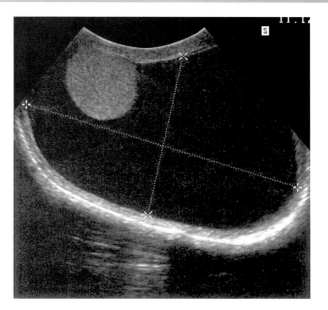

Cortes transversais da bolsa escrotal em dois pacientes com a mesma anormalidade.

1. A localização mais típica do testículo é como na primeira ou na segunda imagem?
2. Qual é a provável causa dessa condição?
3. O que você esperaria ver aumentando-se o nível do ganho?
4. Em que espaço anatômico essa anormalidade está localizada?

CASO 53

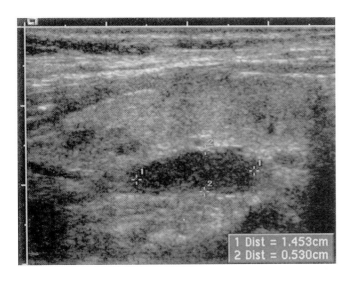
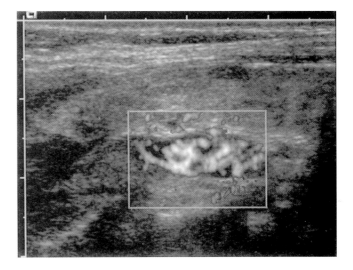

Cortes longitudinais em escala de cinza e *power*-Doppler da região cervical. (Ver pranchas em cores.)

1. Descreva a anormalidade.
2. Que outro teste é útil para estabelecer esse diagnóstico?
3. As lesões são geralmente hipervasculares?
4. Essas lesões são tipicamente benignas ou malignas?

RESPOSTAS

CASO 52

Hidrocele

1. O testículo costuma estar aderido à porção posterior da parede da bolsa escrotal, como mostrado na primeira imagem. Entretanto, isso é variável, conforme demonstra a segunda imagem.
2. Hidroceles desse tamanho, geralmente, são idiopáticas.
3. Cristais freqüentemente se desenvolvem em hidroceles crônicas e podem ser vistos como refletores de baixo grau flutuando no líquido quando o ganho for aumentado.
4. O líquido da hidrocele está contido na bolsa escrotal formada pela túnica vaginal.

Referência

Feld R, Middleton WD: Recent advances in sonography of the testis and scrotum. *Radiol Clin North Am* 1992;30:1033-1051.

Referência cruzada

Ultrasound: THE REQUISITES, p 446.

Comentário

Hidrocele é uma coleção de líquido aumentado na bolsa formada pela túnica vaginal. Uma pequena quantidade de líquido por volta do testículo é normal e é comumente vista à ultra-sonografia. Coleções que excedam aproximadamente 1 cm em dimensão máxima são menos comuns. Hidroceles circundam o testículo por aproximadamente 75% da sua circunferência em cortes transversais e acima de aproximadamente 50% em cortes longitudinais. O restante do testículo está aderido à parede do escroto, de forma que o líquido da hidrocele não pode passar atrás de todo o testículo. Embora variável, as hidroceles tipicamente são coletadas no aspecto anterior do escroto e deslocam o testículo posteriormente. Uma forma incomum de hidrocele ocorre quando há uma coleção de líquido em uma porção focal não obliterada do processo vaginal dentro do cordão espermático. Aparece como uma massa cística supratesticular e é chamada de funicolocele ou uma hidrocele do cordão espermático.

Causas de hidrocele incluem infecções, torção do testículo ou de um dos seus apêndices, trauma e tumores testiculares. No entanto, todas essas condições tipicamente causam hidroceles relativamente pequenas. Hidroceles grandes, facilmente aparentes, como as mostradas nesses pacientes, são tipicamente idiopáticas.

Em pacientes com grandes hidroceles, geralmente é difícil a palpação do testículo ao exame físico. Logo, um dos papéis importantes da ultra-sonografia é permitir a visibilização dos testículos e excluir patologias testiculares. Quando o testículo está deslocado posteriormente, pode ser difícil obter boa imagem do testículo pela abordagem anterior, usual. Pelo contrário, uma abordagem posterior aproxima o transdutor do testículo e permite imagem mais detalhada.

CASO 53

Adenoma de Paratireóide

1. Uma massa hipervascular, hipoecóica, ovalada está situada posteriormente à tireóide.
2. O outro teste válido para a localização do adenoma de paratireóide é a varredura com *sestamibi*.
3. Adenomas de paratireóide são geralmente hipervasculares.
4. Adenomas de paratireóide são benignos. O câncer de paratireóide é muito raro.

Referência

Shawker TH, Avila NA, Premkumar A, et al: Ultrasound evaluation of primary hyperparathyroidism. *Ultrasound Q* 2000;16:73-87.

Referência cruzada

Ultrasound: THE REQUISITES, pp 452-454.

Comentário

A causa mais comum de hiperparatireoidismo primário é o adenoma de paratireóide solitário. Aproximadamente 15% dos casos são causados por múltiplas glândulas aumentadas (geralmente hiperplasia de paratireóide e, menos comumente, múltiplos adenomas). O câncer de paratireóide é raro e causa menos de 1% dos casos de hiperparatireoidismo. Hiperparatireoidismo primário é mais comum em mulheres.

Os adenomas de paratireóide são tipicamente sólidos, contudo são lesões muito hipoecóicas. Eles são geralmente ovalados, com o eixo longo em direção craniocaudal. Na imagem com Doppler colorido, muitos adenomas são hipervasculares. A localização típica para adenoma de paratireóide originado da glândula superior é atrás da porção média da tireóide. Adenomas oriundos das glândulas inferiores tipicamente localizam-se perto da porção inferior da tireóide ou a alguns centímetros abaixo dela.

A sensibilidade do ultra-som na detecção de adenomas de paratireóide é de aproximadamente 80%, embora tanto valores mais altos quanto mais baixos tenham sido relatados. Resultados falsos negativos em geral são devidos a um pequeno adenoma ou a um adenoma em localização ectópica, ou em um paciente com grande glândula tireóide multinodular. Resultados falsos positivos são um problema menor, mas ocorrem. Linfonodos podem ser equivocadamente interpretados como adenomas de paratireóides. Uma dica útil é que adenomas de paratireóide localizam-se sempre medialmente às artérias carótidas. Linfonodos podem localizar-se em vários locais, mas geralmente situam-se lateralmente às carótidas. Nódulos de tireóide posteriormente localizados também podem simular adenomas de paratireóide. Usualmente, há uma linha brilhante que separa o adenoma de paratireóide da tireóide, enquanto não há essa linha entre o tecido e os nódulos tireoidianos.

CASO 54

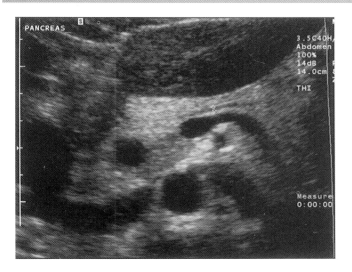
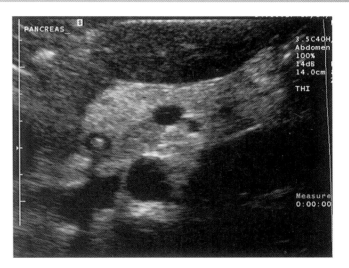

Cortes transversais magnificados da cabeça pancreática.

1. Quais são os dois achados importantes nessas imagens?
2. Onde essa anormalidade costuma se localizar?
3. Quanto o ultra-som é bom na visibilização dessa anormalidade?
4. Qual é o tratamento dessa anormalidade?

CASO 55

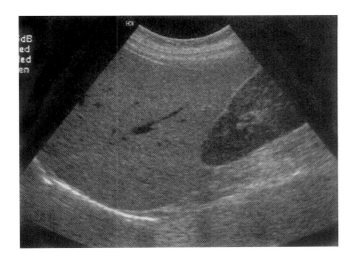
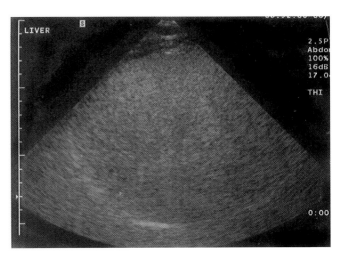

Cortes longitudinais do quadrante superior direito em dois pacientes.

1. Liste a ecogenicidade do fígado, rim, baço e pâncreas, do mais para o menos ecogênico.
2. Qual é a causa mais comum das anormalidades apresentadas nessas imagens?
3. Na primeira imagem, é o fígado ou o rim o que mais provavelmente está anormal?
4. Por que o diafragma está tão pobremente identificável na segunda imagem?

RESPOSTAS

CASO 54

Coledocolitíase

1. Os achados mais importantes são um ducto biliar dilatado, mais bem visto na primeira imagem, e uma estrutura ecogênica com sombra na luz do ducto na segunda imagem.

2. Cálculos no ducto biliar comum localizam-se geralmente na porção distal, intrapancreática, do ducto.

3. Nas melhores séries, o ultra-som tem sensibilidade de 75% em identificar cálculos no ducto comum.

4. Cálculos no ducto comum são tratados com colangiopancreatografia retrógrada endoscópica (CPRE), retirada por balão ou esfincterotomia.

Referência

Middleton WD: The bile ducts. In Goldberg BB (ed): *Diagnostic Ultrasound*. Baltimore, Williams & Wilkins, 1993, pp 146-172.

Referência cruzada

Ultrasound: THE REQUISITES, pp 61-63.

Comentário

A coledocolitíase é a causa mais comum de obstrução biliar. Aproximadamente 85% dos casos originam-se de cálculos vesiculares que passam através do ducto cístico para o ducto biliar comum. De fato, aproximadamente 15% dos pacientes com colecistite têm coledocolitíase. Cálculos pigmentados podem formar-se de novo no ducto biliar. Geralmente isso é devido a estase biliar ou infecção na bile. A maioria dos cálculos no ducto comum localiza-se na porção distal intra-pancreática do ducto. Apenas 10% são vistos na porção proximal do ducto comum.

O ultra-som é freqüentemente o exame de imagem inicial usado em pacientes com cálculos no ducto comum. O primeiro achado usualmente observado é o de um ducto dilatado. Isso é tipicamente o caso em pacientes com icterícia devida à coledocolitíase. Infelizmente, uma minoria de pacientes com coledocolitíase apresenta ducto patente ou intermitentemente obstruído, de modo que o diâmetro do ducto é normal. Esse freqüentemente é o caso em pacientes com colecistite ou cólica biliar que também tiveram cálculo no ducto biliar. Logo, a utilização de ductos dilatados como preditores de coledocolitíase varia conforme a população de pacientes examinada.

A visibilização de cálculos no ducto comum é muito mais difícil que a de cálculos na vesícula biliar. Quando cálculos são vistos no ducto, eles aparecem como estruturas ecogênicas na luz do ducto biliar. Embora a sombra acústica esteja geralmente presente, ela é vista menos comumente do que em cálculos na vesícula biliar.

Nas melhores mãos, a sensibilidade da ultra-sonografia na visibilização de cálculos no ducto comum é de 70 a 80%. Em muitas séries relatadas, entretanto, a sensibilidade é menor que 50%. A razão primária para essa baixa sensibilidade é que a maioria dos cálculos no ducto comum está localizada na porção mais distal do ducto, e esse segmento freqüentemente não é completamente visibilizado ao ultra-som. Usar a vesícula biliar como janela, fazer a varredura através do estômago cheio de líquido e examinar o paciente na posição ortostática são técnicas que podem ajudar a melhorar a visibilização do ducto distal.

CASO 55

Infiltração Gordurosa do Fígado

1. Pâncreas → baço → fígado → rim.

2. A infiltração gordurosa do fígado é de longe a causa mais comum de hiperecogenicidade hepática.

3. Por ser a infiltração gordurosa do fígado tão comum, em que há uma larga discrepância na ecogenicidade do fígado e do rim, é muito mais provável que o fígado esteja tão ecogênico quanto o rim esteja muito ecolucente.

4. A atenuação do som pelo fígado limita a visibilização das estruturas mais profundas, incluindo o diafragma.

Referências

Mergo PJ, Ros PR, Buetow PC, Buck JL: Diffuse disease of the liver: Radiologic-pathologic correlation. *Radiographics* 1994;14:1291-1307.

Zweibel WJ: Sonographic diagnosis of diffuse liver disease. *Semin US CT MRI* 1995;16:8-16.

Referência cruzada

Ultrasound: THE REQUISITES pp 16-18.

Comentário

Normalmente o fígado e o rim direito são muito similares em ecogenicidade ou o fígado é ligeiramente mais ecogênico que o rim. Nesse caso, a diferença de ecogenicidade entre o fígado e o rim é anormal. Na maioria dos casos, deve-se à infiltração gordurosa. Um grande número de processos pode causar infiltração gordurosa do fígado, mas a causa mais comum é a obesidade. Outras causas comuns incluem abuso de álcool, nutrição parenteral total, diabete, desnutrição, uso de corticóides, toxinas hepáticas e quimioterapia.

Além do aumento de ecogenicidade, a infiltração gordurosa do fígado parece ter um padrão de ecogenicidade do parênquima mais fino e compacto do que o do fígado normal. A infiltração gordurosa mais grave também pode causar atenuação do feixe sonoro, de modo que as porções mais profundas do fígado são de difícil penetração. Isso pode se manifestar como redução de ecogenicidade da parte profunda do fígado, pobre definição do diafragma ou pobre visibilização dos vasos hepáticos. Esses últimos achados são vistos na segunda imagem.

CASO 56

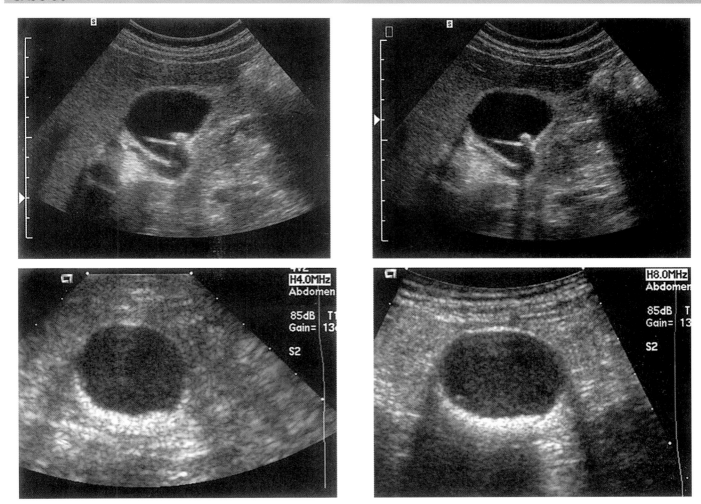

Par de cortes longitudinais da vesícula biliar de um paciente e par de cortes transversais da vesícula de um outro paciente.

1. Em cada paciente, qual imagem é mais diagnóstica de cálculos biliares?
2. Que parâmetro técnico causa a diferença nas imagens do primeiro paciente?
3. Que parâmetro técnico causa a diferença nas imagens do segundo paciente?
4. Há diferença significativa entre a aparência ultra-sonográfica de um cálculo biliar calcificado e a de um não calcificado?

CASO 56

Parâmetros Técnicos Importantes na Produção de Sombra de Pequenos Cálculos Biliares

1. Em cada paciente, a segunda imagem é mais diagnóstica de cálculos biliares, pois mostra a sombra acústica.

2. No primeiro paciente, a zona de foco está adequadamente posicionada ao nível do cálculo na segunda imagem. Na primeira imagem, a zona de foco está localizada profundamente ao cálculo.

3. No segundo paciente, um transdutor com freqüência maior (8 MHz) foi usado na segunda imagem. Um transdutor de 4 MHz foi usado na primeira imagem.

4. Cálculos calcificados e não calcificados aparecem de forma similar ao ultra-som.

Referência

Middleton WD: Right upper quadrant pain. In Bluth EI, Benson C, Arger P, et al. (eds): *The Practice of Ultrasonography.* New York, Thieme, 1999, pp 3-16.

Referência cruzada

Ultrasound: THE REQUISITES, pp 38-40.

Comentário

Os critérios ultra-sonográficos de diagnóstico de cálculos biliares incluem: 1) estrutura ecogênica na luz da vesícula biliar; 2) mobilidade demonstrada ao se mudar o paciente de posições; 3) sombra acústica posterior. Bolas de lama podem aparecer como estruturas intraluminais ecogênicas, móveis, mas elas não têm sombra. Pólipos podem aparecer como estruturas intraluminais ecogênicas, mas eles não se movem e não provocam sombra. Raramente, cálculos biliares são imóveis por serem aderentes à parede da vesícula biliar, estão escondidos atrás de uma dobra ou embebidos em uma vesícula cheia de lama biliar viscosa.

A sombra está relacionada à atenuação do som, a qual por sua vez está relacionada com a reflexão, refração, difusão e absorção do som. Com cálculos biliares, a absorção do som é o fator chave na produção de sombra. A sombra está relacionada ao tamanho do cálculo e é muito independente da composição do cálculo. Em outras palavras, cálculos não calcificados (aproximadamente 85% do total de cálculos) têm tanta sombra quanto os cálculos calcificados. Cálculos com 3 mm ou menos de tamanho podem não ter sombra, independentemente da sua composição.

Em uma tentativa de produzir sombra em pequenos cálculos, é importante otimizar a técnica de varredura. Focar o transdutor ao nível do cálculo, de modo que o perfil do feixe seja minimizado e o cálculo bloqueie o feixe tanto quanto possível. Também, usar uma freqüência de transdutor tão alta quanto possível para que a penetração através do cálculo seja minimizada. Finalmente, se há múltiplos pequenos cálculos que não causam sombra, mude o paciente de posição de forma que os cálculos sejam agregados juntos e logo funcionem como um único cálculo maior.

CASO 61

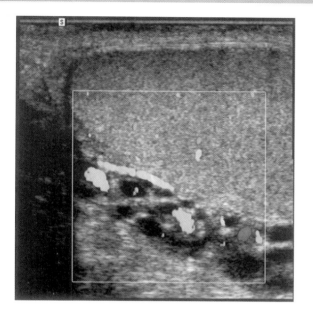
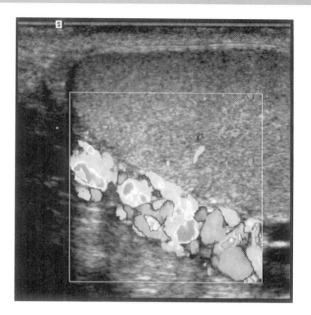

Cortes longitudinais com Doppler colorido da bolsa escrotal esquerda. (Ver pranchas em cores.)

1. O que foi solicitado ao paciente que fizesse quando a segunda imagem Doppler colorida foi feita?
2. Qual é a etiologia dessa condição?
3. Qual é o significado dessa lesão?
4. Essas lesões são tipicamente uni ou bilaterais?

CASO 62

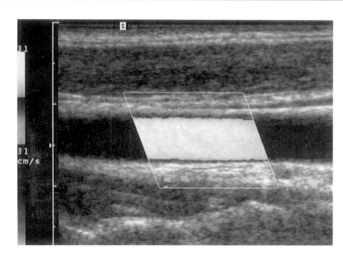
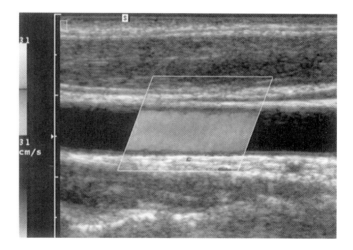

Duas imagens Doppler coloridas do mesmo vaso. (Ver pranchas em cores.)

1. Qual é a direção do fluxo sangüíneo nessas duas imagens?
2. Qual é o significado da mudança de freqüência postiva do Doppler?
3. Você geralmente esperaria que fosse mais fácil determinar a direção do fluxo com um ângulo do Doppler de 5 graus ou de 85 graus?
4. Sob quais circunstâncias você responderia à questão precedente de um modo diferente?

RESPOSTAS

CASO 61

Varicocele

1. O fluxo é aumentado e torna-se detectável quando o paciente realiza a manobra de Valsalva.
2. Válvulas incompetentes na veia espermática causam varicoceles.
3. Varicoceles podem potencialmente contribuir para a infertilidade. Quando grandes, podem causar dor.
4. Tipicamente, 85% são unilaterais à esquerda; 10 a 15% são bilaterais. Varicoceles unilaterais à direitas são raras.

Referência

Feld R, Middleton WD: Recent advances in sonography of the testis and scrotum. *Radiol Clin North Am* 1992;30:1033-1051.

Referência cruzada

Ultrasound: THE REQUISITES, pp 446-449.

Comentário

As veias do plexo pampiniforme entram no cordão espermático e drenam para as veias espermáticas internas. A veia espermática esquerda esvazia-se na veia renal esquerda e a direita esvazia-se na veia cava inferior. Varicocele é a dilatação das veias do plexo pampiniforme. Elas são quase sempre causadas por válvulas incompetentes dentro da veia espermática interna. Válvulas incompetentes permitem o aumento da pressão hidrostática quando o paciente está em ortostatismo, o que resulta no aumento gradual das veias. As varicoceles predominam à esquerda, porque a compressão da veia renal esquerda, ao passar entre a artéria mesentérica superior e a aorta, causa maior pressão no lado esquerdo. Em raras ocasiões, as varicoceles podem ser devidas à obstrução das veias espermáticas secundária a processos como massas, fibrose retroperitoneal ou invasão venosa tumoral.

Embora seja motivo de controvérsia, a maioria dos investigadores acredita que mesmo varicoceles pequenas, subclínicas, possam contribuir para resultados anormais da análise de sêmen e que seu tratamento possa melhorar a fertilidade. Portanto, o diagnóstico de uma varicocele é importante, especialmente na investigação de infertilidade masculina.

As varicoceles aparecem como veias tortuosas e de número e tamanho aumentados ao redor dos testículos. Quando pequenas, elas geralmente são vistas mais proeminentemente na porção superior e lateral dos testículos. Varicoceles grandes estendem-se para a porção posterior e inferior da bolsa escrotal. Relatos indicam que veias peritesticulares normais deveriam ter menos de 2 a 3 mm de diâmetro. Na minha experiência, elas raramente excedem 2 mm. Na varredura com Doppler colorido, o fluxo venoso nas varicoceles é geralmente lento demais para ser detectado com o paciente em repouso. Às vezes, esse fluxo lento é aparente na imagem em escala de cinza. Com uma manobra de Valsalva, há aumento do fluxo retrógrado na varicocele, o qual é prontamente detectável na imagem com Doppler colorido. Esse aumento de fluxo geralmente dura mais que um segundo. Em um paciente com infertilidade, se o aumento do fluxo não for visto quando o paciente está sendo examinado na posição supina, o paciente deve realizar a manobra de Valvalsa enquanto estiver sendo examinado na posição ortostática.

CASO 62

Direção do Feixe e Indicação das Cores

1. O fluxo sangüíneo é da direita para a esquerda.
2. Uma mudança na freqüência do Doppler positiva indica que o fluxo está na direção da origem do pulso do Doppler.
3. A direção do fluxo deveria ser mais fácil de ser determinada em um ângulo de Doppler mais próximo de 0 grau e mais difícil de ser determinada em um ângulo próximo de 90 graus.
4. A resposta precedente muda se há ambigüidade em ângulos Doppler mais baixos.

Referência

Middleton WD: Color Doppler image optimization and interpretation. *Ultrasound Q* 1998;14:194-208.

Referência cruzada

Ultrasound: THE REQUISITES, pp 464-470.

Comentário

O aspecto mais básico da interpretação da imagem do Doppler colorido é a determinação da direção do fluxo. O fluxo sangüíneo indo em direção à origem do pulso do Doppler produz mudança de freqüência positiva, enquanto o fluxo para fora do pulso Doppler produz uma mudança de freqüência negativa. Uma vez que o sinal da mudança da freqüência do Doppler seja conhecido, é possível determinar para qual direção o sangue está fluindo dentro de um dado vaso.

Uma escala de Doppler colorido sempre indica qual cor é atribuída para diferentes mudanças de freqüência. Essa escala mostra mudanças positivas no topo e mudanças negativas na base. Em geral, o vermelho refere-se à mudança positiva, o azul a mudanças negativas. Entretanto, é comum ajustar a indicação das cores, de modo que o fluxo arterial seja mostrado em vermelho, embora ele esteja em direção contrária ao pulso do Doppler. Quando a indicação das cores for invertida, a escala colorida mostra o vermelho na base e o azul no topo. Um outro método de mudar a indicação das cores em um vaso é alterar a direção do pulso do Doppler. Com os transdutores lineares, isso pode ser feito nesse caso. Com os transdutores setoriais ou curvos, o pulso do Doppler pode ser redirecionado pelo reposicionamento ou reangulação do transdutor. Quando um vaso é curvo ou tortuoso, segmentos diferentes podem ter diferentes indicações de cores, dada a variação na direção do fluxo sangüíneo com respeito ao pulso do Doppler transmitido.

CASO 63

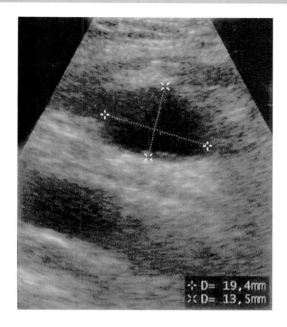
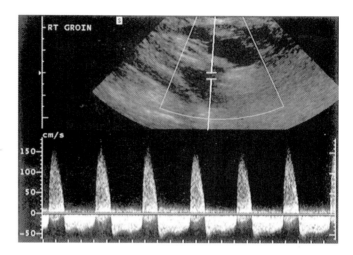

Corte longitudinal em escala de cinza e formato de onda Doppler pulsado da região inguinal.

1. Como o formato de onda mostrado nesse caso difere do formato de onda normal trifásico das artérias das extremidades?
2. Qual é o significado desse tipo de formato de onda?
3. Como é tratada essa anormalidade mostrada aqui?
4. Qual é o sucesso desse tratamento?

CASO 64

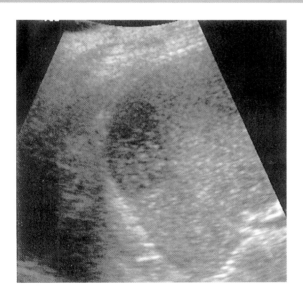
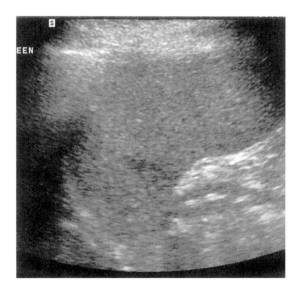

Imagens do baço em dois pacientes.

1. Descreva a anormalidade vista nesses pacientes.
2. É provavelmente aguda ou crônica?
3. Teria valor usar outros testes adicionais na caracterização dessa anormalidade?
4. Quais são as causas comuns dessa anormalidade?

RESPOSTAS

CASO 63

Pseudo-Aneurisma Pós-Cateterização

1. O formato de onda exibe um fluxo reverso pandiastólico. O padrão trifásico normal tem apenas um curto período de fluxo reverso no início da diástole.
2. Vem do colo do pseudo-aneurisma e reflete o fluxo no aneurisma, durante a sístole, e para fora do aneurisma, durante a diástole.
3. O tratamento é com injeção de trombina guiada por ultra-som ou com compressão.
4. A taxa de sucesso do tratamento com injeção de trombina é de 90% e de certa forma menor com a compressão.

Referência

Paulson EK, Sheafor DH, Nelson RC, et al: Treatment of iatrogenic femoral arterial pseudoaneurysms: Comparison of US-guided thrombin injection with compression repair. *Radiology* 2000;215:403-408.

Referência cruzada

Ultrasound: THE REQUISITES, pp 479-481.

Comentário

A freqüência de pseudo-aneurisma pós-cateterização aumentou na década de 90, dado o aumento do uso de cateteres de grande calibre para intervenções vasculares, bem como o uso aumentado de anticoagulação durante e após os procedimentos. Os pseudo-aneurismas costumam se manifestar por edema e equimose no primeiro dia ou nos dois que seguem o procedimento. Nesse caso, um pseudo-aneurisma é basicamente um hematoma que mantém uma área interna de sangue extravascular através de um colo patente que se comunica com a artéria femoral. Com o tempo, uma cápsula fibrosa desenvolve-se ao redor do pseudo-aneurisma.

Na ultra-sonografia, um pseudo-aneurisma aparece como uma coleção de líquido adjacente à artéria lesada. Com a imagem em escala de cinza, é freqüentemente possível ver a coleção expandir durante a sístole e contrair durante a diástole. Caso contrário, não é possível distinguir um pseudo-aneurisma de um simples hematoma. Um pseudo-aneurisma pode ou não ter quantidade significativa de sangue coagulado na periferia. Não é incomum ver vários pseudo-aneurismas adjacentes conectados uns aos outros através de finos trajetos.

Com o Doppler colorido, é possível detectar sangue fluindo na luz de um pseudo-aneurisma. Tipicamente, o fluxo sangüíneo em direção ao pseudo-aneurisma concentra-se ao longo de uma parede, e o fluxo oposto ao pseudo-aneurisma concentra-se ao longo da parede oposta. Isso produz o típico redemoinho ou aparência "yin-yang", em que a metade da luz aparece vermelha e a outra metade aparece azul. Há muitas variações nesse padrão, dependendo da direção do influxo à luz do pseudo-aneurisma. O ponto chave não é o padrão do fluxo luminal, mas simplesmente a presença de fluxo. Outra característica freqüentemente descrita dos pseudo-aneurismas é o padrão vaivém ou fluxo no colo. Isso se refere ao fluxo sistólico (ao pseudo-aneurisma) aparecendo de um lado da linha de base do Doppler pulsado e o fluxo diastólico (fora do pseudo-aneurisma e atrás da artéria) aparecendo do outro lado da linha de base.

Tentativas iniciais de tratamento não cirúrgico de pseudo-aneurismas concentraram-se na compressão guiada por ultra-sonografia. Embora essa abordagem seja razoavelmente efetiva, consome tempo, é dolorosa para o paciente e cansativa, para o médico. A injeção de trombina guiada por ultra-som é muito mais rápida, quase indolor e fácil para o médico. Também, a injeção de trombina tem muito sucesso e, ao contrário da compressão, não exige o término da anticoagulação.

CASO 64

Infarto Esplênico

1. Essas lesões localizam-se perifericamente, são hipoecóicas e com formato em cunha.
2. É relativamente aguda, uma vez que os infartos tendem a tornar-se hiperecóicos com o tempo.
3. A TC após uso de contraste pode ser útil, já que o formato em cunha pode ser mais aparente e outros infartos serem vistos.
4. Causas comuns de infarto esplênico incluem êmbolos cardíacos ou de origem aterosclerótica, doença linfoproliferativa, arterite, pancreatite, sepse e anemia falciforme.

Referência

Goerg C. Schwerk WB. Splenic infarction: Sonographic patterns, diagnosis, follow-up, and complications. *Radiology* 1990;174:803-807.

Referência cruzada

Ultrasound: THE REQUISITES, pp 147-148.

Comentário

Os infartos são as causas mais comuns de lesões esplênicas focais. Quando são pequenos, eles geralmente não produzem nenhum sintoma ou apenas sintomas menores. Logo, não é incomum vê-los como achados incidentais. Dor, febre e irritação diafragmática podem ocorrer com infartos grandes.

Classicamente, os infartos esplênicos aparecem como lesões múltiplas ou solitárias, perifericamente localizadas, com formato em cunha, como mostrado nesse caso. Eles geralmente são hipoecóicos, mas também relatados como anecóicos. Eles podem aparecer como massas esféricas, impossíveis de serem distinguidas de processos neoplásicos. Na maioria dos casos, a história clínica sugerirá o diagnóstico correto. Em alguns pacientes, a imagem com TC pode ser útil na caracterização adicional. Se houver contra-indicação ao contraste iodado, então a RM pode ser um método alternativo.

CASO 65

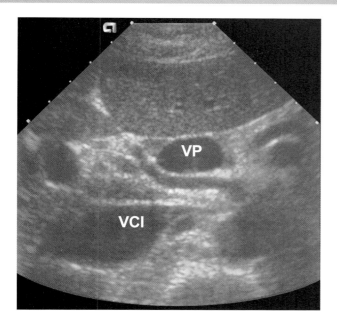
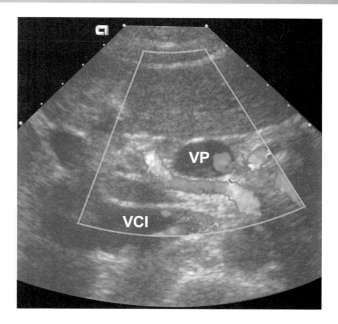

Corte transversal em escala de cinza e com Doppler colorido da veia porta (VP) e veia cava inferior (VCI).

1. Que tipo de sinal de Doppler você esperaria desse vaso passando entre a veia porta e a veia cava inferior?
2. De onde esse vaso geralmente se origina?
3. Com que freqüência esse vaso localiza-se nesse local?
4. Qual é o curso normal desse vaso?

CASO 66

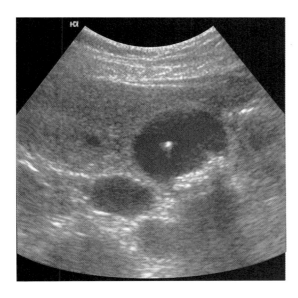
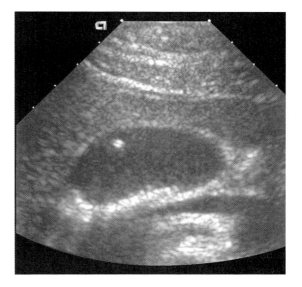

Imagens da vesícula biliar de dois pacientes.

1. O que é incomum a respeito desses dois pacientes?
2. É possível prever a composição dos cálculos nesses pacientes?
3. Isso é um achado comum?
4. Sob quais circunstâncias isso ocorre?

RESPOSTAS

CASO 65

Artéria Hepática Direita Substituída

1. Um formato de onda de Doppler mostra o sinal arterial com o fluxo em direção ao fígado.
2. Na maior parte do tempo, uma artéria passando entre a veia porta e a veia cava inferior é uma artéria hepática direita anômala vindo da artéria mesentérica superior. Ocasionalmente, uma artéria hepática pode originar-se normalmente do tronco celíaco e então passar de forma anômala atrás da veia porta antes de entrar no fígado.
3. Artérias hepáticas direitas substituídas ou acessórias ocorrem em aproximadamente 20% da população.
4. Normalmente, a artéria hepática passa anteriormente à veia porta.

Referência

Lafortune M, Patriquin H: The hepatic artery: Studies using Doppler sonography. *Ultrasound Q* 1999;15(1):9-26.

Comentário

Normalmente, o tronco celíaco divide-se em artéria esplênica, artéria gástrica esquerda e artéria hepática comum. O primeiro ramo da artéria hepática comum é a artéria gastroduodenal. Acima da gastroduodenal, o nome da artéria hepática muda para artéria hepática própria. A artéria hepática própria então se divide em artérias hepáticas direita e esquerda. Algumas variações dessa anatomia padrão estão presentes em um pouco menos da metade da população.

Uma artéria é denominada de artéria *substituída* se a artéria inteira origina-se da fonte anômala. Uma artéria é chamada de artéria *acessória* se uma das suas porções origina-se da sua origem usual e um outro ramo origina-se de algum outro vaso. Artérias hepáticas direita substituídas ou acessórias originando-se da artéria mesentérica superior estão presentes em aproximadamente 20% dos pacientes. Ao contrário da artéria hepática normal, elas passam atrás da veia porta e então vão em direção ascendente ao fígado no ligamento hepatoduodenal. Após, a artéria hepática substituída passa para a direita da veia porta e finalmente localizam-se anteriormente à veia porta e lateralmente ao ducto comum. Isso pode produzir uma situação em que há três estruturas arredondadas anteriormente à veia porta nos cortes transversais, com o ducto comum situando-se entre a artéria hepática esquerda normal e a artéria hepática direita substituída.

CASO 66

Cálculos Biliares Flutuantes

1. Em ambos os casos, os cálculos são vistos na opção pendente da vesícula biliar, mas um cálculo também é visto flutuando no meio da vesícula.
2. Sob a maioria das circunstâncias, não é possível prever a composição dos cálculos biliares. Entretanto, apenas cálculos de colesterol flutuam, por isso nesse caso é possível fazer tal previsão.
3. Isso é um achado muito incomum.
4. Cálculos biliares flutuam apenas quando o peso específico da bile for maior que o peso específico do cálculo.

Referência

Yeh HC, Goodman J, Rabinowitz JG: Floating gallstones in bile without added contrast material. *AJR Am J Roentgenol* 1986;146:49-50.

Referência cruzada

Ultrasound: THE REQUISITES, pp 39-41.

Comentário

Na era da colecistografia, não era incomum ver cálculos flutuando nas porções não pendentes da vesícula biliar. Isso porque a opacificação da bile causada pela medicação também causava um aumento no peso específico da bile. Se o peso específico dos cálculos for menor que a da bile, então os cálculos flutuam.

Hoje, a colecistografia oral não é mais realizada, logo é muito incomum o peso específico da bile exceder o dos cálculos. Uma exceção é quando há algum grau de excreção biliar vicariante do material de contraste iodado intra-venoso. Um dos pacientes mostrado neste caso fez uma TC com contraste antes de realizar o ultra-som.

Independente da razão, quando cálculos são vistos flutuando na porção não pendente da vesícula biliar, é seguro afirmar que são flutuantes e, conseqüentemente, predizer que eles são compostos de colesterol.

II   Alvos de Discussões

CASO 67

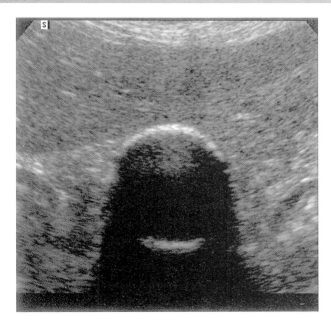
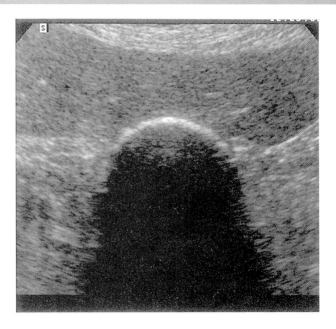

Cortes transversais da vesícula biliar.

1. Quais são as duas condições que mais provavelmente produzem essa aparência ultra-sonográfica?
2. A natureza da sombra sugere uma das duas possibilidades?
3. Que outros exames de imagem poderiam ser utilizados para confirmar o diagnóstico?
4. Como você poderia excluir, dentre as possibilidades diagnósticas, uma vesícula biliar repleta de cálculos?

CASO 68

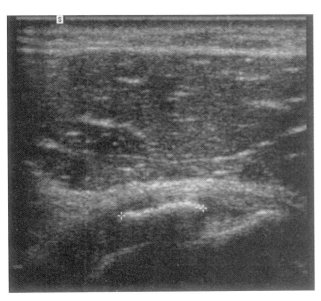
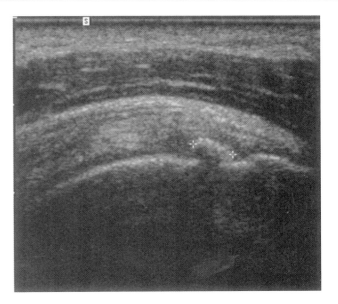

Cortes longitudinais do manguito rotador em dois pacientes.

1. O que você esperaria ver nas radiografias do ombro desses pacientes?
2. O que você esperaria ver na RM desses pacientes?
3. Quanto o ultra-som é bom para estabelecer esse diagnóstico?
4. Que tipo de transdutor é usado na varredura do ombro?

RESPOSTAS

CASO 67

Vesícula em Porcelana

1. As considerações primárias são vesícula em porcelana e colecistite enfisematosa.
2. Uma sombra limpa sugere vesícula em porcelana e uma sombra suja, colecistite enfisematosa.
3. Uma radiografia ou uma TC do abdome poderiam ajudar a distinguir calcificação na parede da vesícula biliar de gás.
4. Não seria possível ver a parede posterior da vesícula biliar, se a luz estivesse cheia de cálculos.

Referência

Middleton WD: The gallbladder. In Goldberg BB (ed): *Diagnostic Ultrasound*. Baltimore, Williams & Wilkins, 1993, pp 116-142.

Referência cruzada

Ultrasound: THE REQUISITES, pp 50-52.

Comentário

Vesícula em porcelana refere-se à calcificação da parede da vesícula biliar. Isso ocorre como resultado da inflamação crônica e está quase sempre associado a cálculos biliares. Os pacientes com calcificação na parede da vesícula biliar têm risco aumentado de carcinoma de vesícula. Embora não haja consenso em relação ao risco exato, a maioria das autoridades concorda que os pacientes devam ser submetidos à colecistectomia profilática, a menos que existam contra-indicações à cirurgia.

A aparência ultra-sonográfica da vesícula em porcelana depende da distribuição e da espessura da calcificação. Quando a calcificação é difusa e grossa, a parede superficial da vesícula é vista como um refletor curvilíneo brilhante, com uma sombra associada. Por causa da atenuação extensa do pulso sonoro, a parede posterior não é visível quando a calcificação é espessa. Se a calcificação for fina, pode penetrar pulso sonoro suficiente na parede anterior, permitindo a imagem de parte ou mesmo de toda a parede posterior, como é o caso nesse paciente. A habilidade de ver a parede posterior é importante porque exclui vesícula biliar repleta de cálculos do diagnóstico diferencial.

A outra consideração nesse caso é a colecistite enfisematosa. Ambas as condições aparecem como uma linha curvilínea brilhante com sombra posterior. Em geral, o gás aparece mais brilhoso que a calcificação, e a sombra do gás aparece mais suja que a sombra da calcificação. Entretanto, individualmente, essas diferenças podem ser difíceis de serem confiáveis. Artefatos em anel invertido, os quais aparecem como uma linha brilhante, profundamente ao gás, são vistos apenas com gás, então não ocorre com a calcificação. Além disso, se o gás é confinado ao lúmen da vesícula, ele é móvel. Se há dificuldade em distinguir o gás da calcificação com base na ultra-sonografia, um radiograma de abdome deve ser feito. Se ele permanecer não claro após a radiografia de abdome, uma TC deve ser obtida.

CASO 68

Tendinite Calcificada do Manguito Rotador

1. As radiografias podem mostrar uma área focal de calcificação em partes moles na região do manguito rotador. A calcificação pode ser difícil de ser vista, se se projeta sobre o osso em todas as imagens.
2. A RM mostra um sinal nulo em todas as seqüências. Por essa razão, a tendinite calcificada passa freqüentemente despercebida na RM.
3. O ultra-som é o melhor meio de identificar, quantitativamente, e localizar a tendinite calcificada do manguito rotador.
4. Como com outros exames musculoesqueléticos, os ombros devem ser examinados com um transdutor linear com centro de freqüência de 7 a 12 MHz.

Referência

Middleton WD, Teefey SA, Yamaguchi K: Sonography of the shoulder. *Semin Musculoskeletal Radiol* 1998;2:211-221.

Referência cruzada

Ultrasound: THE REQUISITES, pp 455-457.

Comentário

Os pacientes com tendinite crônica do manguito rotador podem desenvolver áreas de calcificação dentro da substância da bainha. Quando a calcificação é densa e bem definida, pode ser vista na radiografia de ombro. Entretanto é muito mais fácil ver com o ultra-som. De fato a ultra-sonografia é o meio mais acurado de identificar, localizar e quantificar a calcificação no manguito rotador. Em alguns centros, o ultra-som é usado para guiar a aspiração de áreas moles de calcificação. A RM é excelente na detecção da maioria das anormalidades de partes moles no ombro, mas, como em qualquer outro local do corpo, é pobre na detecção de calcificação.

A aparência ultra-sonográfica na tendinite calcificada é fácil de ser compreendida. Assim como outras formas de deposição de cálcio, o cálcio no manguito rotador produz uma área de ecogenicidade aumentada e, em muitos casos, uma sombra acústica associada. A formação de esporão extenso da grande ou pequena tuberosidade pode raramente simular cálcio no manguito rotador. Entretanto, com múltiplas imagens, geralmente é possível fazer essa distinção.

CASO 69

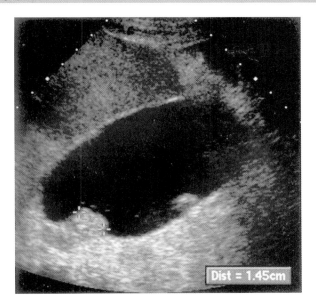
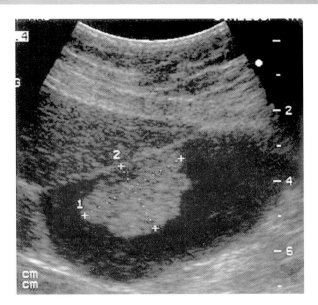

Imagens da vesícula biliar em dois pacientes.

1. Qual é o diagnóstico diferencial?
2. Como o Doppler colorido auxilia no diagnóstico diferencial?
3. O que mais ajuda na diminuição do número de diagnósticos diferenciais possíveis?
4. Qual é o tratamento dessa lesão?

CASO 70

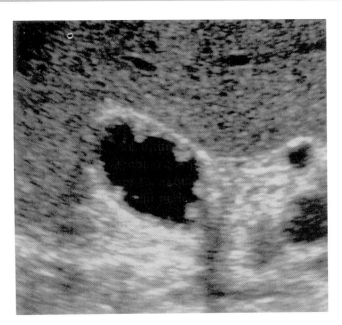
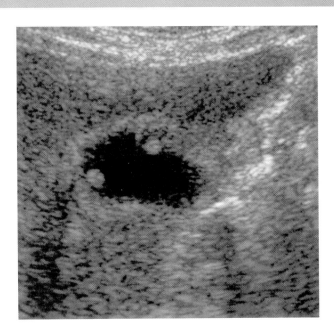

Imagens da vesícula biliar em dois pacientes.

1. Essas lesões são tipicamente sésseis ou pediculadas?
2. Uma colecistectomia estaria indicada?
3. Essas lesões são geralmente solitárias ou múltiplas?
4. Essa anormalidade associa-se a cálculos biliares?

RESPOSTAS

CASO 69

Pólipos Adenomatosos da Vesícula Biliar

1. O diagnóstico diferencial inclui pólipo, lama tumefeita, coágulo sangüíneo e câncer.
2. O Doppler colorido pode indicar que a lesão é vascularizada e assim excluir a possibilidade de lama e de coágulo sangüíneo.
3. A demonstração da mobilidade exclui o diagnóstico de pólipo ou de câncer.
4. Pela possibilidade de malignidade, as lesões desse tamanho geralmente são tratadas com colecistectomia.

Referência

Middleton WD: The gallbladder. In Goldberg BB (ed): *Diagnostic Ultrasound.* Baltimore, Williams & Wilkins, 1993, pp 116-142.

Referência cruzada

Ultrasound: THE REQUISITES, pp 46-48.

Comentário

Grandes lesões polipóides da vesícula biliar podem ser pólipos verdadeiros ou material intraluminal simulando um pólipo, como lama tumefeita. A lama pode ser distinguida de um pólipo verdadeiro pela mobilidade da lesão. Coágulos sangüíneos e pus comportam-se como a lama e podem simular pólipos, mas são muito menos freqüentes que a lama.

Os verdadeiros pólipos da vesícula biliar, independente da sua histologia, são compostos de tecidos moles viáveis. Conseqüentemente, todos eles têm fluxo sangüíneo interno. Com os aparelhos de última geração, é freqüentemente possível detectar o fluxo sangüíneo com o Doppler colorido ou *power*-Doppler. A demonstração do fluxo elimina a lama biliar ou o coágulo do diagnóstico diferencial. A não detecção de fluxo sangüíneo com o Doppler não ajuda muito no diagnóstico diferencial, já que alguns pólipos podem não ter fluxo suficiente para ser detectado.

As neoplasias polipóides da vesícula podem se originar de qualquer elemento da parede da vesícula. Dos tumores benignos, os pólipos adenomatosos predominam, mas leiomiomas, lipomas, neuromas e fibromas também já foram relatados. O carcinoma da vesícula biliar pode também aparecer como um pólipo intraluminal, mas essas lesões são muito raramente vistas quando menores de 1 cm. Em geral, quanto maior o tamanho do pólipo, maior a probabilidade de ele ser maligno. Os pólipos menores de 5 mm podem ser ignorados. Os pólipos com tamanho entre 5 e 10 mm podem ser acompanhados para garantir a sua estabilidade. Não está claro ainda quando o risco de câncer excede o risco de uma colecistectomia em pacientes com pólipos. Entretanto, provavelmente é razoável remover os pólipos maiores de 10 mm, a menos que haja contra-indicações à cirurgia. Deve-se, entretanto, ter em mente que um pólipo com 11 mm é muito menos provável de ser um câncer do que um com 30 mm.

CASO 70

Pólipos de Colesterol da Vesícula Biliar

1. Os pólipos de colesterol são geralmente pediculados.
2. Esses pólipos são benignos e não causam sintomas, de modo que a colecistectomia não está indicada.
3. Os pólipos são geralmente múltiplos. No entanto, não é incomum ver apenas os maiores pólipos à ultra-sonografia.
4. Não há nenhuma associação entre pólipos de colesterol e cálculos biliares.

Referência

Collett JA, Allan RB, Chisholm RJ, et al: Gallbladder polyps: A prospective study. *J Ultrasound Med* 1998;17:207-211.

Referência cruzada

Ultrasound: THE REQUISITES, pp 46-48.

Comentário

Defeitos intraluminais imóveis e sem sombra são tipicamente pólipos de vesícula biliar. Cálculos pequenos sem sombra aderentes à parede da vesícula podem raramente produzir uma aparência similar. A lama tumefeita pode também ocasionalmente ser confundida com um pólipo.

O tipo mais comum de pólipo de vesícula é o de colesterol. Esses pólipos não são verdadeiras neoplasias, mas sim pregas papilares aumentadas, preenchidas por macrófagos cheios de lipídeos. Os pólipos de colesterol representam uma forma de colesterolose da vesícula biliar. A forma mais comum é a variedade planar, em que há menores, mas mais difusos acúmulos de triglicerídeos, precursores de colesterol e ésteres de colesterol na lâmina própria. A forma planar de colesterolose é também conhecida como vesícula em morango. É difícil apreciar a sutil anormalidade da parede na colesterolose planar ultra-sonograficamente.

Os pólipos de colesterol têm geralmente tamanho de 5 mm ou menos e aderem à parede da vesícula por uma base estreita. Eles podem ocorrer em qualquer porção da parede da vesícula. A colesterolose ocorre igualmente em homens e mulheres. Sua etiologia é desconhecida, mas não está associada a níveis elevados de lipídeos no sangue. Dessa forma, não parece estar associada ao aumento da incidência de cálculos biliares.

CASO 71

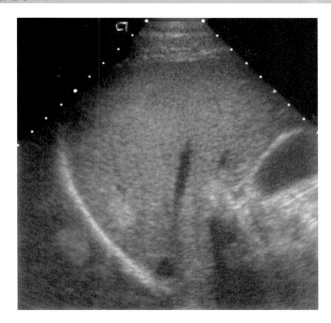 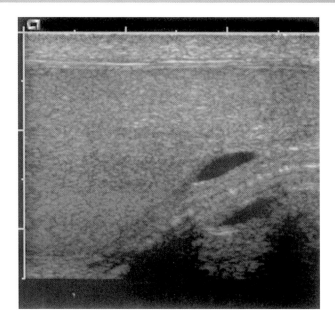

Corte longitudinal do fígado e do testículo em pacientes diferentes.

1. Que artefato está demonstrado nessas duas imagens?
2. O que causa esse artefato?
3. Onde mais esse tipo de artefato comumente é visto?
4. Esse artefato produz lesões de tamanho e forma semelhantes?

CASO 72

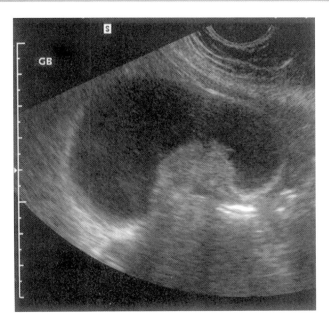 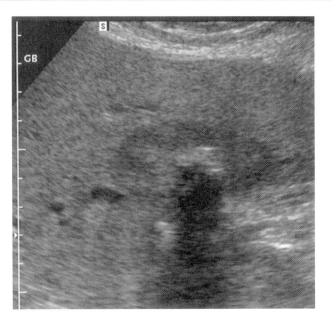

Imagens da vesícula biliar em dois pacientes.

1. Qual imagem é mais típica dessa condição?
2. Essa anormalidade é mais comum em homens ou em mulheres?
3. O que predispõe a essa condição?
4. Essa condição é mais comumente vista em pacientes idosos ou em pacientes jovens?

RESPOSTAS

CASO 71

Artefato Imagem em Espelho

1. Essas imagens demonstram um artefato de imagem em espelho.

2. Ar na base pulmonar e ar por volta da bolsa escrotal agem como um espelho acústico.

3. Esse artefato pode ser visto em qualquer lugar em que haja uma grande e lisa interface com o gás.

4. Geralmente as lesões criadas como imagens em espelho são de tamanho e forma semelhantes à lesão original. Entretanto, se o espelho é curvo, a imagem em espelho pode ter tamanho e forma diferentes.

Referência

Middleton WD: Ultrasound artifacts. In Siegel MJ, (ed): *Pediatric Sonography*, 2nd ed. New York, Raven Press, 1994, pp 13-28.

Comentário

Espelhos acústicos podem ser comparados a espelhos ópticos. Com espelhos ópticos, uma superfície plana e lisa que reflita uma grande quantidade de luz causa duplicação visual das estruturas. As superfícies que refletem mais luz (como um pedaço de vidro prateado) agem melhor como espelho que as superfícies que refletem menos luz (como uma folha de metal). As superfícies planas produzem imagem em espelho idêntica em tamanho e forma ao objeto original, mas as superfícies curvas (como espelhos de carnaval) produzem uma imagem em espelho distorcida.

Uma vez que gás reflete quase 100% do som que chega até ele, é o melhor espelho acústico do corpo. Isso é particularmente verdade quando há interfaces com o gás, grandes e lisas, como no pulmão. Logo, as imagens em espelho são muito comuns em ultra-sonografias que incluem a interface do pulmão com tecidos moles adjacentes.

A base do pulmão direito serve como um espelho nas varreduras do quadrante superior direito e produz várias imagens em espelho bem conhecidas. Embora nem sempre observado, o próprio fígado fica duplicado acima do diafragma, e isso corresponde à ecogenicidade supradiafragmática vista nas varreduras do quadrante superior direito do abdome. O diafragma também fica comumente duplicado, e isso fica aparente em áreas onde o diafragma é espesso o suficiente para ser identificado ultra-sonograficamente. As lesões hepáticas focais que contrastam acentuadamente com o parênquima hepático normal também estão freqüentemente duplicadas acima do diafragma. Entretanto, por ser o diafragma curvo, a imagem em espelho pode não ser uma reprodução exata da verdadeira lesão. Além disso, a imagem em espelho pode originar-se de uma lesão que não está no plano da imagem. Isso pode produzir uma lesão supradiafragmática aparentemente isolada. A traquéia é outra estrutura com uma grande e lisa interface gasosa. Ela é portanto capaz de agir como um espelho em varreduras da região cervical.

CASO 72

Câncer da Vesícula Biliar

1. A segunda imagem, a qual mostra uma massa hipoecóica, envolvendo cálculo biliar e invadindo o fígado, é mais típica de carcinoma de vesícula biliar.

2. O carcinoma da vesícula biliar é mais comum em mulheres.

3. Cálculos biliares, inflamação crônica da parede e calcificação da parede da vesícula predispõem a carcinoma de vesícula biliar.

4. O carcinoma da vesícula biliar é uma doença de idosos.

Referência

Rooholamini AS, Tehrant NS, Razavi MK, et al: Imaging of gallbladder carcinoma. *Radiographics* 1994;14:291-306.

Referência cruzada

Ultrasound: THE REQUISITES, pp 45-47.

Comentário

O carcinoma da vesícula biliar está fortemente associado a cálculos biliares e relacionado com a inflamação crônica causada pelos cálculos. Ele é geralmente extenso no momento do diagnóstico, por isso o prognóstico é muito ruim. As metástases estão comumente presentes em linfonodos regionais, e a invasão direta do fígado é também comum. A disseminação para o peritônio e a invasão direta de alças intestinais adjacentes podem também ocorrer. Por causa da associação com cálculos biliares, o câncer de vesícula biliar é mais comum em mulheres do que em homens.

A aparência ultra-sonográfica mais comum do câncer de vesícula biliar é uma massa grande de partes moles centrada na fossa da vesícula biliar. Em muitos casos, a massa oblitera completamente a vesícula biliar de forma que não se reconhece uma vesícula normal. Por causa dessa obliteração, pode ser difícil determinar a origem da massa. Nesses casos, a identificação de cálculos biliares englobados é muito útil porque sua presença torna muito mais provável a possibilidade de que a massa tenha origem na vesícula biliar.

O câncer de vesícula também pode aparecer como espessamento da parede difuso ou focal. O espessamento é geralmente de aparência irregular, excêntrico e sólido. É muito incomum que o câncer de vesícula biliar produza espessamento uniforme e concêntrico da parede da vesícula.

A forma menos comum de câncer de vesícula é uma massa intraluminal polipóide. Os carcinomas polipóides são geralmente muito maiores que os pólipos benignos da vesícula biliar e estão aderidos à parede da vesícula mais comumentemente por uma base larga do que por um pedículo estreito.

CASO 73

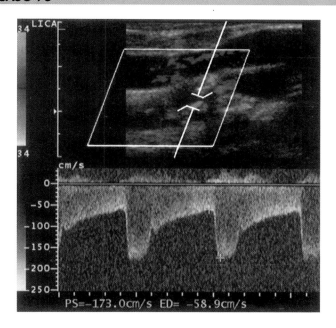
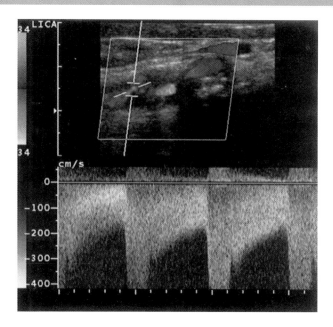

Formatos de onda de Doppler pulsado obtidas da artéria carótida interna. (Ver pranchas em cores.)

1. Quais os diferentes parâmetros que são usados para graduar a estenose da artéria carótida?
2. Qual a gravidade da estenose mostrada nas figuras nesse caso?
3. Qual formato de onda e correspondente velocidade é mais indicativa da gravidade dessa estenose?
4. Uma estenose grave pode estar associada a velocidade normal?

CASO 74

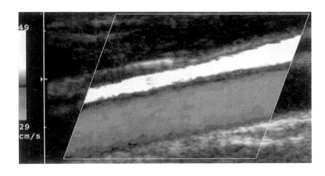
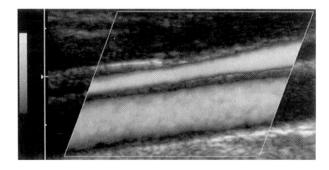

Cortes longitudinais da artéria carótida e da veia jugular. (Ver pranchas em cores.)

1. Que diferentes técnicas foram usadas para gerar essas duas imagens?
2. Qual é a vantagem da técnica mostrada à esquerda?
3. Qual é a vantagem da técnica mostrada à direita?
4. Qual técnica é capaz de determinar a velocidade máxima de fluxo?

RESPOSTAS

CASO 73

Estenose Carotídea de Alto Grau

1. O pico de velocidade sistólica, a velocidade diastólica final, a razão entre os picos de velocidade sistólica da artéria carótida interna e da artéria carótida comum e a razão entre as velocidades diastólicas finais da artéria carótida interna e da artéria carótida comum são usadas para graduar a estenose carotídea.

2. É uma estenose de mais de 80% do diâmetro.

3. O segundo formato de onda, o qual mostra a velocidade de mais de 400 cm/s, é mais indicativo de uma estenose de alto grau.

4. Estenose muito estreita raramente pode estar associada a velocidades normais, se o volume de fluxo tiver caído para aproximadamente zero.

Referência

Cardoso T, Middleton WD: Duplex sonography and color Doppler of carotid artery disease. *Semin Interv Radiol* 1990;7:1-8.

Referência cruzada

Ultrasound: THE REQUISITES, pp 470-474.

Comentário

Quando a estenose da artéria carótida interna atinge valor de aproximadamente 50% do diâmetro, as velocidades aumentam. O estreitamento pode ser estimado baseado na velocidade. O parâmetro mais fácil de se usar é o pico de velocidade sistólica. A velocidade final diastólica também é útil. Ambas são obtidas no local da estenose ou na região da propulsão do fluxo logo adiante da estenose. Como nesse caso, quando a estenose for longa, o pico de velocidade pode ser isolado a um segmento muito pequeno do vaso e pode não ser detectado ao Doppler colorido. Isso pode resultar no posicionamento impreciso da janela de amostragem e em velocidades que estão normais ou minimamente elevadas. Sem uma cuidadosa amostragem ao longo do curso da estenose, o pico de velocidade pode passar despercebido.

Ocorre limitação teórica dos parâmetros de velocidade isolados quando as velocidades da linha de base são maiores ou menores que o normal. Velocidades baixas na linha de base podem ocorrer no caso de diminuição do débito cardíaco, ou se houver uma segunda estenose em vaso mais proximal ou na válvula aórtica. Nessa situação, mesmo estando a velocidade aumentada na estenose, se comparada a valores basais, a velocidade pode ainda subestimar a estenose. Velocidades basais altas podem ocorrer no caso de uma oclusão da artéria carótida comum ou interna contralateral, quando todo o fluxo para a cabeça se dá através de uma única artéria carótida. Em tal situação, a velocidade pode superestimar o grau de estenose.

Para considerar as diferenças nas velocidades basais, pode-se comparar a velocidade na artéria carótida interna no local da estenose com a velocidade no segmento normal da artéria carótida comum ipsolateral. Isso permite o estabelecimento da velocidade basal na artéria carótida comum para cada paciente individualmente. Infelizmente, qualquer medida de velocidade tem moderada variabilidade, e, quando duas medidas são combinadas em uma proporção, a variabilidade multiplica-se. Além disso, a velocidade na artéria carótida comum varia ao longo do vaso, resultando em variação de razões artéria carótida interna por artéria carótida comum. Conseqüentemente, apesar das vantagens teóricas, obtém-se usualmente pouca acurácia adicional usando-se a razão artéria carótida interna pela artéria carótida comum.

CASO 74

Comparação do Doppler Colorido com o *power*-Doppler

1. A primeira imagem é de Doppler colorido e a segunda, de *power*-Doppler.

2. A vantagem do Doppler colorido é sua capacidade de determinar a direção do fluxo e sua relativa falta de sensibilidade à movimentação dos tecidos e do transdutor.

3. A vantagem do *power*-Doppler é sua sensibilidade aumentada de identificar o fluxo lento e a redução da dependência do ângulo do Doppler.

4. Nenhum pode determinar a velocidade de fluxo máxima. Os formatos de onda de Doppler pulsado são necessários para isso.

Referência

Desser TS, Jedrzejewicz T, Haller MI: Color and power Doppler sonography: Techniques, clinical applications, and trade-offs for image optimization. *Ultrasound Q* 1998;14(3):128-149.

Referência cruzada

Ultrasound: THE REQUISITES, pp 464-470.

Comentário

O *power*-Doppler codifica o sinal de Doppler com base na potência do sinal e não na mudança da freqüência. Isso é vantajoso porque há menos ruído contido na informação da potência e conseqüentemente melhor razão sinal-ruído. Isso permite estabelecimento de níveis de ganho maiores sem ruído superposto. Conseqüentemente, o *power*-Doppler é de certa forma mais sensível a fluxos sangüíneos de baixa velocidade do que o Doppler colorido. Além disso, o *power*-Doppler é menos dependente do ângulo do Doppler e assim é levemente melhor em detectar fluxo quando o vaso está perto da perpendicular à direção do pulso sonoro do Doppler.

A desvantagem do *power*-Doppler é que ele é muito sensível à movimentação do tecido e assim é propenso a artefatos. Além disso, o *power*-Doppler não dá informações adicionais nem informação de velocidade. Embora o *power*-Doppler tenha inicialmente sido descoberto com grande entusiasmo, com os equipamentos mais modernos, suas vantagens são geralmente superadas pelas suas desvantagens.

CASO 75

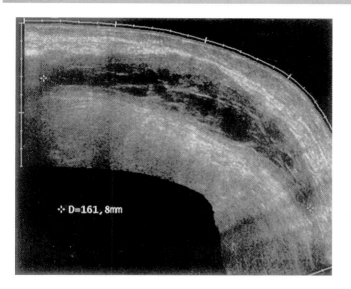
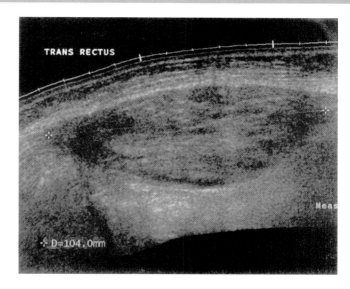

Cortes transversais da parede abdominal em dois pacientes.
1. Onde está localizada a lesão?
2. Por que essas lesões aparecem diferentes?
3. Qual é a causa mais comum dessa anormalidade?
4. Essas lesões cruzam a linha média?

CASO 76

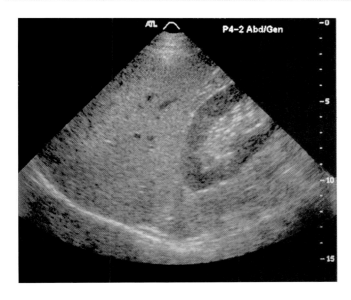
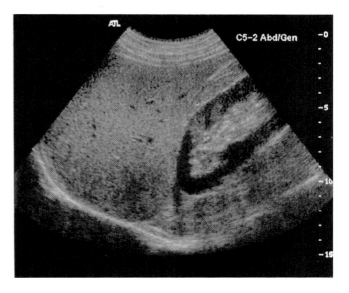

Duas imagens do fígado.
1. Qual tipo de transdutor foi usado na varredura do fígado na primeira imagem?
2. Qual tipo de transdutor foi usado na varredura do fígado na segunda imagem?
3. Qual é a vantagem do primeiro transdutor?
4. Qual é a vantagem do segundo transdutor?

RESPOSTAS

CASO 75

Hematoma na Bainha do Reto

1. A configuração lenticular sugere que essa lesão esteja na bainha ou no músculo reto.
2. Aparecem diferentes porque os hematomas têm diferentes tempos de evolução. O hematoma de aparência mais sólida é mais agudo, e o mais complexo mas liquefeito é mais antigo.
3. A maior parte dos hematomas na bainha do reto são devidos à anticoagulação ou a uma grave contração dos músculos retos abdominais na tosse, no espirro, na evacuação e outras atividades.
4. Quando se estendem abaixo da linha arqueada (localizados entre o umbigo e o púbis), podem cruzar a linha média.

Referência

Fakuda T, Sakamoto I, Kohzaki S, et al: Spontaneous rectus sheath hematomas: Clinical and radiologic features. *Abdom Imaging* 1996;21:58-61.

Comentário

Além da anticoagulação, os hematomas da bainha do reto podem ser causados por trauma penetrante ou fechado ou por contrações vigorosas do músculo reto. A hemorragia pode ser tanto no próprio músculo como dentro da bainha do reto, mas é geralmente limitada a um lado da linha alba. Quando grandes, os hematomas da bainha do reto podem dissecar inferiormente à linha arqueada, cruzar a linha média, estender-se no espaço pré-vesicular e impor significativo efeito de massa sobre a bexiga.

A aparência ultra-sonográfica dos hematomas da bainha do reto depende de quando são examinados. Como outros hematomas, eles são ecogênicos e de aparência sólida na fase aguda. Isso é devido ao sangue coagulado no hematoma. Em questão de dias, o coágulo começa a ser lisado, e o hematoma torna-se complexo, com componentes císticos e sólidos. À medida que o tempo passa, o hematoma torna-se progressivamente liquefeito e aparece como uma coleção líquida simples. Em alguns casos, um nível líquido pode ser visto dado o efeito hematócrito (N.R.: Aspecto granuloso de depósito).

Ocasionalmente, pode ser difícil dizer se uma lesão está na parede abdominal ou dentro da cavidade peritoneal. Uma manobra que pode ajudar é pedir ao paciente para fazer inspirações profundas e observar o movimento dos conteúdos abdominais (intestino e gordura). Geralmente isso localiza o peritônio parietal profundo e ajuda a determinar se a lesão é verdadeiramente superficial a esse nível.

CASO 76

Comparação dos Transdutores de Ordenação Fásica e Odenação Curva

1. A primeira imagem foi obtida com um transdutor de fase que tem variação de freqüência de 4 a 2 MHz.
2. A segunda imagem foi obtida com um transdutor que tem variação de freqüência entre 5 e 2 MHz.
3. Os transdutores com configuração de fase oferecem largo campo de visão das estruturas profundas. Eles também são pequenos e podem ser facilmente usados para fazer varreduras nos espaços intercostais e em outras áreas onde o acesso acústico é limitado.
4. Os transdutores curvos geralmente oferecem melhor resolução que os transdutores de fase, especialmente no campo proximal.

Referência

Kremkau FW: Multiple element transducers. *Radiographics* 1993;13:1163-1176.

Comentário

Em decorrência do fácil uso da velocidade e flexibilidade, a maioria dos produtores tem se concentrado nos transdutores eletrônicos com múltiplos elementos e abandonado os transdutores mecânicos. Os transdutores eletrônicos consistem de múltiplos pequenos elementos de cristal arranjados em uma ordem na superfície do transdutor. Ao se ajustar o tempo de ativação dos diferentes elementos, um pulso de ultra-som pode ser criado de modo a ser orientado em várias direções e focado em várias profundidades. Ao se mudar a geometria do transdutor, diferentes vantagens podem ser obtidas.

Os transdutores de fase têm uma cabeça pequena e plana e criam um pulso sonoro a partir de uma composição de múltiplos pulsos gerados por todos os elementos na ordem. Os transdutores curvos têm cabeça curva e larga e ativam apenas um número limitado de elementos de cristal adjacentes para criar um pulso sonoro. A configuração de fase direciona o feixe eletronicamente ao se ajustar o tempo de ativação dos diferentes elementos. A configuração curva direciona o feixe com base na forma do transdutor. A maioria dos produtores identifica um transdutor com base no tipo, freqüência e, às vezes, tamanho. Nas imagens mostradas nesse caso, o transdutor de ordenação fásica é um P4-2. O transdutor de configuração curva é um C5-2. O de fase pode também ser identificado porque a imagem setorial chega a um ápice pontudo, enquanto a imagem do curvo tem ápice curvo, que corresponde ao formato do transdutor.

CASO 77

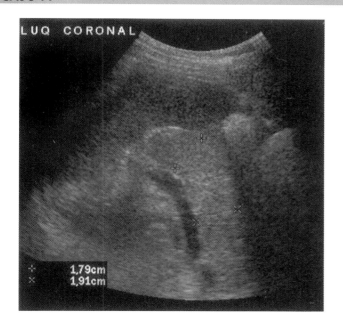
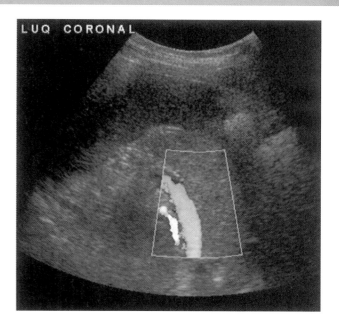

Corte longitudinal/coronal do quadrante superior esquerdo e formato de onda de Doppler pulsado. (Ver pranchas em cores.)

1. O que é a estrutura normal indicada pelos cursores?
2. Qual é a relação normal entre essa estrutura e o baço?
3. Qual é a relação dessa estrutura com a veia esplênica?
4. Qual é a relação dessa estrutura com o rim esquerdo?

CASO 78

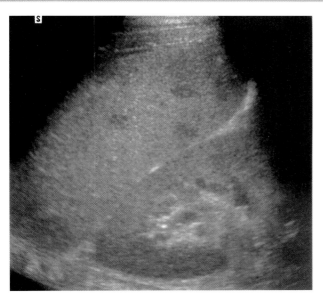
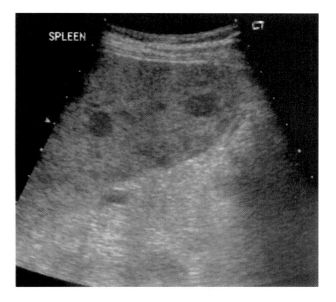

Imagens do quadrante superior esquerdo em dois pacientes.

1. Descreva a anormalidade.
2. Qual é o diagnóstico diferencial?
3. Essas lesões poderiam ser biopsiadas por via percutânea orientada por ultra-som?
4. Outros exames de imagem ajudariam na avaliação desses pacientes?

RESPOSTAS

CASO 77

Relação Normal da Cauda do Pâncreas com o Baço

1. Os cursores estão situados na cauda do pâncreas.

2. A cauda do pâncreas estende-se do corpo do pâncreas em direção ao hilo esplênico.

3. A cauda do pâncreas está posicionada abaixo da veia esplênica assim que a veia esplênica sai do hilo esplênico.

4. A cauda do pâncreas é em geral imediatamente anterior ao pólo superior do rim esquerdo.

Referência

Paivansalo M, Suramo I: Ultrasonography of the pancreatic tail through the spleen and through the fluid-filled stomach. *Eur J Radiol* 1986;6:113-115.

Referência cruzada

Ultrasound: THE REQUISITES, pp 124-125.

Comentário

A visibilização da cauda do pâncreas é um desafio com a ultra-sonografia. O desafio decorre da sua localização alta e profunda no quadrante superior esquerdo. Quando a abordagem anterior padrão é usada, a sombra do estômago cheio de gás e da flexura esplênica do cólon freqüentemente obscurece muito, se não toda a cauda. Encher o estômago com líquido faz com que o cólon seja deslocado para fora do quadrante superior esquerdo e pode oferecer uma janela adequada para a visibilização da cauda do pâncreas. Entretanto, os resultados com essa técnica são variáveis, e, em alguns pacientes, a visibilização fica na realidade reduzida.

Uma técnica alternativa é examinar a partir de abordagem súpero-lateral esquerda, usando o baço como janela. A cauda do pâncreas estende-se ao hilo esplênico e está localizada imediatamente anterior ao pólo superior do rim. Para encontrá-la, comece com corte coronal, transesplênico do pólo superior do rim esquerdo. O transdutor deve então ser angulado anteriormente até que o rim não seja mais visto. O pâncreas aparece então como uma banda de tecido geralmente orientada diretamente ao transdutor. No hilo esplênico, a veia esplênica está localizada superiormente à cauda do pâncreas e pode então servir como outro ponto de referência na identificação da cauda. Mesmo em situações em que a cauda do pâncreas não pode ser vista como uma estrutura distinta, uma imagem transesplênica freqüentemente permite a visibilização de anormalidades relacionadas à cauda do pâncreas, tais como pseudocistos e tumores, que poderiam não ser vistos por via anterior.

CASO 78

Lesões Esplênicas Focais

1. Ambas as imagens mostram lesões esplênicas hipoecóicas, sólidas e multifocais.

2. O diagnóstico diferencial primariamente inclui metástases, linfoma, sarcoidose e abscessos. Infartos também podem produzir aparência similar a essa.

3. Em geral, é preferível evitar o baço porque ele é muito vascularizado. Na maioria dos pacientes, existem outros locais que podem ser biopsiados com menor risco de sangramento. Entretanto, quando necessário, as lesões esplênicas podem ser biopsiadas com orientação pelo ultra-som. Com o uso da aspiração com agulha fina (agulhas calibre 22 a 25) e análise citológica, o risco é muito baixo.

4. A TC poderia ajudar a definir um tumor primário ou linfoadenopatia em outra parte do abdome ou tórax. Com a impregnação pelo meio de contraste, ela pode ajudar a caracterizar adicionalmente as lesões esplênicas.

Referência

Goerg C, Schwerk WB, Goerg K: Sonography of focal lesions in the spleen. *AJR Am J Roentgenol* 1991;156:949-953.

Referência cruzada

Ultrasound: THE REQUISITES, pp 144-145.

Comentário

A aparência ultra-sonográfica dessas lesões esplênicas indica que elas não são cistos simples, mas isso é, por outro lado, relativamente inespecífico. Em situações como essas, é muito importante pesquisar o resto do abdome em busca de pistas para o correto diagnóstico. Em algumas situações, tanto tumor abdominal primário como linfoadenopatia podem ser vistos. Se a linfoadenopatia for extensa, então linfoma e doença metastática são as possibilidades mais prováveis. O primeiro paciente tinha linfoadenopatia extensa, e biópsias subseqüentes demonstraram linfoma. Se for vista mínima linfoadenopatia, a sarcoidose também deve ser considerada. Se um tumor primário for identificado em alguma outra parte do abdome, então a doença metastática quase certamente explicará as lesões esplênicas. Além disso, a história clínica geralmente irá apontar em uma direção ou outra. O segundo paciente tinha história de câncer de pulmão, e as lesões esplênicas eram metástases. Com história clínica adequada, os abscessos e infartos esplênicos devem também ser considerados. Se nenhuma outra anormalidade for vista na ultra-sonografia e a história clínica não for útil, então uma TC deve ser considerada para a investigação adicional.

CASO 79

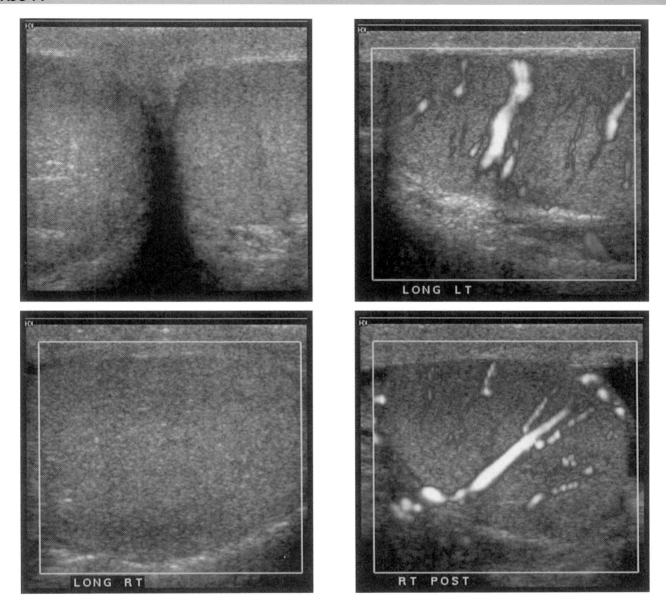

Imagens da bolsa escrotal de um paciente com dor no escroto à direita. As duas imagens do testículo direito mostradas aqui foram feitas com aproximadamente 3 minutos de diferença. (Ver pranchas em cores.)

1. Descreva as anormalidades.
2. Que anomalia congênita o paciente mais provavelmente apresenta?
3. É provável que esse paciente tenha estado sintomático por menos de 24 horas?
4. Explique a diferença na aparência do testículo direito na imagem inferior esquerda comparada com a imagem inferior à direita.

CASO 79

Torção de Testículo

1. A imagem em escala de cinza mostra testículos que são simétricos em ecogenicidade e normais em aparência. A imagem do testículo esquerdo com o *power*-Doppler mostra distribuição normal do fluxo em múltiplos vasos intratesticulares. A primeira imagem com o *power*-Doppler do testículo direito não mostra fluxo sangüíneo detectável. A segunda imagem com o *power*-Doppler mostra fluxo intratesticular normal. As primeiras três imagens são típicas de torção testicular aguda à direita. A imagem inferior direita foi obtida após a distorção manual.

2. A anomalia congênita que predispõe à torção testicular é a deformidade "badalo de sino".

3. A aparência na escala de cinza do testículo direito é normal. Isso é uma evidência muito boa de que o testículo está ainda viável. Conseqüentemente, é muito provável que o paciente tenha estado sintomático por menos de 24 horas.

4. Foi realizada a distorção manual do testículo entre a primeira e a segunda imagens com *power*-Doppler do testículo direito. A imagem repetida do testículo confirmou o sucesso da manobra.

Referências

Cannon ML, Finger MJ, Bulas DI: Case Report: Manual testicular detorsion aided by color Doppler ultra-sonography. *J Ultrasound Med* 1995;14:407-409.

Middleton WD, Siegel BA, Melson GL, et al: Prospective comparison of color Doppler ultrasonography and testicula scintigraphy in the evaluation of the acute scrotum. *Radiology* 1990;177:177-181.

Middleton WD, Middleton MA, Dierks M, et al: Sonographic prediction of viability in testicular torsion. *J Ultrasound Med* 1997;16:23-27.

Referência cruzada

Ultrasound: THE REQUISITES, pp 443-446.

Comentário

Normalmente, o testículo está ancorado à parede do escroto por uma inserção posterior larga. Isso previne o testículo de sofrer graus significativos de rotação. A deformidade em "badalo de sino" é uma anomalia congênita na qual essa ligação normal está ausente, de forma que o testículo fica suspenso na bolsa escrotal através de seu pedículo vascular, como um badalo em um sino. Os pacientes com essa deformidade apresentam risco aumentado de torção. Acredita-se que a contração vigorosa dos músculos cremastéricos resulte na elevação e rotação do testículo e possa ser o evento precipitante da torção testicular.

A torção do testículo é condição que mais freqüentemente afeta meninos no período pré-puberal ou homens ainda quando adultos jovens. Os pacientes freqüentemente têm história de episódios prévios de torção que se desfez antes da chegada ao consultório médico ou à sala de emergência com um episódio de torção persistente. Os sintomas clássicos incluem dor e aumento de volume do escroto. A dor pode irradiar para a virilha e para o abdome inferior e é freqüentemente associada a náuseas e vômitos. Ao exame físico, há freqüentemente dolorimento acentuado, e o testículo pode estar orientado em uma posição transversa.

Com o rápido diagnóstico e a redução cirúrgica, existe boa chance de que o testículo seja salvo. De fato, se tratado dentro de 6 horas do início do quadro, a maioria dos testículos mantém-se viável. Se a cirurgia for postergada para mais de 24 horas, a isquemia causará necrose permanente do testículo na maioria dos casos. Entre 6 e 24 horas após o início do quadro, a chance de salvar o testículo diminui progressivamente.

O diagnóstico de torção é muito difícil de ser feito com base na imagem em escala de cinza isoladamente. Em alguns pacientes, o cordão torcido pode ser visto como uma massa heterogênea superiormente ao testículo. Isso é denominado de nó da torção. Infelizmente, é possível confundir o nó da torção com aumento da cabeça do epidídimo. Nos estágios precoces da torção, a aparência do testículo na imagem em escala de cinza é normal. De fato, em um quadro de torção, é possível prever se o testículo encontra-se ainda viável, se ele tiver uma ecogenicidade homogênea na escala de cinza. Por outro lado, se o testículo aparecer heterogêneo ou hipoecóico na escala de cinza, então ele está quase que com certeza inviável. Além das alterações no testículo, a torção está também freqüentemente associada a uma pequena hidrocele reativa e espessamento da pele da bolsa escrotal.

O diagnóstico ultra-sonográfico de torção testicular depende da detecção da ausência ou, em alguns casos, diminuição do fluxo sangüíneo no testículo afetado, com o Doppler colorido. É importante não confundir o ruído colorido com um verdadeiro fluxo sangüíneo intratesticular. O ruído colorido aparece como muitos pequenos pontos de indicação de cores vermelha e azul distribuídos randomicamente, sem nenhum sinal de Doppler pulsado. Vasos verdadeiros aparecem como áreas maiores e mais bem formadas de indicações de cores, que podem geralmente ser alongadas por vários graus de rotação do transdutor. Além disso, vasos verdadeiros deveriam ter um sinal Doppler pulsado detectável. Com a torção prolongada, uma reação inflamatória desenvolve-se na parede do escroto, e a hiperemia pode ser detectada nos tecidos ao redor dos testículos.

CASO 80

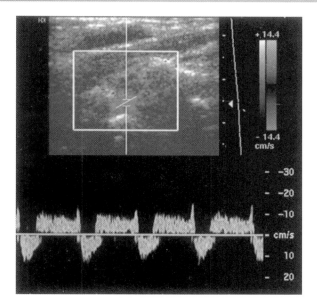
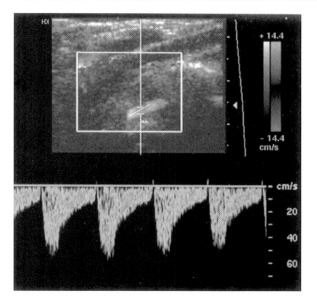

Formatos de onda de Doppler pulsado da artéria vertebral esquerda. Por favor, observe que ambos formatos de onda estão invertidos, com mudanças de freqüência negativa mostrados acima na linha de base.

1. Qual é a causa dessa anormalidade?
2. O que foi feito para causar a diferença nos dois formatos de onda?
3. O Doppler colorido isoladamente é adequado para fazer o diagnóstico?
4. Essa anormalidade é mais comum à direita ou à esquerda?

CASO 81

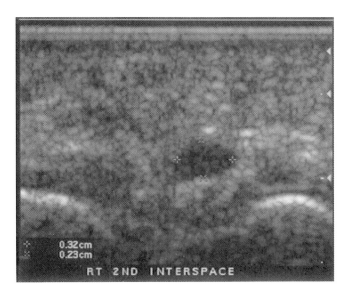
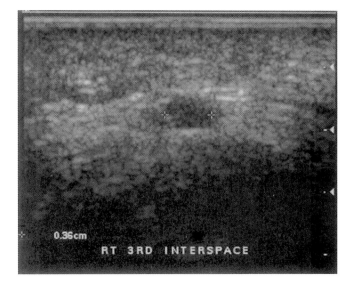

Cortes transversais do segundo e terceiro espaços interdigitais dos pododáctilos.

1. De que estrutura anatômica essas lesões se originam?
2. Qual é a localização mais comum dessas lesões?
3. Essas lesões são mais comuns em homens ou em mulheres?
4. Elas são benignas ou malignas?

RESPOSTAS

CASO 80

Roubo da Subclávia

1. Essa anormalidade é causada pela estenose da artéria subclávia antes da origem da artéria vertebral.
2. O primeiro formato de onda foi obtido em repouso, quando havia roubo parcial e fluxo retrógrado apenas durante o pico da sístole. A segunda imagem foi obtida após se exercitar o braço esquerdo, ocasião em que já havia roubo completo e fluxo retrógrado durante o ciclo cardíaco.
3. Veia vertebral pode ser confundida com artéria ao Doppler colorido. Os formatos de onda Doppler pulsado são necessários para mostrar que o fluxo é arterial e não venoso.
4. O roubo da subclávia é mais comum à esquerda.

Referência

Kliewer MA, Hertzberg BS, Kim DH, et al: Vertebral artery Doppler waveform changes indicating subclavian steal physiology. *AJR Am J Roentgenol* 2000;174:815-819.

Referência cruzada

Ultrasound: THE REQUISITES, pp 477-478.

Comentário

A artéria subclávia esquerda origina-se no mediastino superior e é de difícil visibilização ao ultra-som. Conseqüentemente, as anormalidades na sua origem são tipicamente diagnosticadas com base em critérios secundários. Uma vez que a artéria vertebral esquerda origina-se da artéria subclávia esquerda, a artéria vertebral pode potencialmente prover fluxo colateral ao braço quando a artéria subclávia estiver estenosada ou ocluída na sua origem. Quando isso ocorre, o fluxo na artéria vertebral esquerda é pelo menos parcialmente orientado em direção à artéria subclávia em uma direção retrógrada. Uma vez que o fluxo retrógrado está sendo roubado das artérias carótidas internas e da artéria vertebral direita pela interseção no polígono de Willis e artéria basilar, isso é referido como o fenômeno do roubo da subclávia.

Na maioria dos casos, o diagnóstico é prontamente feito ao se notar que o fluxo na artéria vertebral esquerda está indo caudalmente, em direção ao braço, em vez de ir para cima, em direção à cabeça. Quando a artéria subclávia está totalmente ocluída, faz sentido que não haja nenhum estabelecimento de fluxo vertebral anterógrado efetivo, de modo que todo o fluxo visto na artéria vertebral é retrógrado. Na realidade, a retração elástica das artérias dos membros superiores pode resultar em algum fluxo retrógrado do braço para a artéria vertebral. Isso pode ser detectado como uma curta fase de mínimo fluxo vertebral diastólico anterógrado, apesar da presença de oclusão completa da artéria subclávia.

Quando a artéria subclávia está pérvia, mas estenosada, é possível haver significativos componentes de fluxo anterógrado na artéria vertebral. Uma vez que o braço é um leito vascular de alta resistência, o fluxo diastólico ao braço é comumente limitado. Conseqüentemente, o fluxo diastólico pode prosseguir para cima, para a artéria vertebral, de um modo anterógrado, enquanto o fluxo sistólico na vertebral está reverso e suprindo o braço. Com menores quantidades de roubo, o fluxo sistólico anterógrado na artéria vertebral pode estar apenas parcialmente afetado. Isso pode produzir declínio no pico sistólico sem resultar em verdadeiro fluxo reverso. Exercitar o braço acentua as mudanças no formato de onda da artéria vertebral e pode tornar o diagnóstico mais certo.

CASO 81

Neuroma de Morton

1. O neuroma de Morton origina-se do ramo plantar dos nervos digitais.
2. Eles se localizam mais freqüentemente no segundo e terceiro espaços interdigitais do pé ao nível das cabeças metacarpianas.
3. São mais comum em mulheres.
4. São benignos.

Referência

Quinn TJ, Jacobson JA, Craig JG, van Holsbeeck MT: Sonography of Morton's neuromas. *AJR Am J Roentgenol* 2000;174:1723-1728.

Referência cruzada

Musculoskeletal Radiology: THE REQUISITES, p 455.

Comentário

Neuromas de Morton são massas benignas dos nervos digitais plantares do pé. Eles compõem-se de fibrose perineural e são provavelmente devidos a traumas de repetição. A forte predileção feminina (80% ocorrem em mulheres) sugere uma relação com os sapatos de salto alto. Os sintomas comuns são dor e parestesias ao andar e hipersensibilidade à palpação direta.

Os nervos interdigitais cursam no espaço entre as cabeças metatarsianas. Sob condições normais, são muito pequenos para serem vistos ao ultra-som. Neuromas, por outro lado, podem ser vistos com sensibilidade relatada de aproximadamente 95%. Eles aparecem como massas hipoecóicas localizadas nos interespaços dos dedos dos pés, usualmente nas ou próximos às cabeças metatarsianas. Eles podem estar associados a leve reforço acústico anterior e, ocasionalmente, são vistos conectando-se a um nervo digital edemaciado. Eles ocorrem mais freqüentemente no terceiro interespaço e, a seguir, mais comumente no segundo interespaço. Podem ser múltiplos em aproximadamente 25% dos pacientes e bilaterais em aproximadamente 10% dos pacientes.

CASO 82

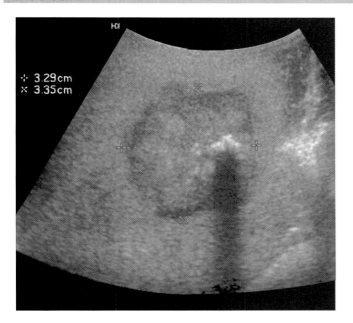
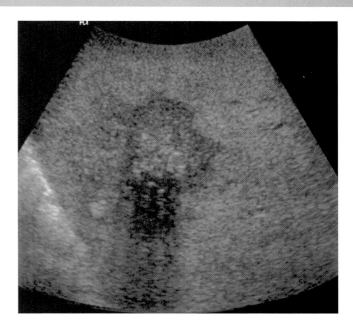

Imagens do fígado em dois pacientes.

1. Quais são as causas potenciais de sombra no fígado?
2. A sombra, no primeiro, caso é limpa ou suja?
3. Um tumor hepático com calcificações é mais provavelmente o quê?
4. As calcificações são vistas freqüentemente na hiperplasia nodular focal?

CASO 83

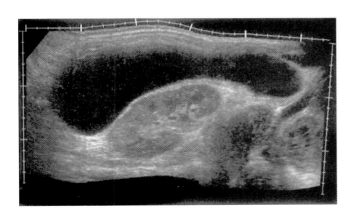
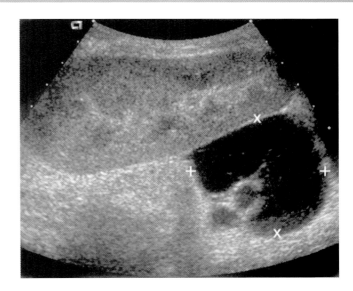

Imagens de rins transplantados em dois pacientes.

1. Qual é o achado anormal?
2. Qual é o diagnóstico diferencial?
3. Quanto o ultra-som é bom para diagnosticar rejeição de transplante?
4. Onde usualmente ocorrem os urinomas pós-transplantes?

RESPOSTAS

CASO 82

Metástases Hepáticas Parcialmente Calcificadas

1. A sombra no fígado é mais freqüentemente devida a calcificação, ar, cálculos e lesões contendo gordura.

2. A sombra na primeira imagem é limpa. Isso torna o ar uma causa improvável.

3. As metástases são a causa mais comum de tumor hepático calcificado.

4. Hiperplasia nodular focal apenas raramente apresenta calcificações.

Referência

Stoupis C, Taylor HM, Paley MR, et al: The rocky liver: Radiologic-pathologic correlation of calcified hepatic masses. *Radiographics* 1998;18:675-685.

Referência cruzada

Ultrasound: THE REQUISITES, pp 7-9.

Comentário

As calcificações hepáticas tipicamente ocorrem em lesões inflamatórias e neoplásicas. As causas inflamatórias incluem doenças granulomatosas, como a histoplasmose e a tuberculose (pequenas calcificações puntiformes) e hidatidose (calcificações curvilíneas periféricas) ou abscessos amebianos ou piogênicos cicatrizados (calcificação grosseira).

A causa mais comum de tumor hepático calcificado é a doença metastática. Praticamente qualquer tumor metastático pode potencialmente calcificar, particularmente durante o tratamento. Entretanto, o câncer primário colorretal é o que mais comumente produz metástases hepáticas calcificadas. Outros também comuns são carcinoma de ovário, carcinoma gástrico e carcinoma de células renais. É muito incomum que hemangiomas, carcinoma hepatocelular, adenoma ou hiperplasia nodular focal contenham calcificações. O carcinoma hepatocelular fibrolamelar mais comumente contém calcificações na cicatriz central.

Na ultra-sonografia, a calcificação é hiperecóica e usualmente associada a sombra. O gás é também hiperecóico e usualmente associado a sombra. Tipicamente a sombra de gases vista contém ecos de nível médio ou baixo e tem bordas felpudas. Isso é referido como sombra suja. A sombra associada a cálcio contém menos ecos e tem bordas mais definidas, sendo referida como sombra limpa. Existe superposição entre a sombra de calcificações e de gás, não sendo sempre possível distinguir entre as duas ultra-sonograficamente. Quando em dúvida, radiografias ou TC podem ajudar.

A gordura atenua o som mais que o parênquima hepático normal e pode ocasionalmente produzir uma sombra apagada. Isso é visto às vezes em tumores contendo gordura ou na infiltração gordurosa focal.

CASO 83

Linfocele de Transplante Renal

1. Ambas as imagens mostram uma coleção líquida adjacente ao rim transplantado.

2. O diagnóstico diferencial inclui linfocele, hematoma, seroma, urinoma e abscesso.

3. Como outros exames de imagem, o ultra-som não é bom o suficiente no diagnóstico de rejeição a fim guiar o manejo do paciente. É por isso que as biópsias ainda se fazem necessárias.

4. O vazamento geralmente ocorre na anastomose do ureter com a bexiga. Conseqüentemente, a coleção líquida geralmente está entre o pólo inferior do enxerto e a bexiga.

Referência

Brown ED, Chen MYM, Wolfman NT, et al: Complications of renal transplantation: Evaluation with US and radionuclide imaging. *Radiographics* 2000;20:607-622.

Referência cruzada

Ultrasound: THE REQUISITES, pp 116-118.

Comentário

Coleções líquidas perienxerto são mais comuns após transplantes renais. No período pós-transplante imediato, os hematomas são muito comuns. Eles tipicamente aparecem como coleções complexas adjacentes ao enxerto renal. As linfoceles geralmente ocorrem 1 a 2 meses após o transplante e estão presentes em até 15% dos pacientes. Ocorrem por ruptura de vasos linfáticos renais. Tanto os hematomas como as linfoceles são geralmente assintomáticos. Eles podem produzir sintomas, quando se tornam grandes o suficiente para comprimir o ureter ou o parênquima renal. Esse último problema se dá particularmente com hematomas subcapsulares. Os urinomas são muito menos comuns e geralmente ocorrem na anastomose ureterovesical. Eles também podem ocorrer em outros sítios do sistema coletor em virtude de isquemia. Os abscessos podem ser uma anormalidade primária ou podem ocorrer por uma infecção de uma outra coleção líquida preexistente.

As aparências ultra-sonográficas dessas várias coleções são semelhantes, por isso é geralmente necessário confiar na história clínica, em estudos laboratoriais e em outros exames de imagem, como a renografia com radionuclídeos, a fim de distinguir uma da outra. Em muitos casos, a aspiração guiada por ultra-som é necessária para se fazer o diagnóstico final.

CASO 84

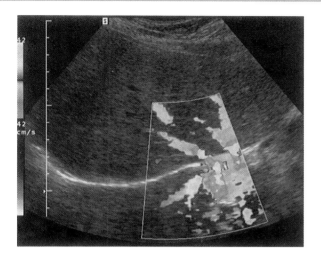
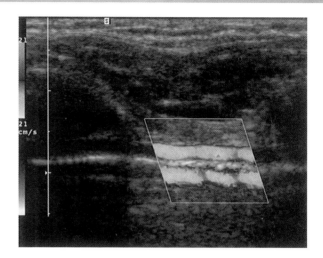

Corte transversal de Doppler colorido das veias hepáticas e corte longitudinal da artéria mamária interna. (Ver pranchas em cores.)

1. O que é incomum a respeito dessas duas imagens?
2. Esse artefato é mais comum nas imagens em escala de cinza ou nas imagens em Doppler colorido?
3. Onde mais esse tipo de artefato é comumente visto nas imagens de Doppler?
4. Como o Doppler pulsado pode ajudar a confirmar esse artefato?

CASO 85

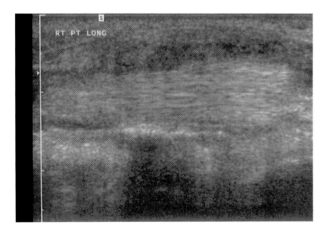
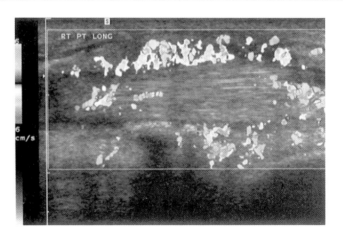

Imagem longitudinal em escala de cinza e imagem em Doppler colorido do tendão tibial posterior. (Ver pranchas em cores.)

1. O que são os achados anormais?
2. Qual é a causa mais comum dessa condição?
3. O tendão aparece intacto?
4. Você esperaria ver líquido na bainha do tendão?

RESPOSTAS

CASO 84

Artefato de Imagem em Espelho na Imagem de Doppler

1. A primeira imagem mostra o que parece ser um vaso, acima do diafragma, e a segunda mostra uma veia profunda à artéria mamária interna.

2. Os artefatos de imagem em espelho são mais comuns nos exames em Doppler colorido do que em exames em escala de cinza.

3. As imagens de Doppler em espelho podem ser vistas em qualquer lugar em que vasos cursem acima da superfície do pulmão ou outras interfaces gasosas lisas. Elas também são vistas profundamente à artéria carótida comum e ao lado de refletores grandes, lisos e fortes como o osso.

4. O Doppler pulsado pode ajudar a confirmar que o sinal que se origina do artefato é semelhante ao sinal do vaso real.

Referência

Middleton WD: Ultrasound artifacts. In Siegel MJ (ed): *Pediatric Sonography,* 2n ed. New York, Raven Press, 1994.

Comentário

Como o Doppler colorido cria imagens com acentuado contraste entre as estruturas vasculares e os tecidos moles (por exemplo, escala colorida *vs.* escala de cinza), artefatos de imagem em espelho são particularmente comuns nos exames de Doppler colorido. Assim como na imagem em escala de cinza, eles ocorrem mais freqüentemente ao redor dos pulmões. Entretanto, o aumento do contraste também permite que interfaces acústicas mais fracas ajam como espelhos para o Doppler colorido. Por exemplo, o osso pode refletir som suficiente para produzir as imagens em espelho no Doppler colorido. De fato, a parede posterior da artéria carótida comum normal pode agir como um espelho e produzir sinais de Doppler artificiais profundamente a esses vasos. O sinal arterial artificial profundamente à artéria carótida comum é referido como fantasma carotídeo, e pode ser detectado tanto nas imagens de Doppler coloridas como nos formatos de onda de Doppler pulsado.

Em alguns casos, a etiologia do sinal de Doppler artificial pode ser muito confusa. Uma técnica útil é comparar o formato de onda de Doppler do vaso real com o formato de onda da imagem em espelho. Uma vez que o sinal artificial é gerado pelo fluxo sangüíneo no vaso real (mas é simplesmente impropriamente localizado), deve ter o mesmo tamanho e mesma forma do sinal do vaso verdadeiro. Por outro lado, a intensidade do formato de onda pode ser diferente. O sinal de Doppler do vaso verdadeiro origina-se do pulso sonoro original e aparece como um sinal forte. O sinal artificial origina-se do pulso sonoro após este ter se refletido no espelho. Se 100% do som é refletido (como com uma interface gasosa), então o sinal da imagem em espelho será quase tão forte como o sinal original. Se alguma parte do som for transmitida através do espelho e apenas uma porção dessa for refletida, então o sinal da imagem em espelho será muito mais fraco que o sinal original. Para diminuir os artefatos de imagem em espelho tanto nas imagens em escala de cinza como nas imagens de Doppler, a potência desenvolvida e os níveis de ganho devem ser reduzidos. Isso produz um pulso sonoro que é muito fraco para se refletir no espelho e voltar ao transdutor.

CASO 85

Tenossinovite

1. As imagens mostram espessamento e aumento da vascularização da bainha do tendão ao redor do tendão.

2. A tenossinovite tem muitas causas, mas a mais comum é o microtrauma repetitivo por uso excessivo.

3. As fibras do tendão são bem vistas, e não há defeitos identificáveis. Não há evidência de ruptura do tendão.

4. Geralmente a tenossinovite está associada a um derrame na bainha do tendão. Outras imagens desse paciente mostraram derrame.

Referência

Martinoli C, Bianchi S, Derchi LE: Tendon and nerve sonography. *Radiol Clin North Am* 1999;37:691-711.

Referência cruzada

Ultrasound: THE REQUISITES, pp 455-456.

Comentário

A ultra-sonografia é particularmente útil na avaliação de distúrbios dos tendões. A tenossinovite refere-se à inflamação da bainha do tendão e pode estar relacionada a múltiplas etiologias. Entre elas, incluem-se processos inflamatórios primários (artrite reumatóide e outras artrites da sinóvia), infecção (tanto por trauma penetrante como por disseminação hemática), induzida por cristais (gota), trauma (geralmente microtraumas repetitivos), amiloidose (hemodiálise crônica) ou corpos estranhos. As complicações incluem envolvimento tendíneo e ruptura, celulite, neuropatias compressivas, formação de abscessos e osteomielite.

A tenossinovite pode ser diagnosticada ultra-sonograficamente quando houver líquido distendendo a bainha do tendão e/ou espessamento da bainha do tendão. O líquido é geralmente anecóico, embora as tenossinovites complicadas (infecciosas ou hemorrágicas) possam ter líquido com baixos níveis de ecos. O espessamento da bainha do tendão pode ser difuso e liso ou excêntrico e nodular. Com a inflamação ativa, há geralmente hipervascularização detectável no Doppler colorido e no *power*-Doppler. Na maior parte dos casos, é possível determinar a causa da tenossinovite com base na história clínica e em achados laboratoriais associados. Quando necessário, a aspiração e biópsia guiadas pelo ultra-som podem ser realizadas para estabelecer o diagnóstico.

CASO 86

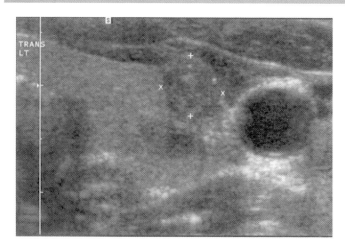 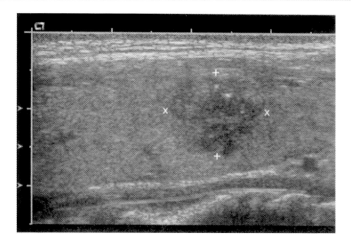

Cortes transversal e longitudinal da tireóide em dois pacientes.
1. Qual é o achado mais importante nas imagens mostradas aqui?
2. Qual é a ecogenicidade da maioria dos carcinomas de tireóide?
3. Qual é a ecogenicidade da maioria das lesões benignas da tireóide?
4. Qual é a freqüência do câncer multifocal?

CASO 87

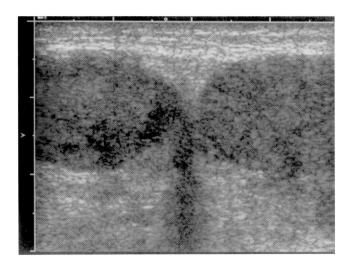 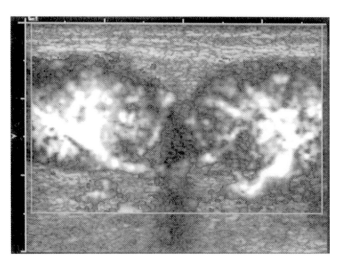

Cortes transversais da virilha em escala de cinza e *power*-Doppler.
1. Qual é a etiologia mais comum das lesões mostradas nesse caso?
2. O ultra-som pode distinguir entre lesão sólida e lesão cística complexa?
3. Isso pode ser devido a um processo neoplásico?
4. Isso pode ser devido a um processo inflamatório?

RESPOSTAS

CASO 86

Carcinoma Papilar da Tireóide

1. As microcalcificações em um nódulo hipoecóico, sólido e focal são o achado mais importante aqui.

2. A maioria dos carcinomas é hipoecóica.

3. A ecogenicidade dos nódulos benignos é variável.

4. O carcinoma papilar é multifocal em 20% dos casos.

Referência

Ahuja AT, Metreweli C: Ultrasound of thryoid nodules. *Ultrasound Q* 2000;16:111-121.

Referência cruzada

Ultrasound: THE REQUISITES, pp 448-452.

Comentário

O carcinoma papilar é a neoplasia maligna mais comum da tireóide. Tende a ocorrer em pacientes mais jovens e é mais comum em mulheres. Como visto nesse caso, corpos de *psammoma* (microcalcificações) são comuns. O prognóstico é excelente, mesmo quando há metástases em linfonodos regionais na região cervical. Os pacientes costumam se apresentar com massa palpável indolor na tireóide. Não é incomum que esses pacientes se apresentem com metástases linfonodais palpáveis e tumor impalpável na tireóide. A mortalidade em 20 anos é de aproximadamente 5%. O carcinoma papilar freqüentemente contém alguns elementos foliculares, sendo então referido como variante folicular ou papilar/folicular. Os carcinomas mistos comportam-se como carcinomas papilares puros.

Os carcinomas foliculares representam aproximadamente 10% de todas as neoplasias malignas da tireóide. Eles podem ser minimamente ou largamente invasivos. Eles metastatizam por via hemática mais do que pela via linfática. Sítios comuns de metástases são pulmões, ossos, fígado e sistema nervoso central (SNC). A mortalidade em 20 a 30 anos é de aproximadamente 25%.

O carcinoma medular representa 5% dos carcinomas da tireóide. Esses carcinomas originam-se das células parafoliculares e freqüentemente secretam calcitonina. Aproximadamente 20% desses tumores são vistos em pacientes com neoplasia endócrina múltipla, síndrome tipo II (MEN-II). O prognóstico é levemente pior do que com o carcinoma folicular.

O linfoma da tireóide representa menos de 5% das neoplasias malignas da tireóide e pode ocorrer tanto como manifestação de um linfoma generalizado como uma anormalidade primária. Isso é usual na variedade não-Hodgkin. As mulheres são afetadas mais que os homens, e ele tende a ocorrer em idosos. Geralmente se manifesta como uma massa de crescimento rápido. Na ultra-sonografia, ele é geralmente uma massa hipoecóica grande que infiltra muito, se não toda, a tireóide.

O carcinoma anaplásico é o carcinoma de tireóide menos comum. Ocorre primariamente em pacientes mais idosos. É um tumor extremamente agressivo, com sobrevida em 5 anos de apenas 5%. Esses tumores são localmente invasivos em músculos, vasos e nervos adjacentes e freqüentemente irressecáveis no momento do diagnóstico.

Distinguir nódulos tireoidianos benignos de malignos não é possível pela ultra-sonografia. Entretanto, alguns aspectos devem levantar a suspeita de malignidade. As microcalcificações são o achado mais preocupante. Elas costumam aparecer como pequeninos refletores sem sombra dentro do nódulo. São mais freqüentemente associadas a carcinoma papilar, mas também podem ser vistas no carcinoma medular. Os nódulos inteiramente sólidos e hipoecóicos são também mais preocupantes por poderem ser carcinomas. Se forem vistos linfonodos aumentados no pescoço, especialmente se eles contiverem microcalcificações ou áreas de degeneração cística, a chance de malignidade aumenta muito.

CASO 87

Linfoadenopatia Inguinal

1. Adenopatia.

2. Pode haver superposição na escala de cinza na aparência de lesões sólidas e císticas complexas. No entanto, a vascularização mostrada no *power*-Doppler não seria vista em uma lesão cística.

3. Isso pode representar linfoadenopatia maligna.

4. Isso também pode representar uma linfoadenopatia reativa.

Referência

Bruneton JN, Rubaltelli L, Solbiati L: Lymph nodes. In Solbiati L, Rizzatto G (eds): *Ultrasound of Superficial Structures*. Edinburgh, Churchill Livingstone, 1995, pp 279-302.

Comentário

O diagnóstico diferencial de massa na região inguinal inclui hérnia primária, linfoadenomegalias, abscesso, hematoma e pseudo-aneurismas. Na maioria dos pacientes, a história clínica apontará a direção correta.

As imagens fornecidas mostram duas massas hipoecóicas adjacentes com relativa intensa hipervascularização. Os vasos abrem-se em leque na periferia da massa a partir de um único sítio ao longo da porção profunda da massa. Esse padrão é típico de linfonodos. Condições inflamatórias como linfadenopatia reativa podem produzir esse grau de hipervascularização, com padrão de ramificação normal, e, se a história for apropriada, isso seria uma consideração a ser feita nesse caso. Linfoadenopatia neoplásica também pode produzir hipervascularização. Na doença metastática, o padrão normal de ramificação vascular é freqüentemente perturbado e de aparência caótica, e os vasos são com freqüência predominantemente periféricos. No linfoma, o padrão normal tipicamente está mantido. O diagnóstico nesse caso foi linfoma, enfatizando que o linfoma ativo pode ser muito vascularizado.

CASO 88

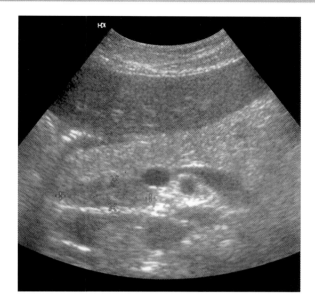
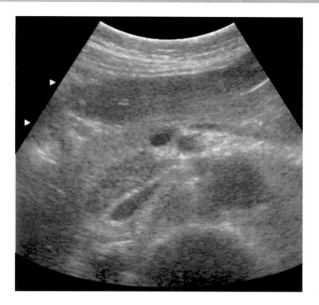

Cortes transversais da cabeça pancreática em dois pacientes.

1. Quais são as causas mais comuns de áreas focais de redução da ecogenicidade pancreática?
2. Qual é a explicação histológica para esse achado?
3. Como pode ser diferenciada essa condição de outras possibilidades?
4. Com que freqüência isso é visto?

CASO 89

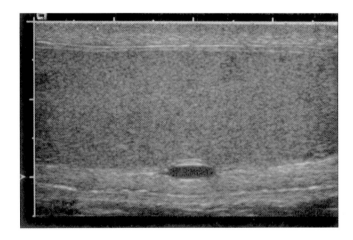
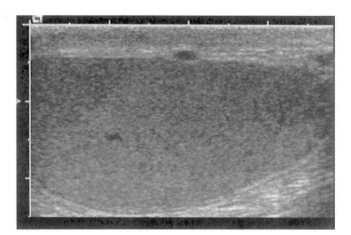

Imagens dos testículos de dois pacientes.

1. Essa lesão habitualmente é palpável?
2. Quanto o ultra-som é bom para detectar essa anormalidade?
3. Qual é o tamanho típico dessa lesão?
4. Como esses pacientes se apresentam usualmente?

RESPOSTAS

CASO 88

Variação Normal da Cabeça Pancreática

1. A pancreatite e os tumores pancreáticos são provavelmente as causas mais amplamente descritas de redução da ecogenicidade pancreática. No entanto, a variação normal é mostrada nessas imagens e é também uma causa comum.
2. A redução da gordura na cabeça pancreática posterior e no processo uncinado causa a diferença de ecogenicidade.
3. A variante normal tem borda anterior reta, não produz efeito de massa e não causa obstrução pancreática ou de ducto biliar.
4. Isso é visto em 50% das autópsias, mas em bem menos de 50% dos casos vistos na prática clínica.

Referências

Atri M, Nazarnia S, Mehio A, et al: Hypoechoic enbryologic ventral aspect of the head and uncinate process of the pancreas: in vitro correlation of US with histopathologic findings. *Radiology* 1994;190:441-444.

Donald JJ, Shorvon PJ, Lees WR: Hypoechoic area within the head of the pancreas normal variant. *Clin Radiol* 1990;41:337.

Referência cruzada

Ultrasound: THE REQUISITES, pp 124-125.

Comentário

O pâncreas origina-se de dois brotos embriológicos. O broto dorsal gira para uma localização anterior e dá origem à porção anterior da cabeça pancreática e ao corpo e à cauda do pâncreas. O broto ventral roda para uma localização posterior, dando origem à porção posterior da cabeça pancreática e ao processo uncinado. Normalmente, a ecogenicidade do pâncreas é homogênea. Entretanto, em alguns pacientes, uma área de redução da ecogenicidade é vista na porção do pâncreas correspondente em localização ao broto ventral. Estudos têm mostrado que essa variante normal é devida a uma redução dos depósitos de gordura na região hipoecóica.

Essa variação da normalidade pode ser observada em aproximadamente 20% dos pacientes. É vista mais comumente em pacientes mais velhos e em pacientes nos quais é possível se obter uma boa imagem da cabeça pancreática, nem sempre obtida. Ao contrário dos carcinomas pancreáticos e da pancreatite focal, essa variação da normalidade é bem demarcada do pâncreas mais ecogênico, e a interface entre as duas áreas é relativamente reta. Não há efeito de massa nas estruturas adjacentes, e não há nenhuma obstrução do ducto biliar comum ou do ducto pancreático.

CASO 89

Cisto da Túnica Albugínea

1. Ao contrário dos cistos intratesticulares, os cistos da túnica albugínea são freqüentemente muito firmes e facilmente palpáveis.
2. Geralmente o ultra-som é muito bom em detectar esses cistos, entretanto a área da massa palpável deve ser cuidadosamente examinada para evitar que cistos da túnica albugínea não sejam vistos.
3. Os cistos na túnica albugínea são geralmente muito pequenos.
4. Os pacientes usualmente apresentam-se com uma massa indolor ao exame físico.

Referência

Martinez-Berganza MT, Sarria L, Cozcolluela R: Cysts of the tunica albuginea: Sonographic appearance. *AJR Am J Roentgenol* 1998;170:183-185.

Referência cruzada

Ultrasound: THE REQUISITES, pp 435-439.

Comentário

Os cistos da túnica albugínea são entidades distintas dos cistos intratesticulares. São tipicamente muito firmes ao exame físico e com freqüência são primeiramente reconhecidos pelo paciente. Uma vez que se originam da túnica albugínea, estão sempre localizados na periferia do testículo. Embora ocorram em uma variedade de tamanhos, eles mais freqüentemente têm menos de 5 mm de diâmetro. Uma placa fibrosa da túnica albugínea é outra lesão que pode se apresentar como nódulo palpável firme na periferia dos testículos. Essa lesão é geralmente o resultado das cicatrizes pós-inflamatórias ou pós-traumáticas e é sólida em vez de cística. As placas fibrosas da túnica albugínea podem calcificar.

Por serem tão pequenos e não circundados por parênquima testicular, os cistos da túnica albugínea podem ocasionalmente ser de difícil identificação pela ultra-sonografia. Isso também é verdade para outras massas periféricas pequenas. Uma técnica útil é colocar um dedo sobre a lesão e então rodar o testículo de forma que a lesão palpável fique posterior. Então o transdutor pode ser colocado na porção anterior do testículo, de modo que o dedo possa ser visto ao longo da superfície profunda do testículo. Uma vez que o dedo é localizado, a natureza da anormalidade palpável subjacente pode ser, em geral, determinada. Em muitos casos, cistos da túnica albugínea irão satisfazer todos os critérios para um cisto simples. No entanto, as lesões menores podem conter ecos internos artificiais e não demonstrar reforço acústico posterior.

CASO 90

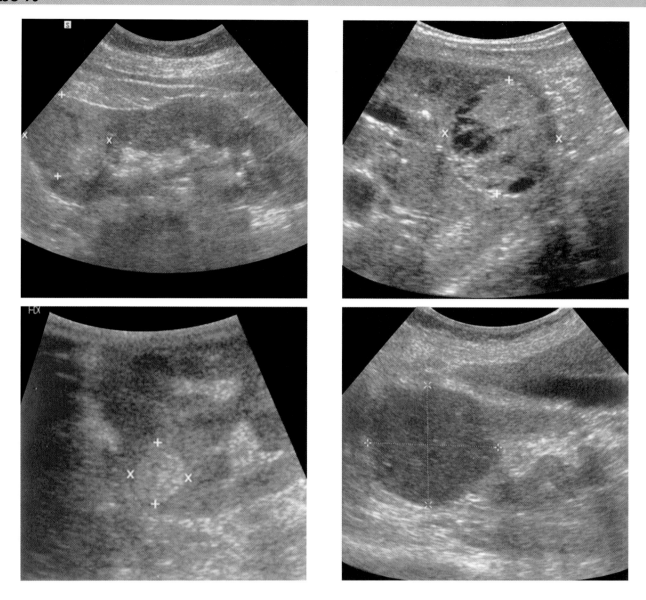

Imagens em escala de cinza do rim em quatro pacientes.

1. Descreva as anormalidades mostradas nessas imagens.
2. Qual é o diagnóstico diferencial?
3. Qual é o papel da biópsia percutânea em lesões como essa?
4. A TC ou a RM ajudarão no diagnóstico diferencial dessas lesões?

CASO 90

Carcinoma de Células Renais

1. A primeira imagem mostra massa de aparência inteiramente sólida no pólo superior do rim, a qual é levemente hiperecóica em relação ao parênquima renal e produz abaulamento do contorno externo do rim. A segunda imagem mostra massa predominantemente sólida no pólo inferior do rim, a qual é levemente hiperecóica e tem vários pequenos componentes císticos. A terceira imagem mostra massa hiperecóica homogênea pequena. A quarta imagem mostra uma massa hipoecóica homogênea.

2. Os tumores renais corticais, tais como o carcinoma de células renais, o angiomiolipoma, oncocitoma, linfoma ou metástases, podem aparecer como massa sólida ou predominantemente sólida.

3. O papel da biópsia percutânea é limitado. A maioria de lesões como essa será ressecada independentemente dos resultados das biópsias. Se houver história prévia de linfoma ou de outro tumor primário que costume metastatizar para o rim, então a biópsia seria útil, já que o diagnóstico de linfoma renal ou de doença metastática não iria exigir cirurgia. A biópsia também pode ser necessária quando não for possível distinguir neoplasia de infecção em bases clínicas e radiológicas.

4. A TC ou a RM poderiam ser úteis na avaliação de lesão hiperecóica pequena porque esta poderia ser angiomiolipoma. É improvável que a TC ou a RM ajudem na avaliação adicional das outras três lesões sólidas renais. Entretanto, a TC ou a RM oferecem informação de estadiamento valiosa, sendo que uma ou outra devem ser realizadas antes da cirurgia.

Referência

Forman HP, Middleton WD, Melson GL, McClennan BL: Hyperechoic renal cell carcinomas: Increase in detection at US. *Radiology* 1993;188:431-434.

Referência cruzada

Ultrasound: THE REQUISITES, pp 89-93.

Comentário

O carcinoma de células renais é a neoplasia renal sólida mais comum na população de pacientes adultos. O carcinoma de células renais é um adenocarcinoma que se origina das células tubulares. O subtipo histológico mais comum é o tipo células claras. Outros tipos incluem papilar, células da granulosa e sarcomatóide. No passado, a maioria dos carcinomas de células renais era detectada em pacientes com sintomas como hematúria. Atualmente aproximadamente 50% dos carcinomas de células renais são descobertos incidentalmente, durante ultrasonografias ou tomografias computadorizadas realizadas por outros motivos. Por essa razão, eles agora estão sendo descobertos com menor tamanho. Como a ressecção cirúrgica é o único tratamento efetivo para os carcinomas de células renais, a detecção de tumores, quando são menores e em estágios mais precoces, tem sido um dos fatores que levaram à melhora da sobrevida.

A maioria dos carcinomas de células renais é de neoplasias sólidas. Eles variam em ecogenicidade, mas a maioria é levemente hiperecogênica em relação ao parênquima renal adjacente (primeira imagem). Não é difícil entender por que o parênquima renal normal é o tecido mais hipoecóico do abdome superior. Aproximadamente 10% de todos os carcinomas de células renais são acentuadamente hiperecóicos, quando comparados com o parênquima renal, e se aproximam da ecogenicidade da gordura do seio renal (terceira imagem). Os carcinomas renais pequenos ainda são mais prováveis de terem essa aparência. Esses são os tipos que podem simular angiomiolipoma. Uma minoria dos carcinomas de células renais aparece tanto isoecóica como hipoecóica em relação ao córtex renal (quarta imagem). O carcinoma isoecogênico de células renais é detectado apenas quando grande o suficiente para distorcer o contorno renal. Pequenos componentes císticos ou áreas de hemorragia ou necrose são comuns (segunda imagem). O Doppler colorido tipicamente irá identificar a vascularização interna no carcinoma de células renais, mas ele em geral é menos vascularizado que o parênquima renal adjacente. Pequenos tumores e tumores hipovasculares podem não ter fluxo detectável ao Doppler colorido.

O diagnóstico diferencial de neoplasias renais sólidas inclui outros tumores malignos, tais como carcinoma de células transicionais, carcinoma medular, sarcoma renal, metástases e linfoma. Pacientes com metástases e linfoma quase sempre têm história de linfoma prévio ou neoplasia maligna extrarenal ou têm evidência de imagem que sugira linfoma ou doença metastática. O câncer medular ocorre em pacientes com traço falciforme. O carcinoma de células transicionais está situado usualmente na porção central do rim, ao oposto do córtex, e está associado a anormalidades típicas na pielografia intravenosa.

Os tumores benignos também devem ser considerados e incluem o adenoma renal e o oncocitoma. Não está claro se existe verdadeira distinção entre adenoma renal e pequenos carcinomas de células renais bem diferenciados. O oncocitoma é uma variedade de adenoma que tem grandes células com pequenos núcleos arredondados e abundante citoplasma eosinofílico e numerosas mitocôndrias. Em geral, não é possível distinguir carcinomas de células renais de tumores renais benignos com exames de imagem. A exceção é o angiomiolipoma, o qual pode ser diagnosticado pela TC ou RM, quando a gordura for detectada.

CASO 91

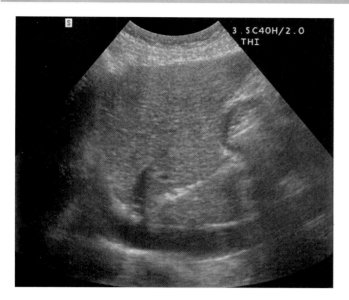
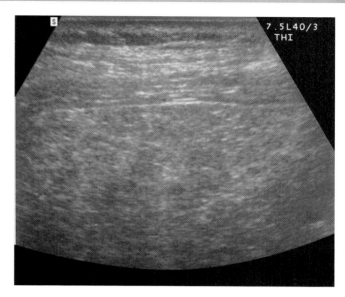

Duas imagens do fígado.
1. Quais tipos de transdutores foram usados?
2. Qual transdutor mostra melhor a anormalidade?
3. Qual é o diagnóstico diferencial?
4. Existe um papel para a ultra-sonografia com Doppler no estabelecimento desse diagnóstico?

CASO 92

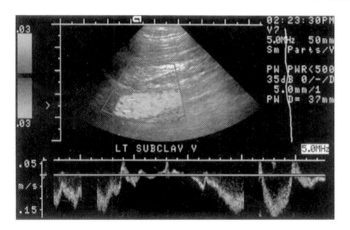
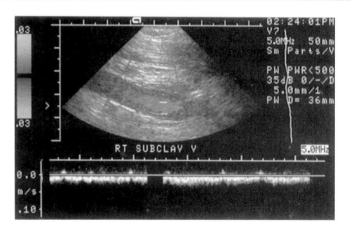

Formatos de onda de Doppler pulsado das veias subclávia esquerda e direita.
1. Qual formato de onda da veia subclávia é anormal?
2. O que a anormalidade indica?
3. A veia cava superior está provavelmente normal nesse paciente?
4. Qual é o significado do fluxo reverso nas veias mamárias internas direita e esquerda?

RESPOSTAS

CASO 91

Cirrose

1. A primeira imagem foi obtida com um transdutor curvo de 3,5 MHz. A segunda foi obtida com um transdutor de fase linear com 7,5 MHz.

2. A segunda imagem mostra uma aparência nodular, irregular, do parênquima hepático melhor do que a primeira imagem.

3. A cirrose é o diagnóstico mais provável. Doença metastática, linfoma, carcinoma hepatocelular extenso e infiltração gordurosa não uniforme podem também produzir heterogeneidade difusa do fígado.

4. A ultra-sonografia com Doppler pode ajudar no caso de pacientes com suspeita de cirrose ao se achar as colaterais sistêmicas portas ou outra evidência de hipertensão porta. Isso confirma o diagnóstico e ajuda a avaliar a gravidade da doença.

Referência

Mergo PJ, Ros PR, Buetow PC, Buck JL: Diffuse disease of the liver: Radiologic-pathologic correlation. *Radiographics* 1994;14:1291-1307.

Referência cruzada

Ultrasound: THE REQUISITES, pp 18-20.

Comentário

A cirrose é um processo difuso do parênquima hepático, consistindo de morte hepatocelular, regeneração celular e fibrose. É dividida em forma micronodular, quando os nódulos regenerativos são menores que 1 cm, e forma macronodular, em que os nódulos são maiores que 1 cm. Os sinais ultra-sonográficos de cirrose incluem superfície hepática nodular, ecotextura hepática grosseira, ecotextura hepática multinodular, aumento dos lobos caudado e esquerdo, atrofia do lobo direito e sinais de hipertensão porta (ascite, esplenomegalia, colaterais portossistêmicos). A avaliação da superfície hepática é mais fácil quando há ascite. Quando não há ascite, a superfície hepática é mais bem visibilizada ao se usar um transdutor linear ou curvo de alta freqüência no plano da superfície hepática. Como mostrado nesse caso, os transdutores de alta resolução também são úteis para mostrar a nodularidade do parênquima do fígado cirrótico.

É importante notar que os pacientes com alterações iniciais de cirrose detectadas pela ultra-sonografia podem ter mínimos, se presentes, achados clínicos. Conseqüentemente, o diagnóstico não deve ser excluído por causa de baixa suspeita clínica, se os achados ultra-sonográficos forem convincentes. Por outro lado, é também importante saber que pacientes com cirrose confirmada por biópsia podem ter fígado com aparência normal ao ultra-som.

CASO 92

Obstrução da Veia Subclávia

1. A veia subclávia esquerda está normal. A veia subclávia direita está anormal.

2. A anormalidade indica algum tipo de obstrução venosa entre o local onde a amostra foi obtida e o átrio direito.

3. Uma vez que exista pulsatilidade normal na veia subclávia esquerda, a veia cava superior deve estar pérvia.

4. O fluxo reverso nas veias mamárias internas indicam fluxo colateral devido à obstrução venosa contralateral, usualmente da veia cava superior.

Referência

Patel MC, Berman LH, Moss HA, McPherson SJ: Subclavian and internal jugular veins at Doppler US: Abnormal cardiac pulsatility and respiratory phasicity as a predictor of complete central occlusion. *Radiology* 1999;211:579-583.

Referência cruzada

Ultrasound: THE REQUISITES, pp 486-487.

Comentário

A detecção ao Doppler da trombose da veia subclávia é mais complicada do que a detecção de trombose venosa profunda dos membros inferiores, porque o trombo freqüentemente ocorre na porção central da veia, onde os ossos sobrepostos (especialmente, a clavícula) tornam a compressão impossível e onde a visibilização é, em qualquer caso, difícil ou impossível. Conseqüentemente, o diagnóstico freqüentemente depende de sinais secundários de obstrução. Já que a veia subclávia é relativamente próxima ao átrio direito, as flutuações de pressão no átrio são prontamente transmitidas para a veia e produzem um formato de onda pulsátil. Quando há obstrução venosa entre o coração e o local onde o formato de onda é obtido, a pulsatilidade fica enfraquecida. A assimetria nos formatos de onda da subclávia direita e esquerda é bem demonstrada nesse caso. Também é importante notar que muitos casos de trombose da veia subclávia estão associados a trombose da veia jugular. Como a veia jugular é facilmente avaliada pela ultra-sonografia, deve fazer parte da rotina dos exames de Doppler venoso dos membros superiores.

Embora a trombose venosa seja a causa mais comum de formatos de ondas assimétricas, deve ser notado que qualquer processo obstrutivo, tais como a estenose venosa ou a compressão extrínseca, é uma causa potencial.

CASO 93

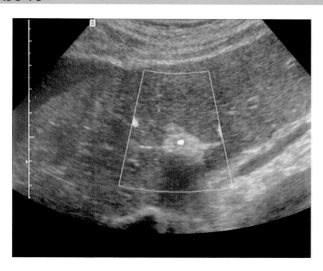 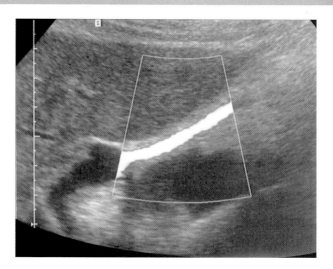

Cortes transversal e longitudinal do lobo esquerdo do fígado.

1. O que é a anormalidade mostrada nesse caso?
2. Em que direção está fluindo o sangue?
3. Onde essa anormalidade se comunica com o sistema venoso porta?
4. Como esse fluxo sangüíneo retorna ao coração?

CASO 94

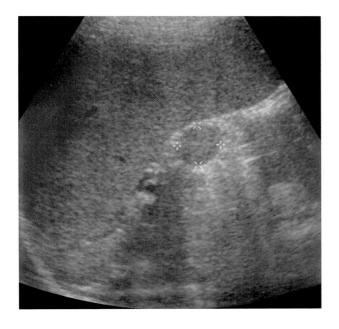 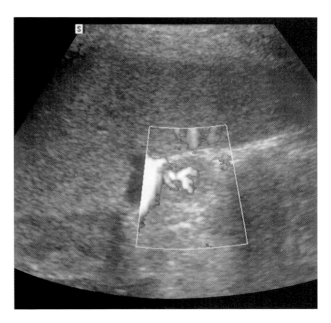

Imagens longitudinais do quadrante superior esquerdo. (Ver pranchas em cores.)

1. Descreva a anormalidade que está sendo medida.
2. O quão comum é essa anormalidade?
3. De onde vem o suprimento sangüíneo?
4. Que outra avaliação é necessária?

RESPOSTAS

CASO 93

Colateral Veia Umbilical

1. Uma estrutura vascular é vista no ligamento redondo. Ela representa a veia umbilical recanalizada.
2. Como a veia umbilical recanalizada funciona como derivação portossistêmica, o fluxo sangüíneo é desviado do fígado (hepatofugal).
3. A veia umbilical comunica-se com o sistema porta na porção anterior do segmento terminal da veia porta esquerda. O ducto venoso comunica-se com a parte posterior dessa porção da veia porta esquerda. Portanto, no feto, o segmento da veia porta contém o fluxo venoso umbilical. É por isso que esse segmento da veia porta esquerda é denominado de segmento umbilical.
4. A veia umbilical passa inferiormente ao fígado, ao longo da porção profunda da parede abdominal em direção ao umbigo. Ela finalmente se conecta com as veias epigástricas inferiores, as quais então drenam para o sistema iliofemoral. Em alguns casos, a veia umbilical volta-se superiormente para se comunicar com as veias epigástricas superiores e as veias mamárias internas.

Referência

Gibson RN, Gibson PR, Donlan JD, Clunie DA: Identification of a patent paraumbilical vein by using Doppler sonography: importance in the diagnosis of portal hypertension. *AJR Am J Roentgenol* 1989;153:513-516.

Referência cruzada

Ultrasound: THE REQUISITES, pp 19-22.

Comentário

A veia umbilical é a colateral portossistêmica, que é a mais fácil de ser visibilizada ultra-sonograficamente. Ela tem relação constante com o sistema venoso porta; ela sempre se comunica com o segmento umbilical da veia porta esquerda. Logo, ela pode ser vista entre os segmentos medial e lateral do lobo esquerdo dentro do ligamento redondo. Em alguns indivíduos normais, o remanescente fibroso da veia umbilical obliterada pode ser visto como uma banda hipoecóica. Entretanto, essa banda não deve exceder 3 mm e não deve conter fluxo sangüíneo.

A veia umbilical normalmente sai do fígado e passa ao longo da parede abdominal anterior em direção ao umbigo. O sinal da cabeça de medusa refere-se às proeminentes colaterais superficiais, visíveis superficialmente às colaterais na região periumbilical e representam uma manifestação incomum das colaterais da veia umbilical. Em pacientes com suspeita de hipertensão porta, é uma das colaterais potenciais que devem ser investigadas para ajudar a confirmar o diagnóstico.

CASO 94

Baços Acessórios

1. A lesão que está sendo medida é uma massa sólida isoecóica em relação ao baço com vascularização interna detectável. Essa aparência é típica de baço acessório.
2. Os baços acessórios são vistos em mais de 30% das autópsias.
3. A vascularização sangüínea para os baços acessórios vem da artéria esplênica.
4. Esse é um achado comum, que não exige avaliação complementar.

Referência

Subramanyam BR, Balthazar EJ, Horii SC. Sonography of the accessory spleen. *AJR Am J Roentgenol* 1984;143:47-49.

Referência cruzada

Ultrasound: THE REQUISITES, p 142.

Comentário

Os baços acessórios também são referidos como esplenúnculos, esplênulos e baços supranumerários. Como indicado na resposta à questão 2, eles são muito comuns e freqüentemente vistos como achados incidentais nos estudos de imagem do quadrante superior esquerdo. São tipicamente pequenas lesões, medindo menos de 3 cm. Pequenos baços acessórios podem aumentar e tornar-se mais prontamente evidentes, quando o baço aumentar ou após uma esplenectomia. Embora sejam usualmente solitários, aproximadamente 10% dos baços acessórios são múltiplos. Além do hilo esplênico, os baços acessórios podem ocorrer na cauda do pâncreas ou nos ligamentos suspensores do baço.

Sob circunstâncias normais, pode ser necessário confirmar que uma massa no quadrante superior esquerdo com achados ultra-sonográficos típicos de baços acessórios seja de fato um tecido esplênico funcionante. Por exemplo, em paciente com suspeita de tumor de células da ilhota do pâncreas, um baço acessório pode causar confusão diagnóstica. O melhor modo de documentar que uma lesão seja baço acessório é realizar uma cintilografia com colóide sulfúrico ou cintilografia com hemácias marcadas danificadas pelo calor.

CASO 95

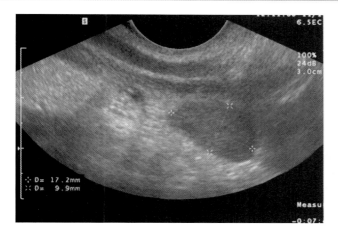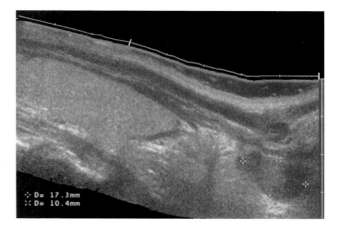

Corte longitudinal e imagem em campo estendido da região cervical em um paciente com hiperparatireoidismo após exploração cervical prévia.

1. O exame de imagem é útil em um paciente como esse?
2. Um nódulo lateral à artéria carótida é mais provavelmente um linfonodo ou um adenoma de paratireóide?
3. Qual a sensibilidade da ultra-sonografia para detectar essa anormalidade em pacientes submetidos à dissecção prévia da região cervical por hiperparatireoidismo?
4. Qual é a incidência dessa lesão?

CASO 96

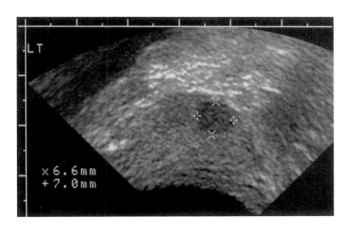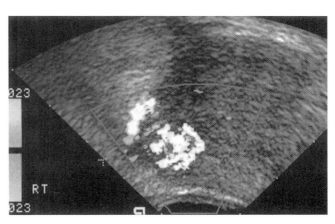

Corte sagital em escala de cinza da próstata lateral e corte transverso com Doppler colorido da próstata direita em dois pacientes.

1. Descreva as anormalidades.
2. Qual é a localização mais comum do câncer de próstata?
3. Onde se localiza a hiperplasia prostática benigna?
4. O câncer de próstata é mais freqüentemente hipo ou hiperecóico?

RESPOSTAS

CASO 95

Adenoma de Paratireóide Ectópico

1. A imagem é mais útil na localização de adenoma de paratireóide após exploração prévia da região cervical.

2. Os adenomas de paratireóide são quase sempre mediais à artéria carótida. Um nódulo visto lateralmente à carótida é muito mais provavelmente um linfonodo.

3. A sensibilidade é de 60 a 80%.

4. A incidência de nódulos ectópicos de paratireóide é de aproximadamente 10%.

Referência

DeFeo ML, Colagrande S, Bianini C, et al: Parathyroid glands: Combination of 99 m Tc MIBI scintigraphy and US for demonstration of parathyroid glands and nodules. *Radiology* 2000;214:393-402.

Referência cruzada

Ultrasound: THE REQUISITES, pp 452-454.

Comentário

Uma das importantes causas para a falha de cirurgia de paratireóides é a presença de adenoma ectópico. Há várias localizações ectópicas potenciais. Atrás da traquéia ou no suco traqueoesofágico, são localizações ectópicas comuns. Essas lesões podem ser mais bem visibilizadas pela varredura lateral e com o paciente com a cabeça virada para o lado oposto ao que está sendo examinado. Outros sítios ectópicos são na parte baixa do pescoço (como nesse caso) ou no mediastino. As lesões nesses locais podem ser um desafio para serem vistas, especialmente com um transdutor linear, o qual é geralmente usado para fazer a varredura do pescoço. Mudar para um transdutor setorial ou curvo pode permitir melhor flexibilidade na área supra-esternal. De fato, um transdutor transvaginal é uma escolha excelente para se olhar dentro do mediastino superior, porque ele tem uma área de cobertura muito pequena. Adenomas intratireoidianos são raros, mas ocorrem. Eles têm aparência e orientação similares aos outros adenomas de paratireóides e usualmente ocorrem na porção posterior da tireóide. Finalmente, os adenomas ectópicos podem ocorrer dentro da bainha carotídea tão alto como no nível da sua bifurcação.

A realização de exame de imagem pré-operatório em pacientes com hiperparatireoidismo é controversa. Cirurgiões experientes têm alta taxa de sucesso e baixa taxa de complicações, sem qualquer localização pré-operatória. Cirurgiões menos experientes podem freqüentemente se beneficiar da imagem pré-operatória, já que poderão ser feitas explorações unilaterais, e o tempo cirúrgico poderá ser reduzido. Por outro lado, mesmo cirurgiões de pescoço experientes se beneficiam da informação oferecida pela imagem pré-operatória em pacientes que têm hiperparatireoidismo recorrente ou persistente após exploração cervical prévia.

Outras modalidades usadas na identificação de adenomas de paratireóides incluem cintilografia, RM, TC, angiografia e amostra venosa. Na minha instituição, a combinação de ultra-sonografia e cintilografia com tecnécio-99 m *sestamibi* é o procedimento padrão para a imagem de pacientes com hiperparatireoidismo recorrente ou persistente.

CASO 96

Câncer de Próstata

1. A anormalidade na imagem em escala de cinza é um nódulo hipoecóico na zona periférica da próstata. A anormalidade no Doppler colorido é um nódulo hipervascular na zona periférica. Embora esses achados sejam inespecíficos, são muito típicos de câncer de próstata.

2. Setenta por cento dos carcinomas de próstata ocorrem na zona periférica.

3. A hipertrofia benigna ocorre na zona central.

4. O câncer de próstata é usualmente hipoecóico.

Referência

Choyke PL: Imaging of prostate cancer. *Abdom Imaging* 1995;20:505-515.

Referência cruzada

Ultrasound: THE REQUISITES, pp 458-460.

Comentário

O câncer de próstata é a neoplasia maligna mais comum em homens. Dez por cento dos homens americanos terão diagnóstico de câncer de próstata. Estudos de autópsias mostram que 20% dos homens nas idades entre 40 e 60, e 60% dos com mais de 80 anos têm câncer de próstata. Por isso, à medida que o rastreamento para o câncer de próstata torna-se mais universal, o número de novos casos diagnosticados aumentará. Embora o risco de morrer do câncer de próstata seja de apenas 2 a 3%, o tumor é tão comum que é, ainda, a segunda causa de morte em homens.

Os exames de rastreamento do câncer de próstata incluem o exame de toque retal e o antígeno prostático específico (PSA). A ultra-sonografia transretal é usada primariamente para guiar a biópsia das lesões palpadas no toque, das lesões visíveis na ultra-sonografia transretal ou de áreas aleatórias da próstata. A ultra-sonografia transretal é também usada para medir a próstata, de modo que o PSA ajustado para o volume (densidade do PSA) possa ser determinado. A ultra-sonografia transretal não é mais usada para rastrear pacientes com câncer.

A maioria dos carcinomas prostáticos é hipoecóica, mas apenas 20% das lesões hipoecóicas são câncer. O câncer isoecóico é também comum, logo as biópsias guiadas pelo ultra-som deveriam ser dirigidas em locais aleatórios (geralmente os terços superior, médio e inferior da glândula, bilateralmente) bem como em qualquer lesão visível.

CASO 97

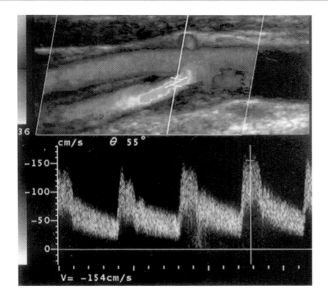
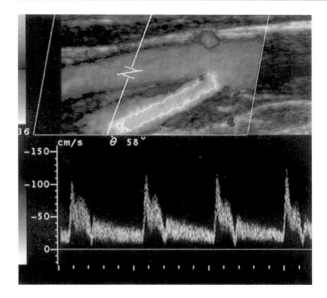

Cortes longitudinais de Doppler colorido e formatos de onda de Doppler pulsado da bifurcação carotídea. (Ver pranchas em cores.)

1. Identifique as artérias carótida interna e externa.
2. Ambos os vasos parecem normais?
3. Se esse paciente tivesse uma história de acidente isquêmico transitório, ele se beneficiaria de uma endarterectomia carotídea?
4. Qual é o local mais comum de formação de placa carotídea?

CASO 98

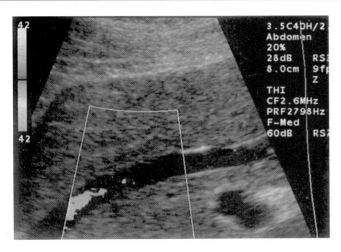
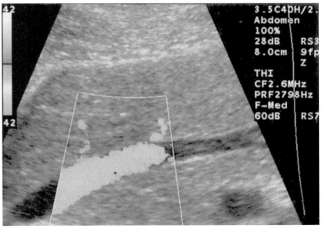

Cortes longitudinais de Doppler colorido da veia hepática esquerda. (Ver pranchas em cores.)

1. Por que o fluxo sangüíneo é mais bem visto na segunda imagem?
2. Por que o fígado aparece mais brilhante na segunda imagem?
3. Além do controle técnico responsável pela melhora da sensibilidade do Doppler na segunda imagem, quais são os outros dois controles mais importantes para aumentar a sensibilidade do Doppler?
4. Se todas as outras coisas são equivalentes, que parâmetro técnico deve ser ajustado primeiro para se tentar melhorar a sensibilidade do Doppler?

RESPOSTAS

CASO 97

Estenose de Baixo Grau da Artéria Carótida Interna

1. Nessas imagens, o vaso profundo é a artéria carótida interna e o vaso superficial é a carótida externa. O formato de onda da carótida interna tem pico sistólico mais amplo, com desaceleração mais gradual na diástole. O formato de onda da carótida externa tem menos fluxo diastólico.

2. A artéria carótida externa parece normal. Uma placa hipoecóica está presente na origem da artéria carótida interna.

3. O pico da velocidade de fluxo na artéria carótida interna é de 154 cm/s. Isso é elevado e indica estenose de 40 a 60% do diâmetro arterial. A endarterectomia está indicada para pacientes sintomáticos com estenose que exceda 70%.

4. A localização da placa nesse paciente é o local mais comum, na junção do bulbo carotídeo com a origem da artéria carótida interna no lado oposto à divisão do fluxo.

Referência

North American Symptomatic Carotid Endarterectomy Trial Colaborators: Beneficial effect of carotid endarterectomy in symptomatic patients with high-grade stenosis. *N Engl J Med* 1991;325:445-453.

Referência cruzada

Ultrasound: THE REQUISITES, pp 470-477.

Comentário

A imagem de Doppler das carótidas é usada como um meio não invasivo de detectar placas ateroscleróticas e estimar o grau de estenose determinada pela placa. A formação inicial da placa é detectada na imagem em escala de cinza como um mínimo espessamento da parede do vaso. Com alterações progressivas, o estreitamento luminal resultante pode ser visto tanto na imagem em escala de cinza como na imagem de Doppler colorido. Os aumentos de velocidade começam a ocorrer quando a estenose excede 40 a 50% do diâmetro da artéria. Com base nos resultados do estudo *North American Symptomatic Carotid Endarterectomy Trial*, pacientes com sintomas neurológicos se beneficiam da endarterectomia carotídea, se o diâmetro da estenose (determinada por uma arteriografia carotídea) for de 70% ou mais. Ao medir a lesão, é importante calcular a porcentagem de estenose com base na comparação do diâmetro do lúmen no local da estenose com aquele em um sítio distal em que o diâmetro seja normal.

Os critérios para a categorização da estenose carotídea não são uniformemente aceitos. Em geral, quanto maior a velocidade, maior a estenose. O Doppler colorido é geralmente muito útil em identificar o sítio do pico de velocidade, então a colocação de um volume-amostra de Doppler pulsado pode ser necessária. Nesse caso, uma área de ambigüidade é vista na origem da artéria carótida interna, indicando o local do jato de fluxo de alta velocidade. O formato de onda de Doppler pulsado com ângulo corrigido dessa área mostra o pico de velocidade sistólica de 154 cm/s. O ponto de corte da velocidade usado para indicar estenose maior de 70% é geralmente 200 cm/s ou maior.

CASO 98

O Efeito do Ajuste de Potência nas Imagens de Doppler Colorido

1. O ajuste de potência foi aumentado na segunda imagem.

2. Pela mesma razão. A potência ajustada afeta tanto a imagem colorida como a imagem em escala de cinza.

3. O ganho do Doppler e a escala do Doppler são dois controles básicos que afetam a sensibilidade da cor.

4. O ganho do Doppler, por não afetar a exposição do paciente nem aumentar o risco de ambigüidade.

Referência

Middleton WD: Color Doppler image optimization and interpretation. *Ultrasound Q* 1998;14:194-208.

Referência cruzada

Ultrasound: THE REQUISITES, pp 464-470.

Comentário

O ajuste da potência é um dos vários controles que afetarão a imagem colorida. Refere-se à força do pulso de ultra-som transmitido. Pulsos sonoros mais fortes ou mais potentes produzirão reflexões mais fortes, que são mais facilmente detectadas. A potência ajustada afeta tanto a imagem em escala de cinza como a imagem com Doppler colorido. Em geral, aumentar a potência melhora a sensibilidade do Doppler colorido. Isso pode ser muito importante em aplicações abdominais profundas, nas quais a atenuação do tecido enfraquece significativamente o sinal. Entretanto, o aumento da potência também aumenta a exposição do paciente e pode ocasionar numerosos artefatos. Conseqüentemente, níveis de potência devem ser mantidos tão baixo quanto possível, a fim de se obter a informação desejada.

Os dois outros controles básicos que afetam a sensibilidade do Doppler são o ganho e a escala do Doppler. O ganho do Doppler amplifica eletronicamente os sinais de Doppler recebidos por um transdutor. Isso também amplifica o ruído eletrônico. Conseqüentemente, ele pode ser aumentado até que seja produzida degradação da imagem pelo artefato cor-ruído. A sensibilidade do Doppler colorido também pode ser melhorada pela diminuição da escala de Doppler colorido. O sacrifício é que os artefatos de ambigüidade podem surgir em escalas baixas. Com a potência, o ganho colorido e escala de Doppler colorido, é válido notar que tentativas de melhorar a sensibilidade podem ter um efeito paradoxal, quando são ajustadas em níveis extremos.

CASO 99

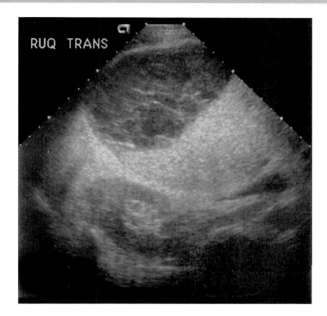
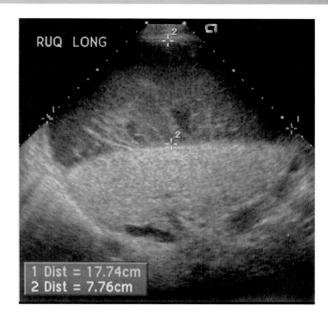

Cortes transversal e longitudinal do fígado.

1. Descreva a anormalidade.
2. Qual é o diagnóstico diferencial?
3. Dada a compressão do fígado, onde está provavelmente localizada a lesão?
4. Qual seria o diagnóstico se essa lesão contivesse refletores brilhantes com artefatos em anel invertido?

CASO 100

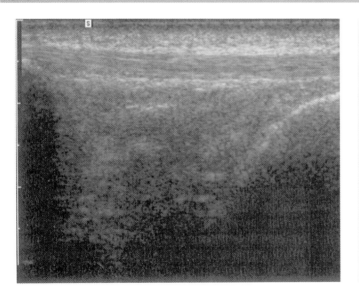
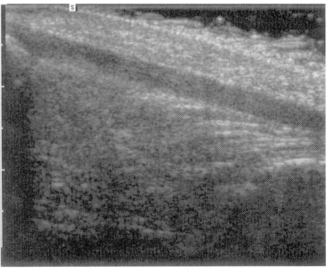

Cortes longitudinais do tendão patelar.

1. Que imagem mostra um tendão patelar normal?
2. Qual é o diagnóstico diferencial para tendão hipoecóico?
3. Os nervos são mais ou menos ecogênicos que os tendões?
4. O ultra-som demonstra as fibras internas dos tendões tão bem como a RM?

RESPOSTAS

CASO 99

Hematoma Hepático Subcapsular

1. A lesão é uma coleção líquida complexa com ecos de nível baixo e múltiplas septações internas.
2. O diagnóstico mais provável é hematoma. Outras considerações incluem abscesso e biloma.
3. A compressão do parênquima hepático sugere que o hematoma seja subcapsular.
4. Distinguir um abscesso ou um hematoma infectado de um simples hematoma é muito difícil. Artefatos anel invertido usualmente indicam gás, e a presença de gás é uma pista de que há organismos produtores de gás, permitindo assim o diagnóstico de infecção. Na ausência de gás, a aspiração do líquido é necessária, se existir uma preocupação clínica em relação à infecção.

Referência

VanSonnenberg E, Simeone JF, Mueller PR, et al: Sonographic appearance of hematoma in liver, spleen and kidney: A clinical, pathologic and animal study. *Radiology* 1983;147:507-510.

Referência cruzada

Ultrasound: THE REQUISITES, pp 106-109.

Comentário

Os hematomas têm uma variedade de aparências ultra-sonográficas dependentes primariamente do seu tempo de evolução. No estágio agudo, eles costumam aparecer como uma coleção complexa com componentes sólidos e císticos. Se a proporção de coágulos predominar sobre a proporção de soro, então o hematoma poderá simular uma massa sólida. Com o tempo, a porção coagulada do hematoma é lisada, e a coleção torna-se mais liquefeita. Nesse estágio, a ultra-sonografia mostra uma coleção líquida complexa, geralmente com alguma combinação de septações, membranas fibrosas internas e níveis líquido/líquido. Finalmente, a maioria dos hematomas se liquefaz completamente e estes aparecem inteiramente císticos na ultra-sonografia. O tempo de evolução dessas alterações ultra-sonográficas varia muito de paciente para paciente. Isso costuma levar cerca de semanas. Nesse caso, o hematoma estava no espaço subcapsular e foi causado por uma biópsia hepática. O trauma é a outra causa mais comum de hematoma subcapsular.

Os hematomas devem ser considerados quando uma coleção líquida complexa for identificada ultra-sonograficamente. Um abscesso deve também ser incluído no diagnóstico diferencial. Outras coleções líquidas devem ser consideradas, dependendo do órgão envolvido. No caso do fígado, um biloma é outra consideração. Se essa coleção estava adjacente ao rim, um urinoma seria uma possibilidade.

CASO 100

Anisotropia do Tendão Normal

1. O tendão patelar está normal em ambas as imagens. De fato, é o mesmo tendão visto uma vez com o eixo longo paralelo ao transdutor e novamente com o eixo longo angulado em relação ao transdutor.
2. A diminuição da ecogenicidade em um tendão pode indicar tendinite ou ruptura parcial, ou pode ser devida à anisotropia.
3. Quando observados a 90 graus, os tendões são mais ecogênicos que os nervos.
4. O ultra-som mostra as fibras internas dos tendões melhor que a RM.

Referência

Martinoli C, Bianchi S, Derchi LE: Tendon and nerve sonography. *Radiol Clin North Am* 1999;37:691-711.

Referência cruzada

Ultrasound: THE REQUISITES, p 455.

Comentário

A ultra-sonografia mostra a arquitetura interna dos tendões melhor que qualquer outra modalidade. Quando observados de modo que a onda sonora reflita no tendão em um ângulo de 90 graus, as interfaces entre o colágeno do tendão e o septo endotendíneo interno produzem fortes reflexões especulares. Isso resulta em aparência de brilhantes refletores lineares, paralelos, pouco espaçados dentro da substância do tendão. Quando os tendões são vistos em menos de 90 graus, os refletores internos não mais agem como refletores especulares, e o tendão torna-se hipoecóico, e o padrão fibrilar interno não é mais visto. Esse efeito (ecogenicidade variável dependente da orientação relativa do transdutor e do tendão) é referido como anisotropia. A anisotropia está presente em muitas partes do corpo, mas é particularmente proeminente nos tendões.

Sob a maioria das circunstâncias, os tendões deveriam ser examinados a 90 graus de forma que o padrão fibrilar interno fosse visível. Entretanto, quando os tendões são circundados por tecido ecogênico como gordura, pode ser útil angular de propósito o transdutor para o tendão aparecer hipoecóico e para aumentar o contraste entre o tendão e os tecidos peritendinosos. Além disso, lesões ecogênicas e interfaces intratendinosas anormais são ocasionalmente mais bem vistas quando se faz com que o próprio tendão apareça hipoecóico de propósito examinando-se com ângulos menores que 90 graus.

CASO 101

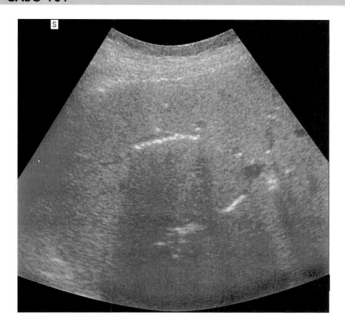
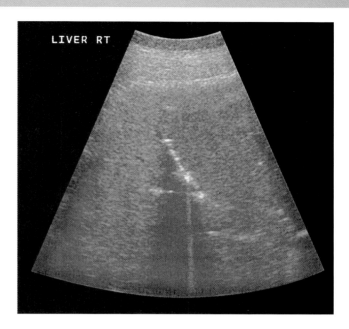

Duas imagens do fígado.

1. Descreva a anormalidade.
2. Qual é a causa mais comum dessa anormalidade?
3. O que você consideraria se esse achado estivesse associado a dilatação de alças de intestino delgado?
4. Essa anormalidade é mais freqüentemente vista no lobo direito ou no esquerdo?

CASO 102

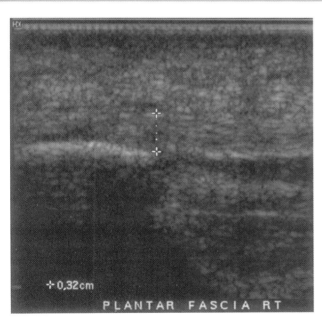
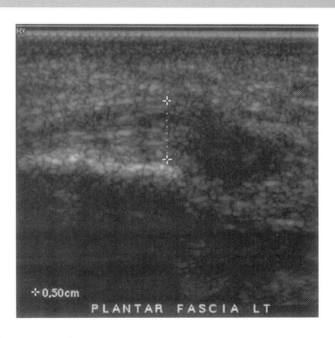

Corte longitudinal da fáscia plantar de ambos os pés.

1. Que lado está anormal?
2. Que sintomas esse paciente deve ter?
3. A imagem é necessária para fazer esse diagnóstico?
4. Qual é a etiologia?

RESPOSTAS

CASO 101

Ar Intrabiliar

1. Ambas as imagens mostram estruturas ramificadas lineares e brilhantes no fígado. A segunda imagem mostra um artefato de anel invertido tênue originando-se de uma dessas estruturas.
2. O ar na via biliar é mais freqüentemente causado por *stents* (dispositivo para manter orifício) e por anastomoses cirúrgicas entre o ducto biliar e o intestino.
3. O ar na via biliar e uma obstrução do intestino delgado devem levantar a possibilidade de íleo biliar.
4. O ar na via biliar tende a mover-se para áreas não pendentes do fígado. Conseqüentemente é visto no lobo esquerdo do fígado, quando os pacientes estão deitados, e no lobo direito, quando os pacientes ficam em decúbito lateral esquerdo. Essa regra é freqüentemente quebrada porque o livre movimento de ar é limitado.

Referência

Middleton WD: The bile ducts. In Goldberg BB (ed): *Diagnostic Ultrasound*. Baltimore, Williams & Wilkins, 1993, pp 146-172.

Referência cruzada

Ultrasound: THE REQUISITES, pp 61-63.

Comentário

O gás na via biliar é um achado comum seguindo várias manipulações dos ductos biliares. As anastomoses biliodigestivas e os *stents* biliares são provavelmente as fontes mais comuns de gás na via biliar. A esfincterectomia endoscópica é outra causa comum. As fístulas bilioentéricas também podem causar a presença de gás na via biliar, mas são muito menos comuns. A erosão de um cálculo através da vesícula biliar (ou, menos freqüentemente, através do ducto biliar) para o intestino (usualmente o duodeno) é a causa mais comum de fístula bilioentérica. A erosão de uma úlcera duodenal ou pilórica para a via biliar ou vesícula biliar é outra causa de fístula.

Na ultra-sonografia, o ar na via biliar aparece como reflexão brilhante no lúmen dos ductos biliares. Assim como o gás em outro local, freqüentemente, causa artefatos em anel invertido. Isso é em geral mais proeminente nas porções não pendentes da árvore biliar. O gás pode ser visto no ducto comum, mas esse fenômeno é menos comum que nos ductos intra-hepáticos.

O diagnóstico diferencial de pneumobilia inclui cálculos no ducto biliar intra-hepático, gás na veia porta e artérias hepáticas calcificadas. Os cálculos intra-hepáticos são geralmente menos ecogênicos que o ar e não provocam artefatos em anel invertido. Além disso, os cálculos no ducto intra-hepático são em geral imóveis e não predominam na porção não pendente do fígado. O ar na veia porta pode ser confundido com ar biliar, quando estiver confinado às veias portas intra-hepáticas periféricas. Nesses casos, o exame mais cuidadoso em escala de cinza das veias portas mais centrais freqüentemente mostra bolhas móveis suspensas no lúmen da veia. A análise do formato da onda de Doppler pulsado também pode mostrar picos característicos na forma de onda venosa, que são indicativos de ar na veia porta. A calcificação da artéria hepática pode ser tão brilhante como o ar, mas é imóvel, não produz artefatos em anel invertido e não predomina na porção não pendente do fígado. Quando ainda há dúvida, radiografias abdominais podem auxiliar na diferenciação entre ar na via biliar e outras entidades mencionadas aqui.

CASO 102

Fasciite Plantar

1. A segunda imagem, mostrando a fáscia plantar mais espessa, é anormal.
2. Os sintomas comuns são dor no calcanhar inferior e sensibilidade que piora com a atividade prolongada.
3. Em geral, o diagnóstico é feito com base na avaliação clínica, e a imagem não é necessária.
4. A etiologia está relacionada a microtraumas de repetição.

Referência

Cardinal E, Chhem RK, Beauregard CG, et al: Plantar fasciitis: Sonographic evaluation. *Radiology* 1996;201:257-259.

Referência cruzada

Ultrasound: THE REQUISITES, pp 455-456.

Comentário

A fasciite plantar é a causa mais comum de dor no calcanhar inferior. Ocorre mais comumente como resultado de microtraumas repetitivos em atletas envolvidos com atividades como corrida, dança, tênis e basquetebol. Pode afetar até 10% dos atletas de corrida, mas também pode ocorrer em não atletas. Pode ser exacerbada por carregamento de peso prolongado e obesidade. Condições reumatológicas como a artrite reumatóide, o lúpus eritematoso sistêmico, a doença de Reiter e a espondilite anquilosante podem também causar fasciite plantar.

Na maior parte dos casos, o diagnóstico pode ser feito com base na história clínica e no exame físico. Em casos atípicos, a ultra-sonografia pode ser muito útil. Os achados ultra-sonográficos são espessamento e, em alguns casos, diminuição da ecogenicidade da fáscia. Em quase todos os casos, a fáscia está espessada proximalmente ao local da inserção do calcâneo. Quando os sintomas são unilaterais, o lado assintomático deve ser usado como parâmetro de comparação da espessura e da ecogenicidade da fáscia plantar. Quando os sintomas são bilaterais, estudos têm mostrado que 4 mm é um limite superior da normalidade adequado para a espessura da fáscia plantar.

CASO 103

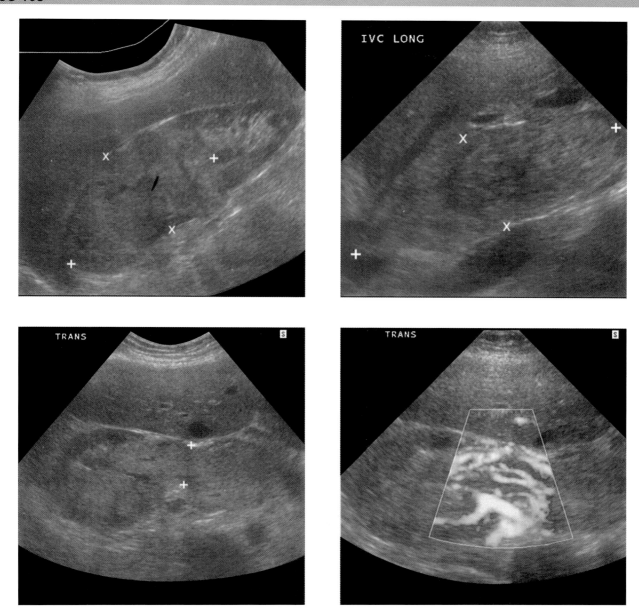

Imagens em escala de cinza do rim direito, da veia cava inferior, da veia renal direita e imagem em *power*-Doppler da veia renal direita.

1. Descreva as anormalidades.
2. Qual é a etiologia mais provável dessas anormalidades?
3. Quanto isso é comum?
4. O ultra-som é um bom meio de se avaliar essa condição?

CASO 103

Trombo Tumoral da Veia Renal e da Veia Cava Inferior

1. Uma massa de partes moles está substituindo todo o pólo superior do rim direito. O tecido mole estende-se do rim direito em direção à veia renal e à veia cava inferior acentuadamente distendidas. A detecção da vascularização interna ao Doppler confirma que esse tumor é um trombo.
2. O carcinoma de células renais é quase sempre a causa de trombo tumoral na veia renal.
3. Estimativas tradicionais indicam que a invasão da veia renal ocorre em até 20% dos pacientes com carcinoma de células renais, e a invasão da veia cava inferior ocorre em até 10% dos pacientes. Contudo, a maioria dos carcinomas de células renais é agora detectada como massas incidentais em pacientes que se submetem a TC ou ultra-som por outras razões, e a invasão venosa é muito menos comum nesse grupo de pacientes.
4. O ultra-som é provavelmente similar a TC e a RM na detecção de trombo tumoral clinicamente significativo e na determinação da extensão em pacientes com carcinoma de células renais.

Referências

Bechtold RE, Zagoria RJ: Imaging approach to staging of renal cell carcinoma. *Urol Clin North Am* 1997;24:507-522.

Schwerk WB, Schwerk WN, Rodeck G: Venous renal tumor extension: A prospective US evaluation. *Radiology* 1985;156:491-495.

Referência cruzada

Ultrasound: THE REQUISITES, p 92.

Comentário

O carcinoma de células renais é a neoplasia renal mais comum. A sobrevida está diretamente relacionada com o estágio e o grau do tumor. A quimioterapia e a radioterapia têm pouco efeito sobre o carcinoma de células renais, por isso a cirurgia é a única terapia efetiva no presente momento. A imagem é fundamental na avaliação pré-operatória desses pacientes porque determina a abordagem cirúrgica e o prognóstico em pacientes que não podem se candidatar a cirurgia. O sistema de estadiamento mais comum usado para o carcinoma de células renais é o sistema Robson. Nesse sistema, a doença no estágio I é um tumor confinado à cápsula renal. O estágio II é um tumor que invadiu a gordura perinefrética. A invasão da veia renal ou da veia cava inferior indica doença no estágio IIIA. A doença no estágio IIIB inclui metástases em linfonodos regionais. O estágio IIIC combina metástases linfonodais e venosas. A invasão direta de órgãos adjacentes indica o estágio IVA, e metástases a distância indicam estágio IVB.

Esse caso demonstra doença estágio IIIA, com invasão da veia renal e da veia cava inferior. É muito incomum que tumores menores que 4 cm invadam as veias. Na maioria dos casos, o tumor simplesmente cresce na luz do vaso, mas não invade a sua parede. É interessante que o prognóstico seja similar para a doença no estágio IIIA e para tumor confinado ao rim. De fato, o prognóstico é largamente independente da extensão do envolvimento da veia cava inferior. Entretanto, é muito importante detectar e quantificar o envolvimento venoso porque isso dita a abordagem cirúrgica. Se o tumor estende-se na veia cava supradiafragmática, então um acesso toracoabdominal combinado é necessário, e um *bypass* (*shunt* ou derivação) cardiopulmonar deve estar disponível. A relação do tumor com os vasos hepáticos também é importante, pois a veia cava inferior pode ser clampeada abaixo do nível das veias hepáticas, caso não haja trombo tumoral naquele nível.

Na maioria dos pacientes, o ultra-som é muito bom na detecção de trombo na veia cava inferior e na identificação da extensão superior. A detecção de envolvimento da veia renal também é possível geralmente, com a sensibilidade dependendo da extensão do envolvimento venoso. A TC ou a RM são quase sempre usadas para estadiar pacientes com carcinoma de células renais, e ambos os exames são complementares ao ultra-som na avaliação do estado das veias renais e da cava inferior. Em alguns pacientes, os artefatos relacionados ao fluxo e a outros problemas podem tornar difícil a interpretação da invasão venosa e da cava inferior pela TC ou RM. Nessas situações, o ultra-som é excelente instrumento para solucionar o problema.

Em muitos casos, incluindo um deles mostrado aqui, a vascularização do trombo tumoral pode ser documentado com o Doppler colorido ou *power*-Doppler. Isso distingue o trombo tumoral de trombos benignos. Note que a incapacidade de se detectar fluxo intratumoral não exclui a possibilidade de trombo tumoral. Também note que trombo venoso frente a um quadro de carcinoma de células renais é quase sempre trombo tumoral.

CASO 104

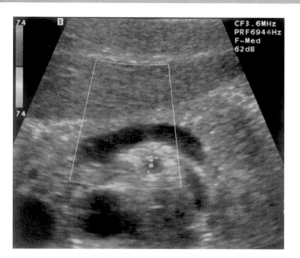
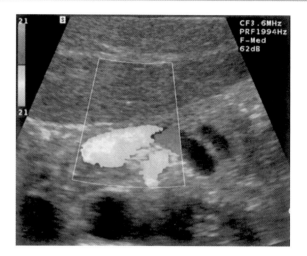

Cortes transversais em Doppler colorido da confluência portoesplênica e da artéria mesentérica superior. (Ver pranchas em cores.)

1. Por que o fluxo sangüíneo não está demonstrado nos vasos na primeira imagem?
2. O que significa PRF?
3. A PRF é dependente do ganho do Doppler?
4. A PRF é dependente da profundidade da imagem?

CASO 105

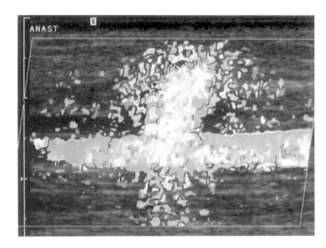
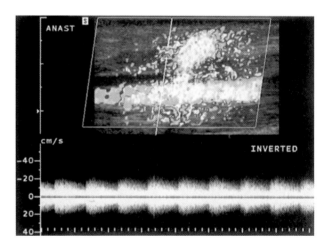

Imagem de Doppler colorido e formato de onda de Doppler pulsado obtidos na região da anastomose da fístula arteriovenosa. (Ver pranchas em cores.)

1. Descreva a anormalidade mostrada na imagem Doppler colorida.
2. Descreva a anormalidade mostrada no formato de onda do Doppler.
3. Qual é a explicação para esses achados?
4. Que processos patológicos podem produzir esses achados?

RESPOSTAS

CASO 104

Efeito da Escala do Doppler na Sensibilidade Doppler

1. O fluxo sangüíneo é pobremente visto na primeira imagem porque a escala do Doppler é muito alta (± 74 cm/s). A escala foi ajustada na segunda imagem para nível mais apropriado (± 21 cm/s).

2. A PRF (*pulse repetition freqüency*) significa freqüência de repetição do pulso e determina a escala do Doppler.

3. A PRF é independente do ganho do Doppler.

4. Campos mais profundos de visão exigem intervalo de tempo mais longo entre os pulsos sonoros porque cada pulso deve percorrer um caminho mais longo. Conseqüentemente, a PRF cai à medida que o campo de visão se aprofunda.

Referência

Middleton WD: Color Doppler image optimization and interpretation. *Ultrasound Q* 1998;14:194-208.

Referência cruzada

Ultrasound: THE REQUISITES, pp 464-470.

Comentário

Alguns parâmetros de ajuste pelo usuário estão disponíveis para otimizar as imagens de Doppler colorido. A mais básica é o ganho colorido. Este é simplesmente um receptor terminal amplificador do sinal colorido. Na maioria das situações, o ganho colorido deve ser aumentado para um valor máximo imediatamente anterior ao ponto em que o ruído randômico colorido começa a aparecer nos espaços não vasculares. O ganho colorido afeta apenas a porção colorida da imagem e não afeta a escala de cinza de fundo ou o formato de onda de Doppler pulsado.

A PRF refere-se ao número de pulsos sonoros transmitidos por segundo. A PRF determina a magnitude da escala do Doppler. Escalas mais altas são produzidas por PRFs mais altas, enquanto escalas mais baixas são produzidas por PRFs mais baixas. A vantagem de uma PRF baixa (baixa escala) é a melhora da sensibilidade ao fluxo sangüíneo de baixa velocidade. A vantagem da PRF alta (alta escala) é mostrar o fluxo de alta velocidade sem ambigüidade. Na maioria dos equipamentos, existe um controle rotulado como *escala do Doppler* que varia a PRF e assim ajusta a escala do Doppler. A PRF é geralmente mostrada com o resto da informação técnica na imagem. Nessas imagens, a PRF é 6944 e 1994 pulsos por segundo.

Outro meio de melhorar a sensibilidade é aumentar o número de pulsos sonoros usados para gerar cada linha individual da informação do Doppler colorido. Esse controle tem sido referido como "tempo prolongado" ou "comprimento total" ou "sensibilidade colorida". Se mais pulsos são usados para cada linha na imagem de Doppler colorido, então levará mais tempo para gerar cada imagem individual em Doppler colorido. Conseqüentemente, o balanço desses fatores resulta em taxa mais baixa de composição de imagens. Em algumas situações em que o movimento de fundo é limitado (tal como em exames da região cervical ou dos membros), uma taxa de imagens mais baixa é aceitável. Entretanto, em outras situações, o movimento de fundo exige taxa mais alta (exames cardíacos, abdominais e obstétricos) e conseqüentemente há um limite prático ao número de pulsos que podem ser usados para gerar cada linha do Doppler colorido.

CASO 105

Vibração do Tecido

1. A imagem de Doppler colorido mostra indicação de cores focal e randômica nos tecidos ao redor dos vasos.

2. O formato de onda do Doppler mostra um sinal de Doppler forte, mas de baixa freqüência, simetricamente mostrado acima e abaixo da linha de base.

3. Ambos os achados são típicos da vibração das partes moles.

4. A vibração dos tecidos moles é causada pelo fluxo turbulento nos vasos. Geralmente este está associado a estenose, aneurisma ou fístula arteriovenosa.

Referência

Middleton WD, Erickson S, Melson GL: Perivascular color artifact: Pathologic significance and appearance on color Doppler US imaging. *Radiology* 1989;171:647-652.

Referência cruzada

Ultrasound: THE REQUISITES, pp 64-65.

Comentário

Em situações em que a velocidade do fluxo é extremamente alta ou quando o fluxo é extremamente desorganizado, a turbulência pode ocorrer. A turbulência causa flutuações da pressão na luz do vaso. As flutuações da pressão fazem com que a parede do vaso vibre. Se a vibração da parede do vaso for forte o suficiente, as vibrações são transmitidas aos tecidos moles adjacentes. Essa vibração nos tecidos moles perivasculares pode ser auscultada com um estetoscópio, como um sopro. Quando grave, pode ser palpada, como uma vibração.

As vibrações nos tecidos podem também ser detectadas nos exames de Doppler. Como o movimento produz mudança na freqüência do Doppler, a movimentação vibratória em vaivém dos tecidos moles refletores é reconhecida como um sinal de Doppler e mostrada como um sinal colorido vermelho e azul espalhado aleatoriamente, centrado por volta do vaso anormal. O efeito do pico é durante a sístole, quando as velocidades são as maiores. Durante a diástole, o artefato perivascular regride significativamente. Em um formato de onda de Doppler pulsado, o sinal dos tecidos moles vibrantes é simétrico acima e abaixo da linha de base, porque as reflexões dos tecidos moles estão indo e vindo. Além disso, o sinal é forte porque as reflexões das interfaces dos tecidos moles são mais fortes que as reflexões das hemácias. Por outro lado, uma vez que a velocidade de movimento vibratório é baixa, o tamanho do sinal do Doppler pulsado é baixo.

CASO 106

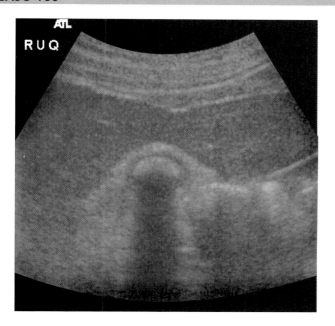
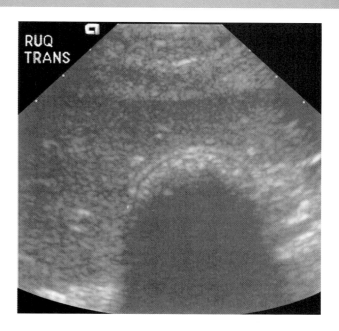

Cortes transversais de duas vesículas biliares.

1. Descreva o achado anormal nessas imagens.
2. Qual é o diagnóstico?
3. Qual a probabilidade dessa anormalidade ser detectada pela TC?
4. Qual a probabilidade dessa anormalidade ser detectada em uma radiografia de abdome?

CASO 107

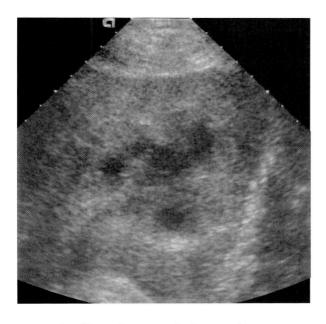
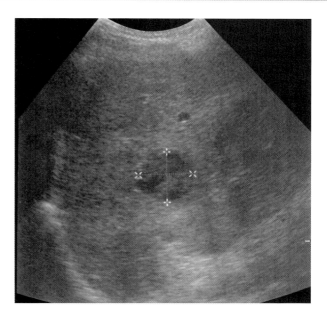

Imagens do fígado em dois pacientes.

1. Descreva a anormalidade nesses dois pacientes.
2. O que deve ser incluído no diagnóstico diferencial?
3. Essa lesão é mais fácil de ser diagnosticada com TC ou com ultra-som?
4. Que lesão hepática preenchida por líquido freqüentemente aparece sólida na ultra-sonografia?

RESPOSTAS

CASO 106

Complexo Parede-Eco-Sombra

1. O achado é um refletor curvilíneo com uma sombra densa posterior (o eco e a sombra) e uma camada mais superficial hipoecóica (a parede).
2. O achado indica vesícula biliar contraída e cheia de cálculos.
3. A sensibilidade da TC em detectar cálculos biliares é menor que 80%.
4. A sensibilidade da radiografia em detectar cálculos biliares é de 15%.

Referência

Ryubicki FJ: The WES sign. *Radiology* 2000;214:881-882.

Referência cruzada

Ultrasound: THE REQUISITES, pp 38-40.

Comentário

O ultra-som é usado em muitas situações porque é mais barato, mais facilmente disponível ou mais seguro que outras modalidades alternativas de imagem. Quando é o caso de cálculos biliares, o ultra-som é usado simplesmente porque é melhor que as modalidades alternativas. Entretanto, a fim de manter alta sensibilidade, é importante detectar cálculos além daqueles que aparecem como as clássicas estruturas ecogênicas, com sombra, móveis, na luz da vesícula biliar cheia de bile. Uma situação em que os cálculos não têm a aparência clássica é quando preenchem completamente a luz da vesícula. Nessa situação, a vesícula não mais aparece como uma estrutura cheia de líquido (isto é, cheia de bile) e, conseqüentemente, é muito mais difícil de ser identificada. Pelo contrário, uma vesícula biliar cheia de cálculos aparece como uma estrutura ecogênica com sombra posterior. O problema então é distinguir a vesícula cheia de cálculos, ecogênica e com sombra de múltiplas alças intestinais cheias de gás, também ecogênicas e com sombra.

Um meio de distinguir essas duas entidades é o complexo parede-eco-sombra que está demonstrado nesse caso. Esse sinal consiste de uma camada hipoecóica (a parede da vesícula), uma camada hiperecóica (a margem anterior dos cálculos) e uma sombra. O complexo parede-eco-sombra é visto em muitas, mas não em todas, vesículas biliares cheias de cálculos. Entretanto, é muito incomum ver um complexo parede-eco-sombra em alças intestinais cheias de gás. Um outro fator que ajuda nessa distinção é a natureza da sombra. Os cálculos usualmente produzem uma sombra limpa, bem definida. O gás, por outro lado, produz sombra suja, menos bem definida. Finalmente, a localização é também útil porque a vesícula biliar está quase sempre localizada adjacente à fissura interlobar, entre os lobos esquerdo e direito do fígado.

CASO 107

Abscesso Hepático

1. Ambas as imagens mostram lesões hipoecóicas com reforço acústico posterior.
2. O diagnóstico diferencial é amplo. O reforço acústico posterior sugere que as lesões sejam cheias de líquido, e isso torna um abscesso e um hematoma possibilidades diagnósticas. Lesões sólidas podem também estar associadas a algum grau de reforço posterior, então a doença metastática e o carcinoma hepatocelular também são considerações.
3. Os abscessos hepáticos freqüentemente aparecem de forma mais característica na TC do que no ultra-som.
4. Os abscessos podem aparecer sólidos no ultra-som.

Referência

Singh Y, Winic AB, Tabbara SO: Resident's teaching files: Multifoculated cystic liver lesions: Radiologic-pathologic differential diagnosis. *Radiographics* 1997;17:219-224.

Referência cruzada

Ultrasound: THE REQUISITES, pp 14-16.

Comentário

As lesões mostradas nesse caso são heterogêneas mas predominantemente hipoecóicas. O reforço da transmissão sugere que a lesão seja composta de líquido. Sua aparência ultra-sonográfica é mais consistente com uma coleção líquida complexa, tal como hematoma ou abscesso. Não é possível distinguir essas duas anormalidades com a ultra-sonografia. Em um caso como esse, a história clínica é fundamental. Esses pacientes tinham febre e leucocitose, e em ambos subseqüentemente foi demonstrado um abscesso, quando o líquido foi drenado percutaneamente.

Os bacilos gram-negativos são as causas mais comuns de abscessos hepáticos piogênicos. A *Escherichia coli* é a mais freqüente. Até 50% dos abscessos são anaeróbios ou mistos, aeróbios e anaeróbios. Eles usualmente ocorrem em um quadro de doença inflamatória ou infecciosa do intestino, do trato biliar ou dos órgãos adjacentes ou são devidos a trauma ou septicemia.

As metástases hepáticas geralmente aparecem como massas sólidas e tipicamente têm aparência em alvo ou são hipoecóicas. Algumas metástases podem ter componentes císticos e então simular um hematoma ou um abscesso. Se os pacientes nesse caso tivessem história prévia de doença maligna, então a doença metastática do fígado seria uma consideração. O carcinoma hepatocelular é geralmente inteiramente sólido, mas pode demonstrar reforço acústico posterior e, em um quadro clínico compatível, seria uma consideração.

CASO 108

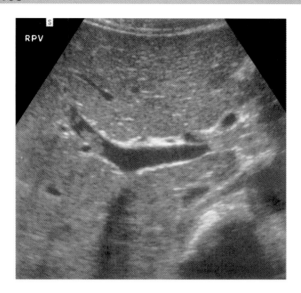
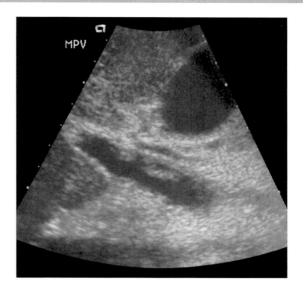

Imagens do lobo direito do fígado e da porta hepática em dois pacientes.
1. Descreva os achados anormais.
2. Qual é a velocidade normal do fluxo sangüíneo na veia porta?
3. Qual é a sensibilidade do Doppler colorido na detecção da anormalidade mostrada nesse caso?
4. Que tipo de condições predispõem os pacientes a essa anormalidade?

CASO 109

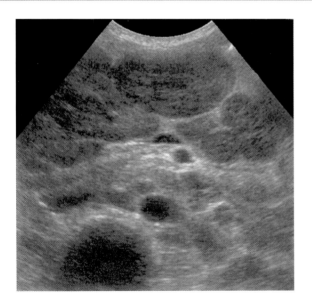
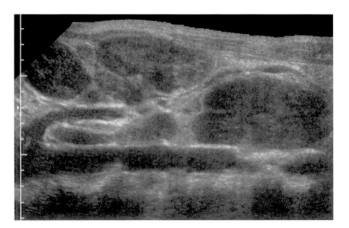

Corte transversal e corte longitudinal em campo de visão estendido do abdome médio.
1. Qual é a anormalidade demonstrada nesse paciente?
2. Quais são as duas condições mais prováveis?
3. Se você estivesse realizando uma biópsia nesse paciente, em que a amostra da biópsia deveria ser armazenada?
4. A presença de liquefação central afetaria a sua interpretação?

RESPOSTAS

CASO 108

Trombose da Veia Porta

1. Ambas as imagens mostram material localizado na luz da veia porta, o que é típico de trombose não obstrutiva.
2. A velocidade de fluxo normal na veia porta é de aproximadamente 20 cm/s.
3. O ultra-som com Doppler colorido é muito sensível para a trombose da veia porta e é um estudo inicial apropriado em pacientes com suspeita de apresentarem esse diagnóstico.
4. Os estados de hipercoagulabilidade de qualquer tipo, doença metástica, condições inflamatórias ou infecciosas abdominais, trauma e gravidez predispõem os pacientes à trombose da veia porta.

Referência

Tessler FN, Gehring BJ, Gomes AS, et al: Diagnosis of portal vein thrombosis: Value of color Doppler imaging. *AJR Am J Roentgenol* 1991;157:293-296.

Referência cruzada

Ultrasound: THE REQUISITES, pp 23-25.

Comentário

A trombose da veia porta pode aparecer hiperecóica, isoecóica, hipoecóica ou anecóica. Quando o trombo é claramente visto na ultra-sonografia em escala de cinza, o diagnóstico é fácil. Entretanto, o trombo hipoecóico ou anecóico pode ser difícil de ser distinguido dos ecos artificiais de baixo nível, os quais são vistos freqüentemente na veia porta. Nesses casos, o Doppler colorido é importante para estabelecer o diagnóstico. Com o trombo oclusivo, nenhum fluxo é detectável no segmento afetado da veia porta. Com o trombo não oclusivo, um fluxo desprezível está presente no segmento afetado.

Uma limitação do Doppler colorido é que a veia porta patente pode ter fluxo muito baixo, que não pode ser detectado com o Doppler colorido. Conseqüentemente, sempre que o diagnóstico de trombose da veia porta estiver sendo tomado em consideração, baseado na falta de fluxo detectável, mas o trombo não for confirmado na imagem em escala de cinza, a possibilidade de fluxo lento deve também ser considerada. Deve ser dada atenção aos parâmetros técnicos que afetam a sensibilidade do Doppler de modo que a detecção do fluxo lento seja maximizada. Como o fluxo da veia porta aumenta após a refeição, exames pós-prandiais podem ajudar na detecção de fluxo lento da veia porta. Se o fluxo permanecer indetectável apesar dessas manobras, a trombose da veia porta provavelmente estará presente. Entretanto, o fluxo lento permanece como uma possibilidade, e outros exames devem ser obtidos para ajudar a fazer essa distinção. O Doppler contrastado deveria também ajudar nessa distinção. Uma outra armadilha do Doppler colorido é que ele pode obscurecer o trombo focal não-obstrutivo, que pode ser visto facilmente na imagem em escala de cinza isoladamente.

CASO 109

Linfoma

1. Ambas as imagens mostram múltiplas massas sólidas hipoecóicas ao redor dos vasos mesentéricos e da aorta e veia cava. Isso é típico de linfoadenopatia.
2. Linfoma e doença metastática são as considerações primárias para esse grau de linfoadenopatia.
3. Sempre que o linfoma for uma consideração, as amostras da biópsia devem ser colocadas em solução fisiológica (em vez de formol) para que assim a citometria do fluxo possa ser realizada. Isso é necessário para subcategorizar o tipo de linfoma.
4. Embora ocorra, é incomum ver áreas liquefeitas no linfoma.

Referências

Fisher AJ, Paulson EK, Sheafor DH, et al: Small lymph nodes of the abdomen, pelvis and retroperitoneum: Usefulness of sonographically guided biopsy. *Radiology* 1997;205:185-190.

Jing BS: Diagnostic imaging of abdominal and pelvic lymph nodes in lymphoma. *Radiol Clin North Am* 1990;28:801-831.

Referência cruzada

Genitourinary Radiology: THE REQUISITES, p 181.

Comentário

O diagnóstico diferencial da linfoadenomegalia abdominal é similar ao da linfoadenomegalia em qualquer outro lugar do corpo. Condições inflamatórias e infecciosas devem ser consideradas porque são a causa mais comum. A sarcoidose é uma causa freqüentemente esquecida de linfoadenomegalia abdominal. Linfoma e doença metastática também devem ser considerados, especialmente quando os linfonodos são tão grandes como os mostrados nesse caso. A linfoadenomegalia retroperitoneal e periportal é muito inespecífica, mas a linfoadenopatia grosseira no mesentério é geralmente devida ao linfoma não-Hodgkin.

A linfoadenomegalia abdominal é freqüentemente super-diagnosticada na ultra-sonografia. Isso ocorre provavelmente porque os linfonodos aumentados são geralmente isoecóicos quando comparados com órgãos abdominais. Eles devem ser reconhecidos como massas arredondadas ou ovóides separadas dos órgãos sólidos e do intestino. No retroperitônio e no mesentério, os linfonodos são mais bem vistos quando as estruturas sobrejacentes são comprimidas pela pressão do transdutor. A compressão também é crítica na realização de biópsias guiadas pelo ultra-som, o qual permite biopsiar mesmo pequenos linfonodos.

CASO 110

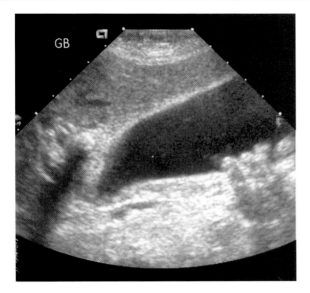
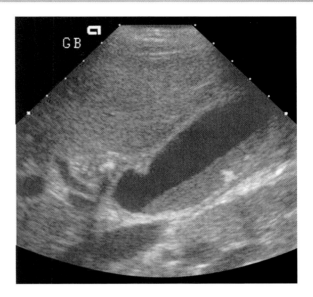

Cortes longitudinais da vesícula biliar de dois pacientes.

1. O que é incomum a respeito de ambos os pacientes?
2. Quais são as causas de ultra-som falso negativo na detecção de cálculos biliares?
3. Qual é o valor preditivo positivo do ultra-som no diagnóstico de cálculos biliares?
4. A colecintilografia seria útil nesses pacientes?

CASO 111

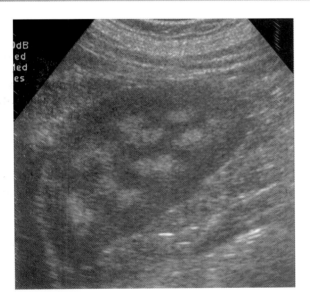
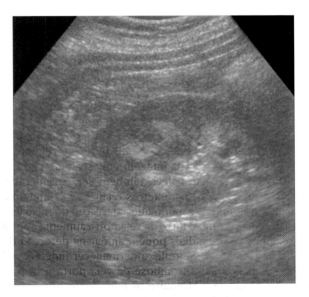

Cortes longitudinal e transversal do rim direito. O rim esquerdo tinha aparência similar.

1. Descreva a anormalidade.
2. Esta é uma forma leve ou grave da doença?
3. Quais são as três etiologias mais comuns dessa condição?
4. O que você esperaria ver na radiografia abdominal?

RESPOSTAS

CASO 110

Cálculos Impactados no Colo da Vesícula Biliar

1. Ambos os pacientes têm cálculos e/ou lama depositada na porção pendente da vesícula biliar. Além disso, ambos têm cálculos impactados na junção do colo da vesícula biliar com o ducto cístico.

2. Vesícula biliar contraída, gás intestinal no quadrante superior direito, cálculos muito pequenos, obesidade, imobilidade do paciente e cálculos no colo da vesícula biliar podem ser causas de resultados falsos negativos no exame de ultra-som.

3. Quase nada pode simular um cálculo biliar. Conseqüentemente, o valor preditivo positivo é próximo de 100%.

4. A colecintilografia é útil, quando os achados ultra-sonográficos são confusos ou indeterminados. É incomum que a colecintilografia seja útil nesses pacientes, porque um cálculo impactado deve estar claramente presente em ambos.

Referência

Middleton WD: Right upper quadrant pain. In Bluth EI, Benson C, Arger P, et al (eds): *The Practice of Ultrasonography*. New York, Thieme, 1999, pp 3-16.

Referência cruzada

Ultrasound: THE REQUISITES, pp 38-40.

Comentário

Um cálculo biliar é em geral facilmente identificável como um foco ecogênico contrastado no meio de bile anecóica intraluminal. Entretanto, quando um cálculo está localizado no colo da vesícula biliar ou no ducto cístico, ele não é circundado por bile, e não é tão óbvio. Na maioria dos pacientes, o colo é a porção mais posterior da vesícula biliar, por isso não é incomum que os cálculos repousem no colo em pacientes deitados. Na maioria dos casos, os cálculos podem ser movidos para fora do colo, ao se posicionar o paciente de modo que o colo não fique na posição pendente da vesícula. Isso pode ser feito na maioria dos pacientes virando-os para uma posição em decúbito lateral esquerdo ou em pronação. A posição em decúbito lateral esquerdo é especialmente útil porque a vesícula biliar em geral é mais facilmente vista com o paciente nessa posição, enquanto que pode ser difícil ver bem a vesícula com o paciente em posição prona. Mesmo quando a vesícula biliar não é bem visível na posição prona, ainda assim é útil virar o paciente para essa posição e depois para a posição de decúbito lateral esquerdo, porque os cálculos podem ser vistos rolando do fundo de volta ao corpo da vesícula. Outra manobra que pode ajudar é fazer o paciente ficar de pé para à direita e, se necessário, inclinar o corpo no nível da cintura.

Apesar dessas manobras, alguns cálculos no colo da vesícula biliar não se moverão. Como pode ser esperado, cálculos imóveis no colo da vesícula biliar são uma das causas de resultados falsos negativos do ultra-som. Essa situação ocorre com cálculos obstrutivos impactados no colo ou com cálculos que estão transitoriamente presos atrás de pregas juncionais proeminentes entre o colo da vesícula biliar e o ducto cístico. Para evitar que se deixe passar essa variedade de cálculos, é importante olhar cuidadosamente a região do colo da vesícula biliar. Uma variedade de acessos pode ser usada para examinar o colo da vesícula. A varredura por acesso subcostal através do fundo da vesícula é freqüentemente muito útil. Outro acesso é a varredura a partir do espaço intercostal lateral, usando-se o fígado como janela.

CASO 111

Nefrocalcinose Medular

1. Ambas as imagens mostram aumento de ecogenicidade das pirâmides medulares.

2. Esse é um caso leve, porque as pirâmides não produzem sombra. A ausência de sombra indica que a extensão da calcificação é mínima.

3. Rim esponjoso medular, hiperparatireoidismo e acidose tubular renal distal são causas comuns de nefrocalcinose medular.

4. As radiografias são normais na nefrocalcinose leve. Em casos mais avançados, as radiografias mostram pequenas calcificações nas regiões onde se encontram as pirâmides renais.

Referência

Glazer GM, Callen PW, Filly RA: Medullary nephrocalcinosis: Sonographic evaluation. *AJR Am J Roentgenol* 1982;138:55-57.

Referência cruzada

Ultrasound: THE REQUISITES, pp 104-105.

Comentário

A nefrocalcinose refere-se à calcificação renal fora do sistema coletor. Ela ocorre mais comumentemente nas pirâmides medulares e é causada por hiperparatireoidismo, acidose tubular renal ou rim esponjoso medular. Outras causas menos comuns incluem síndrome alcali-leite, sarcoidose e hipervitaminose D.

Na ultra-sonografia, as pirâmides aparecem hiperecogênicas. Assim que a calcificação progride, a sombra é detectada em algumas pirâmides. A progressão contínua resulta em sombra mais pronunciada a partir de todas as pirâmides. A ultra-sonografia parece ser sensível na detecção da nefrocalcinose medular. Os achados ultra-sonográficos claramente precedem as alterações radiográficas e são freqüentemente mais dramáticos que os achados na TC. A melhor maneira de detectar a nefrocalcinose medular é obter imagem longitudinal do rim imediatamente lateral ao seio renal. Nesse corte, as pirâmides ecogênicas podem ser vistas e são mais facilmente distinguíveis da gordura ecogênica do seio renal.

CASO 112

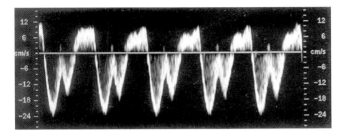
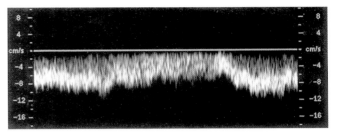

Formatos de onda de Doppler pulsado de duas veias.
1. Qual formato de onda é de uma veia hepática normal e qual é de uma veia sistêmica periférica?
2. Por que os formatos de onda têm aparência diferente?
3. Identifique a sístole ventricular, a diástole ventricular e a contração atrial no primeiro formato de onda.
4. Qual o efeito de uma inspiração profunda no formato de onda da veia hepática?

CASO 113

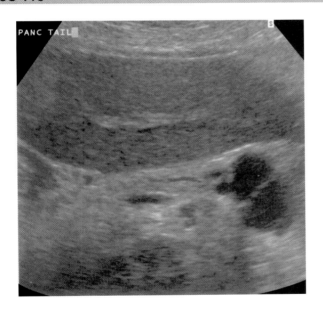
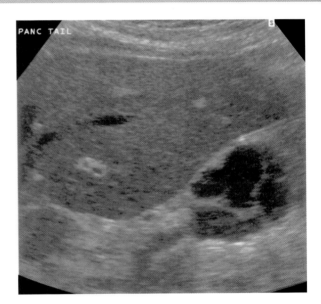

Cortes transversal e longitudinal do pâncreas.
1. Essa é uma localização típica dessa lesão?
2. Essa lesão é benigna ou maligna?
3. Você consideraria um outro diagnóstico, se esse paciente fosse homem?
4. Em que idade essa lesão é mais freqüentemente vista?

RESPOSTAS

CASO 112

Formato de Onda Normal da Veia Hepática

1. O padrão trifásico no primeiro formato de onda é típico do formato de onda da veia hepática normal. A fasicidade da respiração lenta do segundo formato de onda é típica de uma veia periférica.

2. As veias hepáticas estão muito próximas do átrio direito, e a pulsatilidade do átrio direito é prontamente transmitida para as veias hepáticas. As veias das extremidades periféricas estão mais distantes do átrio direito, e as flutuações de pressão são muito mais fracas ou ausentes.

3. A sístole ventricular é a maior, o primeiro pulso abaixo da linha de base. A diástole ventricular é a menor, o segundo pulso abaixo da linha de base. A contração atrial é o pulso curto acima da linha de base.

4. A inspiração profunda causa algum enfraquecimento do padrão normal trifásico. Em alguns casos, isso elimina toda a pulsatilidade.

Referência

Abu-Yousef MM: Normal and respiratory variation of the hepatic and portal venous duplex Doppler waveforms with simultaneous electrocardiographic correlation. *J Ultrasound Med* 1992;11:263-268.

Referência cruzada

Ultrasound: THE REQUISITES, pp 19-21.

Comentário

Como as veias hepáticas estão muito próximas do átrio direito, as flutuações de pressão no átrio são transmitidas de volta para as veias hepáticas. Esse efeito pode ser visto no formato de onda da veia hepática. Durante a contração do átrio direito, há um período curto em que o fluxo sanguíneo na veia hepática na realidade reverte e volta ao fígado. Isso é visto como a curta fase de fluxo acima da linha de base. Assim que o átrio direito relaxa (correspondendo à sístole ventricular), o fluxo sanguíneo rapidamente sai do fígado e entra no átrio, produzindo fluxo abaixo da linha de base. Assim que o átrio começa a encher, o fluxo fora do fígado torna-se mais lento, e o formato de onda começa a alcançar a linha de base. Então a válvula tricúspide abre-se (no início da diástole ventricular), e o átrio direito começa a se descomprimir no ventrículo direito. Isso leva a outro período de rápido efluxo do fígado ao átrio direito, resultando em um segundo pulso de fluxo abaixo da linha de base. Finalmente, o átrio direito começa a se contrair de novo, e o processo se repete. O resultado final é um padrão trifásico, com o pulso retrógrado acima da linha de base (durante a contração atrial) e dois pulsos anterógrados abaixo da linha de base. O primeiro pulso anterógrado é geralmente o maior e ocorre durante a sístole ventricular. O segundo pulso anterógrado é geralmente menor e ocorre durante a diástole ventricular.

O segundo formato de onda nesse caso vem de uma veia femoral superficial. Como ela está muito distante do átrio direito, a pulsatilidade relacionada ao coração é perdida. No seu lugar, está uma leve fasicidade relacionada às alterações respiratórias.

CASO 113

Neoplasia Pancreática Mucinosa Macrocística

1. As neoplasias mucinosas macrocísticas geralmente se localizam no corpo e na cauda do pâncreas. É incomum vê-las na cabeça do pâncreas.

2. Essa lesão é maligna ou potencialmente maligna.

3. Sim. As neoplasias mucinosas macrocísticas são vistas quase que exclusivamente em mulheres.

4. Essa lesão é mais freqüentemente vista na meia-idade.

Referência

Buetow PC, Rao P, Thompson LDR: From the archives of the AFIP: Mucinous cystic neoplasms of the pancreas: Radiologic-pathologic correlation. *Radiographics* 1998;18:433-449.

Referência cruzada

Ultrasound: THE REQUISITES, pp 137-139.

Comentário

As neoplasias pancreáticas mucinosas macrocísticas são vistas muito mais comumentemente em mulheres do que em homens. Elas geralmente se localizam no corpo ou mais freqüentemente na cauda do pâncreas. A maioria manifesta-se na meia-idade. Embora alguns desses tumores tenham características histológicas benignas, eles devem ser todos considerados como potencialmente malignos. Alguns especialistas acreditam que esse tumor seja uma variedade de neoplasia pancreática produtora de mucina, em que o epitélio do ducto normal origina-se de um ramo lateral periférico e perde sua comunicação com o ducto pancreático. Mesmo quando esses tumores são malignos, o prognóstico é muito melhor do que o do adenocarcinoma de ducto pancreático. De fato, a ressecção cirúrgica completa resulta em sobrevida em longo prazo de até 90%.

Os tumores mucinosos macrocísticos tendem a ser muito maiores e podem ser tanto uni ou multiloculares. Os nódulos sólidos murais podem ocorrer e tornar a chance de uma histologia maligna mais provável. Quando a lesão for multiloculada, os lóculos individuais são geralmente maiores que 2 cm. Áreas focais de calcificação são vistas na parede da massa em menos de 10% dos pacientes. Ao contrário da neoplasia pancreática microcística, a calcificação central é rara.

CASO 114

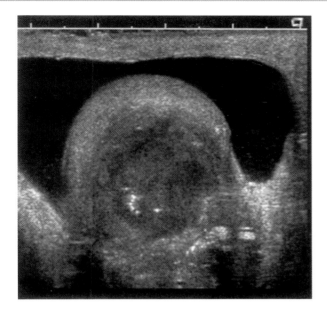
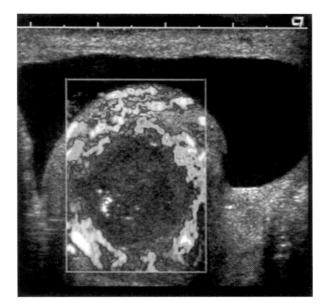

Cortes transversais em escala de cinza e em *power*-Doppler do testículo.

1. Quais são os principais achados nesse caso?
2. Essas anormalidades são mais provavelmente devidas a uma etiologia neoplásica ou não neoplásica?
3. A idade do paciente ajuda no estabelecimento do diagnóstico diferencial?
4. Que pergunta você gostaria de fazer ao urologista que tivesse encaminhado esse paciente?

CASO 115

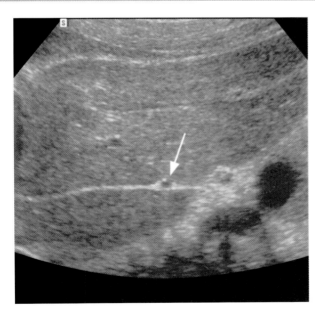
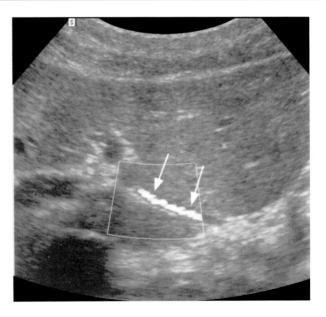

Corte longitudinal em escala de cinza e transversal com Doppler colorido do lobo esquerdo do fígado.

1. A estrutura indicada pelas setas é normal?
2. O formato de onda Doppler demonstraria um fluxo arterial ou venoso?
3. Isso é comumente visto ao ultra-som?
4. De onde se origina essa estrutura?

RESPOSTAS

CASO 114

Abscesso Testicular

1. As imagens mostram massa intratesticular avascular, hidrocele e aumento da vascularização testicular.

2. Essas anormalidades são mais provavelmente não neoplásicas. O esperado é que tumores tenham algum fluxo interno detectável e que não produzam fluxo aumentado ao resto do testículo.

3. Os tumores são menos comuns em homens mais velhos.

4. A informação clínica mais importante é se a lesão é palpável. Lesões intratesticulares que podem ser palpadas são mais provavelmente tumores.

Referência

Horstman WG: Scrotal imaging. *Urol Clin North Am* 1997;24:653-671.

Referência cruzada

Ultrasound: THE REQUISITES, pp 445-446.

Comentário

Um tumor testicular (especialmente os tumores malignos, mas também os benignos) deve ser sempre considerado quando uma lesão intratesticular for vista na ultra-sonografia. Entretanto, há muitas condições não neoplásicas que também aparecem como massa intratesticular e simulam tumor. Incluídos nessa lista estão hematomas, abscessos, infartos, contusões, necrose, lesões inflamatórias e doenças granulomatosas. Há muita sobreposição de aparências dessas condições com tumores na imagem em escala de cinza, não sendo possível confiar muito nas características desta escala.

Por outro lado, os achados do Doppler podem ser úteis até certo grau. Estando certo que os transdutores apropriados estão sendo usados e que os ajustes técnicos apropriados estão sendo feitos, a fim de se otimizar a detecção de um fluxo sangüíneo baixo, a maioria dos tumores tem pelo menos algum fluxo detectável, e muitos são hipervasculares. As lesões inflamatórias podem também ser vascularizadas, mas a maior parte das outras lesões não-neoplásicas são avasculares. Isso é verdade para lesões líquidas, tais como hematomas e abscessos, e também para infartos, contusões e necrose.

Os achados ao exame físico e outras características clínicas podem ser válidas na definição adicional da etiologia das lesões intratesticulares. A informação clínica mais importante é se a lesão é palpável ou não. A maioria das lesões não neoplásicas não é palpável, e a maioria dos tumores é palpável. A evidência clínica de infecção ou inflamação é claramente útil em pacientes com orquite ou abscesso. Uma história de trauma certamente levaria alguém a pensar no diagnóstico de hematoma ou contusão, enquanto uma história de tuberculose ou sarcoidose sugeriria que a anormalidade intratesticular estivesse relacionada a uma lesão granulomatosa.

No manejo final das lesões intratesticulares, a cirurgia geralmente é realizada se a clínica ou se os achados ultra-sonográficos sugerirem tumor. Se a ultra-sonografia, os achados do Dopller e os achados clínicos sugerirem uma condição não neoplásica, a cirurgia pode geralmente ser evitada e substituída por uma série de ultra-sonografias de acompanhamento para determinar se a lesão responde ao tratamento conservador da maneira esperada.

CASO 115

Artéria Hepática Esquerda Acessória

1. As setas indicam artéria hepática esquerda acessória. Isso é uma variação da normalidade.

2. Um formato de onda de Doppler mostraria sinal arterial com fluxo direcionado ao fígado.

3. Como o lobo esquerdo do fígado oferece uma janela conveniente, é geralmente muito fácil ver a fissura para o ligamento venoso. Por isso, artérias hepáticas esquerdas acessórias são também muito facilmente vistas. A avaliação cuidadosa dessa região revelará essa variação em aproximadamente 15% dos pacientes.

4. Artérias hepáticas esquerdas acessórias originam-se da artéria gástrica esquerda.

Referência

Lafortune M, Patriquin H: The hepatic artery: Studies using Doppler sonography. *Ultrasound Q* 1999;15(1):9-26.

Referência cruzada

Ultrasound: THE REQUISITES, pp 3-5.

Comentário

Numerosas variantes vasculares comuns podem ser encontradas no abdome superior. As variações no suprimento arterial ao fígado então entre as mais comuns. Normalmente, a artéria hepática comum origina-se de um ramo do tronco celíaco. Após a saída da artéria gastroduodenal, a artéria hepática é referida como artéria hepática própria. A artéria hepática própria supre o fluxo arterial para o fígado através de seus ramos direito e esquerdo. Entretanto, ambas as artérias hepáticas direita e esquerda podem se originar de locais que não a artéria hepática própria.

A artéria hepática esquerda ocasionalmente origina-se da artéria gástrica esquerda. Nesses casos, ela entra no fígado através da fissura do ligamento venoso. Passa, então, à origem do segmento umbilical da veia porta esquerda e entra no lobo esquerdo adjacente a essa veia. É raro ver outras estruturas vasculares na fissura para o ligamento venoso, mas é comum ver essa variação arterial.

CASO 116

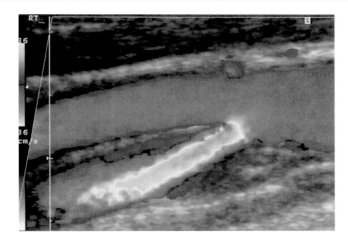
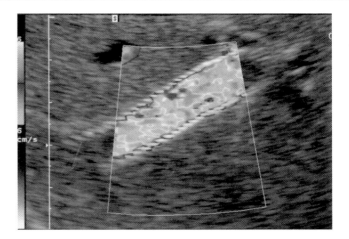

Corte longitudinal com Doppler colorido da bifurcação carotídea e uma derivação (shunt) portossistêmica transjugular intra-hepática. (Ver pranchas em cores.)

1. Onde está localizado o artefato na primeira imagem?
2. Onde está localizado o artefato na segunda imagem?
3. Como pode ser distinguido esse artefato de um verdadeiro fluxo reverso?
4. Como pode ser eliminado esse artefato?

CASO 117

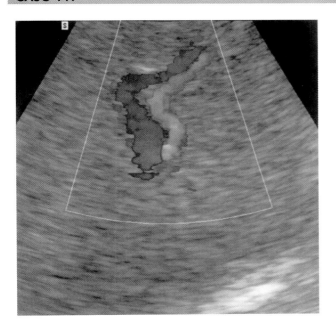
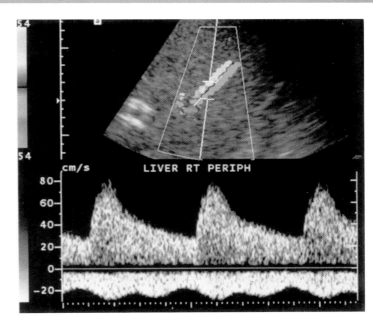

Imagem magnificada com Doppler colorido e formato de onda de Doppler pulsado do lobo direito do fígado em dois pacientes. (Ver pranchas em cores.)

1. Qual é a anormalidade em comum entre esses dois pacientes?
2. É normal ver qualquer pulsação na veia porta?
3. A anormalidade mostrada nesse caso ocorre mais freqüentemente na veia porta direita ou esquerda?
4. Essa anormalidade é vista cedo ou tarde na evolução da doença subjacente?

RESPOSTAS

CASO 116

Ambigüidade

1. A primeira imagem mostra ambigüidade no centro da artéria carótida interna.
2. A segunda imagem mostra uma ambigüidade importante através da luz do *stent* (dispositivo para manter orifício).
3. Com a ambigüidade, a conversão das cores ocorre de mudanças de alta freqüência de um lado da escala para mudanças de alta freqüência do outro lado da escala. Isso é mostrado na primeira imagem como conversão do vermelho claro para o azul-claro. O verdadeiro fluxo reverso ocorre a partir de mudanças de freqüência baixa. Isso é mostrado na primeira imagem na periferia da origem da carótida interna.
4. O artefato de ambigüidade pode ser eliminado ou reduzido pelo aumento da angulação do Doppler, aumento da escala do Doppler ou diminuição da freqüência transmitida.

Referência

Middleton WD: Color Doppler image optimization and interpretation. *Ultrasound Q* 1998;14:194-208.

Referência cruzada

Ultrasound: THE REQUISITES, p 474.

Comentário

A ambigüidade é um artefato bem conhecido que ocorre quando a taxa de amostragem (isto é, freqüência de repetição de pulso ou PRF) é menos de duas vezes a mudança de freqüência do Doppler. Quando a ambigüidade ocorre nas imagens de Doppler colorido, há um efeito de envolvimento de modo que a cor que representa a mudança de freqüência positiva mais alta muda para uma cor que representa a mudança de freqüência negativa mais alta ou vice-versa. Essa mudança na indicação das cores pode ser distinguida do verdadeiro fluxo reverso porque a mudança é entre os tons de cor claros ao invés de entre os tons de cor escuros. Quando a ambigüidade é importante, pode haver múltiplos envolvimentos das cores, e isso pode produzir uma aparência de indicação aleatória das cores que simula o ruído ou uma grave turbulência do fluxo (como visto na derivação de TIPS). Embora a ambigüidade seja um artefato, quando adequadamente reconhecida, ela pode ser útil porque identifica significativamente as áreas de mudança de alta freqüência, e essas áreas de mudança de alta freqüência freqüentemente correspondem a áreas de alta velocidade de fluxo.

A ambigüidade pode ser diminuída ou eliminada com o aumento da PRF. Na maioria dos casos, a PRF é limitada pela profundidade do vaso, porque ela leva uma quantidade de tempo finita para levar o sinal de Doppler ao vaso e esperar o eco retornar ao transdutor antes que o próximo sinal seja transmitido. Um outro meio de diminuir ou eliminar a ambigüidade é diminuir a mudança de freqüência observada. Isso pode ser feito pela manipulação do transdutor ao vaso examinado como um ângulo de Doppler próximo de 90 graus ou pela mudança para um transdutor de menor freqüência.

CASO 117

Fluxo Reverso da Veia Porta

1. A imagem de Doppler colorido mostra vasos paralelos. Os únicos vasos que passam de modo paralelo são as artérias hepáticas e as veias porta. As diferentes indicações de cor mostram que o fluxo na artéria e na veia estão em direções opostas. O formato de onda mostra os fluxos arterial e venoso simultâneos nos diferentes lados da linha de base. Isso também indica que o fluxo está em diferentes direções. No fígado, o fluxo em ambos os vasos deve estar na mesma direção, que é em direção ao fígado. Nesse caso, o fluxo venoso portal está reverso.
2. Há leves pulsações no sinal venoso portal. Isso está dentro do limites normais. As pulsações fortes da veia porta indicam disfunção de câmaras cardíacas direitas.
3. Uma veia comum colateral sistêmica porta em pacientes com hipertensão porta é a recanalização da veia umbilical, que é suprida pela veia porta esquerda. Um achado comum nesses pacientes é o fluxo da veia porta direita revertido, cruzando a bifurcação porta e contribuindo para o fluxo anterógrado da veia porta esquerda e finalmente para o fluxo da veia umbilical.
4. A reversão do fluxo venoso porta é um sinal tardio da hipertensão porta.

Referência

Ralls PW: Color Doppler sonography of the hepatic artery and portal venous system. *AJR Am J Roentgenol* 1990;155:517-525.

Referência cruzada

Ultrasound: THE REQUISITES, pp 19-23.

Comentário

Sob circunstâncias normais, o fluxo sangüíneo venoso portal vai em direção ao fígado. Com doenças difusas do fígado, tais como a cirrose, a resistência ao fluxo da veia porta aumenta. O aumento da pressão da veia porta então se desenvolve em uma tentativa de manter constante a perfusão portal do fígado. À medida que a pressão portal aumenta, as colaterais portossistêmicas começam a se desenvolver. À medida que a doença hepática progride, a resistência ao fluxo aumenta a ponto de o fluxo da artéria hepática não poder cruzar efetivamente o leito dos sinusóides hepáticos. Nesse ponto, o fluxo da artéria hepática é desviado para o sistema venoso porta, e o fluxo venoso portal é revertido. Na essência, a veia porta torna-se um trato de efluxo do fígado. Com o avanço da hipertensão porta, a reversão do fluxo da veia porta inicialmente começa nas veias portais periféricas. Se o processo progride, a reversão do fluxo pode começar a fazer efeito sobre as veias portas centrais e mesmo na veia porta principal.

CASO 118

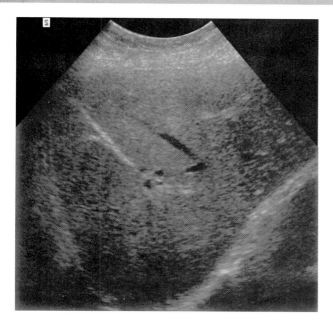
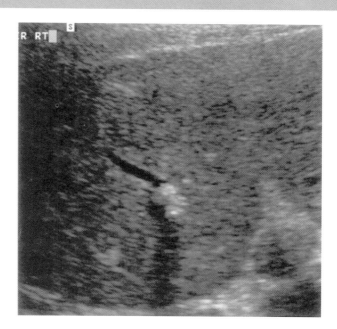

Cortes transversais padrão e magnificado do lobo direito do fígado.

1. Qual é a anormalidade?
2. Qual é o diagnóstico diferencial?
3. De que anormalidade subjacente você suspeitaria se o paciente fosse asiático?
4. Que exame seria mais útil no manejo adicional desse paciente: TC, biópsia guiada pelo ultra-som ou colangiopancreatografia retrógrada endoscópica (CPRE)?

CASO 119

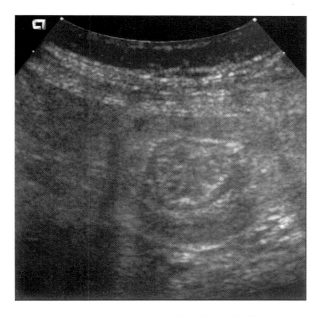
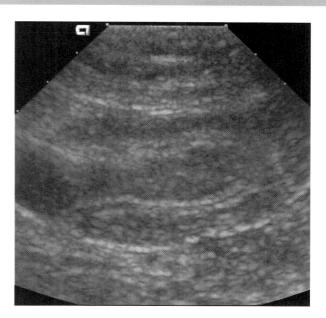

Imagens da porção média do abdome esquerdo.

1. Descreva a anormalidade mostrada nessas imagens.
2. Qual é o diagnóstico diferencial?
3. Essa anormalidade é mais comum em crianças ou em adultos?
4. O Doppler colorido tem um papel na avaliação de pacientes com este tipo de anormalidade?

RESPOSTAS

CASO 118

Cálculos nos Ductos Biliares Intra-Hepáticos

1. A primeira imagem mostra uma estrutura linear hiperecogênica ramificada na periferia do lobo direito. A imagem magnificada mostra um ducto intra-hepático dilatado e três cálculos adjacentes com leve sombra.
2. O diagnóstico diferencial inclui cálculo no ducto intra-hepático, ar na via biliar e artérias intra-hepáticas calcificadas.
3. Colangioepatite oriental (também conhecida como colangite piogênica recorrente) poderia ser suspeitada.
4. A CPRE seria o próximo exame mais útil.

Referência

Kirby Cl, Horrow MM, Rosenberg HK, Oleaga JA: US case of the day: Oriental cholangiohepatitis. *Radiographics* 1995;15:1503-1506.

Referência cruzada

Ultrasound: THE REQUISITES, pp 61-63.

Comentário

Os cálculos nos ductos biliares intra-hepáticos usualmente ocorrem em ductos biliares anormais. A condição classicamente associada a cálculos intra-hepáticos é a colangite piogênica recorrente, também chamada de colangioepatite oriental. Nessa doença, acredita-se que a estase da bile cause a infecção que resulta na desconjugação de bile e precipitação de cristais de bilirrubinato de cálcio, os quais finalmente formam múltiplos cálculos pigmentados intra-hepáticos. Esses cálculos são macios (enlameados) e podem formar um trajeto na luz do ducto biliar. Quando fazem sombra, o diagnóstico é geralmente evidente. No entanto, eles podem não produzir atenuação acústica suficiente para causar sombra e, conseqüentemente, podem ser confundidos com coágulos sangüíneos ou tumores do ducto. Outras condições que causam estase biliar podem resultar em cálculos que se formam primariamente nos ductos. A colangite esclerosante e a doença de Caroli são dois exemplos.

Uma das condições mais fáceis de serem confundidas com cálculos intra-hepáticos é ar na via biliar. Ambos podem aparecer como material ecogênico com sombra nos ductos biliares. Entretanto, o ar é usualmente mais ecogênico, mais móvel, emite uma sombra mais suja ou produz um artefato em anel invertido. Os cálculos intra-hepáticos raramente são móveis e nunca causam um artefato em anel invertido. É importante notar que pacientes podem ter tanto ar como cálculos nos ductos biliares. Se existir quantidade significativa de pneumobilia, pode ser impossível determinar se os ductos intra-hepáticos estão dilatados e se também há cálculos presentes. Artérias calcificadas também podem causar confusão. A visibilização de calcificação arterial mais central em vasos maiores pode apontar para o diagnóstico correto.

CASO 119

Intussuscepção

1. Uma lesão em alvo com múltiplos anéis concêntricos. Essa é a aparência típica de uma intussuscepção.
2. O diagnóstico diferencial inclui espessamento das paredes intestinais por qualquer causa, fezes no cólon, hematoma intramural ou, potencialmente, volvo.
3. A intussuscepção é muito mais comum na infância precoce do que em adultos.
4. O Doppler colorido pode ajudar porque a falta de fluxo sangüíneo detectável prediz a necessidade de cirurgia e aumenta a probabilidade de necrose da parede intestinal.

Referência

Del-Pozo G, Albillos JC, Tejodor D: Intussusception: US findings with pathologic correlation: The crescent in doughnut sign. *Radiology* 1996;199:688-692.

Referência cruzada

Gastrointestinal Radiology: THE REQUISITES, pp 132-133.

Comentário

A intussuscepção representa a invaginação de uma alça intestinal dentro de outra alça. O segmento proximal que entra na intussuscepção é chamado de intussuscepto, e o segmento distal que recebe o intussuscepto é denominado de intussuscipiente. Várias causas podem originá-la. Em crianças, elas são mais freqüentemente idiopáticas e localizadas na junção ileocecal. Em adultos, são mais freqüentemente associadas a uma massa dominante (pólipos, lipomas, metástases, linfoma e câncer), divertículo de Meckel ou doença celíaca. Entretanto, o aumento do uso do ultra-som e da TC tem determinado o aumento da detecção de intussuscepções idiopáticas, transitórias nos adultos. Nesse caso, um trânsito de intestino delgado foi realizado duas horas após o ultra-som, e a intussuscepção havia se resolvido e nenhuma massa foi vista.

A aparência ultra-sonográfica é previsível. Três camadas concêntricas de parede intestinal resultam em múltiplos anéis concêntricos, hipoecóicos e ecogênicos. Em muitos casos, o mesentério intussusceptado pode ser visto na porção proximal da intussuscepção como uma estrutura ecogênica levemente excêntrica. A aparência de uma intussuscepção tem sido muito comparada a um alvo, um olho de boi, uma rosquinha, um pseudo-rim e um sanduíche.

CASO 120

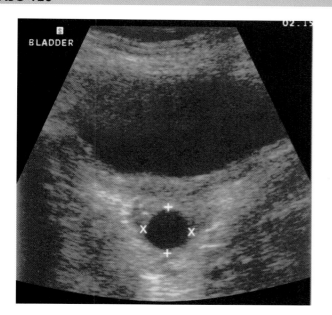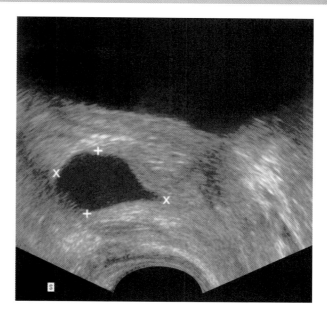

Imagem transversal transabdominal da bexiga e imagem sagital endorretal da próstata.

1. Descreva a anormalidade.
2. Qual é o diagnóstico diferencial?
3. Que tipo de cisto nessa área está associado a anomalias congênitas do sistema genitourinário?
4. Com que freqüência o carcinoma de próstata apresenta componentes císticos?

CASO 121

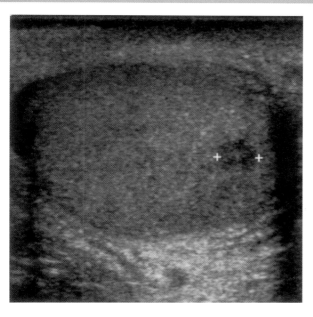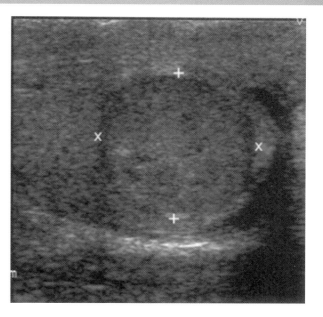

Imagens do escroto de dois pacientes com a mesma anormalidade.

1. Qual é o diagnóstico diferencial?
2. Qual seria o diagnóstico mais provável, se os pacientes fossem meninos na pré-puberdade?
3. Se fossem tumores, essas lesões seriam provavelmente palpáveis?
4. Se fossem inflamatórias, essas lesões provavelmente seriam palpáveis?

RESPOSTAS

CASO 120

Cisto Prostático

1. A imagem transabdominal mostra um cisto de aspecto simples, posterior à bexiga. A visão endorretal mostra que o cisto está localizado na linha média, tem formato de lágrima e origina-se da próstata.
2. O diagnóstico mais provável é cisto de utrículo prostático ou cisto de ducto de Müller. Um cisto ejaculatório é também uma possibilidade, embora esse tipo de cisto tenda a se desviar mais da linha média.
3. Os cistos da vesícula seminal originam-se de uma anormalidade embriológica do ducto mesonéfrico, o qual também leva à agenesia ipsolateral do rim e do vaso deferente e à inserção ureteral ectópica. Os cistos de utrículo também podem estar associados a hipospádias, criptorquidia e agenesia renal.
4. O câncer de próstata apenas raramente apresenta significativos componentes císticos.

Referência

Ngheim HT, Kellman GM, Sandberg SA, Craig BM: Cystic lesions of the prostate. *Radiographics* 1990;10:635-650.

Referência cruzada

Ultrasound: THE REQUISITES, pp 461-462.

Comentário

Vários cistos podem ocorrer dentro ou adjacentes à próstata. Os cistos de utrículo e os cistos do ducto mülleriano aparecem na linha média e originam-se dentro da próstata. Os cistos de utrículo são tipicamente relativamente pequenos. Os cistos de ducto de Müller podem se tornar maiores e se estender acima da próstata. É difícil distinguir esses cistos ultrasonograficamente. Os cistos de utrículo comunicam-se com a uretra e podem causar gotejamento pós-miccional.

Os cistos de ducto ejaculador ocorrem próximos à linha média, ao longo do curso do ducto ejaculatório. Eles podem ser congênitos ou devidos à obstrução do ducto ejaculatório. Eles são tipicamente assintomáticos, embora, quando aumentados, eles possam causar dor perineal, dor à ejaculação, disúria e hematoespermia. Eles contêm espermatozóides, de modo que a aspiração pode ajudar a distingui-los de outros cistos prostáticos.

Os cistos de vesículas seminais são distinguíveis dos cistos prostáticos porque se localizam superiormente à próstata e lateralmente à linha média. Como mencionado previamente, eles estão associados a outras anomalias genitourinárias. Eles estão associados a doença policística renal autossômica dominante. A dilatação das vesículas seminais pode ser confundida com um cisto de vesícula seminal. A dilatação das vesículas seminais pode ocorrer como resultado da obstrução das vesículas seminais ou do ducto ejaculatório e pode ser devida à hiperplasia benigna prostática ou seguir uma cirurgia prostática.

CASO 121

Tumor de Célula de Leydig

1. Lesões intratesticulares hipoecóicas, arredondadas e bem definidas são geralmente tumores. Os tumores de células germinativas são os mais comuns. Dentro de um quadro clínico compatível, o linfoma e as metástases são possibilidades. Os tumores do estroma primários benignos são muito menos comuns, mas também devem ser considerados. Lesões não neoplásicas tais como abscesso, hematoma, orquite focal e doença granulomatosa também são possibilidades que devem ser consideradas, se a história for apropriada.
2. Tumores de células de Leydig podem se manifestar com puberdade precoce.
3. A maioria dos tumores testiculares é palpável. Nesse caso, a menor lesão era muito pequena para ser palpável.
4. As condições inflamatórias que causam lesões testiculares focais são geralmente impalpáveis.

Referência

Horstman WG, Haluska MM, Burkhard TB: Management of testicular masses incidentally discovered by ultrasound. *J Urol* 1994;151:1263-1265.

Referência cruzada

Ultrasound: THE REQUISITES, pp 439-440.

Comentário

Os tumores de células do estroma dos testículos representam aproximadamente 5% das neoplasias testiculares. Eles podem conter células de Leydig, da granulosa, da teca ou células luteínicas. Noventa por cento dos tumores de células do estroma são histologicamente benignos. A maioria das neoplasias das células do estroma é de tumores de células de Leydig. Esses ocorrem mais freqüentemente entre os 20 e os 50 anos de idade. Andrógenos, estrógenos ou combinações de ambos podem ser secretados por esses tumores. Conseqüentemente, os pacientes podem se apresentar com ginecomastia, puberdade precoce, impotência e perda da libido.

Ao ultra-som, os tumores das células do estroma são indistinguíveis dos tumores de células germinativas. Eles tendem a ser homogêneos, sólidos e hipoecóicos. Áreas císticas e calcificações são incomuns, a menos que o tumor seja grande e tenha sofrido hemorragia e/ou necrose. Como outros tumores testiculares, eles geralmente têm fluxo sangüíneo detectável internamente e costumam ser palpáveis, a menos que sejam pequenos demais. É interessante que os tumores de células do estroma pequenos sejam as lesões impalpáveis mais freqüentemente encontradas incidentalmente em pacientes examinados por outras razões.

CASO 122

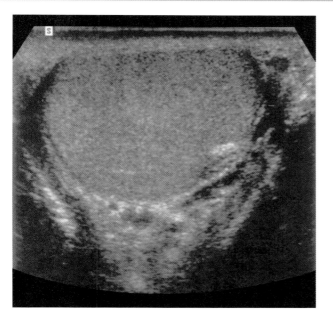
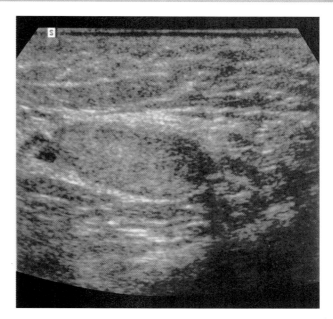

Cortes longitudinais dos testículos direito e esquerdo.

1. Qual é a explicação mais provável para a diferença na aparência dos dois testículos nesse paciente?
2. Quais são duas importantes complicações dessa condição?
3. Com que freqüência essa condição é bilateral?
4. Sob que circunstâncias é cirúrgica?

CASO 123

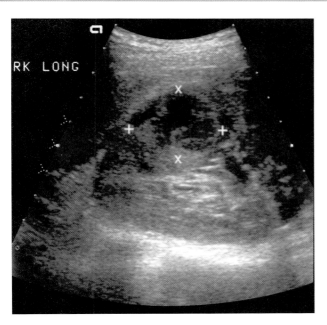
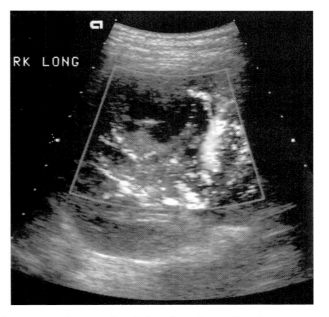

Imagem longitudinal em escala de cinza e de Doppler colorido do rim direito.

1. Qual é a anormalidade ultra-sonográfica vista nessas imagens?
2. Se esse paciente tivesse piúria, qual seria o diagnóstico mais provável?
3. Se esse paciente tivesse hematúria, qual seria o diagnóstico mais provável?
4. Se esse paciente tivesse história de trauma, qual seria o diagnóstico mais provável?

RESPOSTAS

CASO 122

Testículos Ectópicos (que não desceram)

1. O testículo menor com mais tecidos moles sobrejacentes é ectópico e está localizado no canal inguinal. Obviamente, fazer o diagnóstico é muito mais fácil se você mesmo estiver fazendo o exame, quando então poderá observar que o testículo anormal não está localizado no escroto.

2. Infertilidade e desenvolvimento de tumores de células germinativas são duas importantes complicações.

3. Aproximadamente 10% dos tumores são bilaterais.

4. A cirurgia é geralmente realizada se a condição persistir após o primeiro ano de idade ou se um tumor testicular for identificado.

Referência

Horstman WG: Scrotal imaging. *Urol Clin North Am* 1997;24:653-671.

Referência cruzada

Genitourinary Radiology: THE REQUISITES, pp 319-320.

Comentário

Testículos ectópicos são também referidos como testículos criptorquídicos, ocorrendo em aproximadamente 4% dos lactentes a termo e em 30% dos lactentes prematuros. Em bebês prematuros, o testículo geralmente irá descer para o escroto ao redor dos 3 meses de idade. Com 1 ano de idade, a incidência é de aproximadamente 1%. Aproximadamente 80% dos testículos ectópicos localizam-se na região inguinal. A maioria deles localiza-se imediatamente distal ao anel inguinal externo, e o restante, no canal inguinal. Os testículos intra-abdominais localizam-se no retroperitônio em qualquer lugar ao longo do trajeto de migração do testículo, desde o pólo inferior do rim até uma localização mais comum, próxima ao anel inguinal interno.

Muitos testículos ectópicos são histologicamente anormais e demonstram espermatogênese alterada. Isso leva a alta taxa de infertilidade. Eles também têm maior predisposição a tumores de células germinativas do testículo, especialmente seminoma. O risco de tumores de células germinativas em um testículo criptorquídico é de até 40 vezes maior que o risco em testículos normais, e os testículos intra-abdominais têm risco ainda maior de câncer do que os testículos intra-inguinais. Outras complicações dos testículos ectópicos incluem torção e hérnias inguinais. Dada a probabilidade de finalmente descerem ao escroto, os testículos ectópicos geralmente não são tratados até o primeiro ano de idade. Entre 1 e 5 anos, o risco de câncer pode ser eliminado pela realização de uma orquiedopexia. Entre 5 e 10 anos de idade, o impacto da orquiedopexia no risco de câncer diminui, então uma orquiectomia completa é, em geral, considerada.

O tecido que cobre um testículo ectópico é quase sempre mais espesso que o tecido escrotal normal. Esse achado pode ser uma dica para o diagnóstico, mesmo quando a localização anatômica é desconhecida. Os testículos intra-abdominais estão freqüentemente localizados imediatamente adjacentes aos vasos ilíacos externos, e isso é uma outra dica para o diagnóstico. Em alguns casos, a ecogenicidade de um testículo ectópico é heterogênea, mas uma massa distinta não é vista. Em outros casos, a profundidade dos testículos e o tamanho pequeno do testículo impedem uma avaliação adequada com a ultra-sonografia. Em ambas as situações, a RM pode ser útil para a avaliação adicional.

CASO 123

Abscesso Renal

1. Uma lesão cística complexa no rim.

2. Abscesso renal.

3. Tumor renal, especialmente carcinoma de células renais.

4. Hematoma renal.

Referência

Baumgarten DA, Baumgarten BR: Imaging and radiologic management of upper urinary tract infections. *Urol Clin North Am* 1997;24:545-569.

Referência cruzada

Ultrasound: THE REQUISITES, pp 99-100.

Comentário

Esse caso ilustra o diagnóstico diferencial de coleções líquidas complexas no rim. Dada a aparência não específica ao ultra-som, lesões como essa exigem uma correlação cuidadosa com a história clínica.

Abscessos renais ocorrem mais freqüentemente como resultado de tratamento inadequado da pielonefrite. A situação típica é aquela na qual o exame de imagem é solicitado a um paciente com pielonefrite que não tenha respondido após 72 horas de antibioticoterapia. Os pacientes com maior risco de formação de abscesso incluem aqueles com obstrução do sistema coletor, cálculos, diabete e história de abuso de drogas.

Ultra-sonograficamente, os abscessos renais são em geral coleções complexas, arredondadas e solitárias. Eles podem ter parede espessa e visível. Dependendo da quantidade de líquido e da composição do líquido, pode haver reforço acústico posterior detectável. Quando o abscesso é bem encapsulado, ecos de baixo grau podem ser vistos difusamente através da lesão ou podem se estabelecer na porção pendente da lesão e formar um nível líquido. Ocasionalmente, formam-se bolhas de ar que produzem refletores brilhantes típicos, às vezes com artefatos anel invertido. Embora a ultra-sonografia possa detectar a maioria dos abscessos renais significativos, a TC com contraste é nitidamente superior e deve ser considerada quando o ultra-som for negativo e a suspeita clínica permanecer alta.

CASO 124

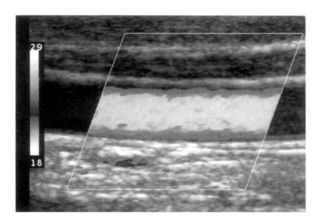
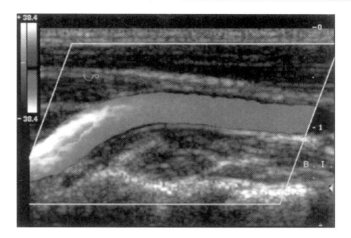

Imagens com Doppler colorido da artéria carótida comum e da artéria vertebral. (Ver pranchas em cores.)

1. Em que está baseado o código de cores?
2. Por que a cor na periferia da artéria carótida comum é diferente da do centro do vaso?
3. Por que a cor na artéria vertebral normal é diferente nos segmentos proximal e distal?
4. De que depende a mudança da freqüência do Doppler?

CASO 125

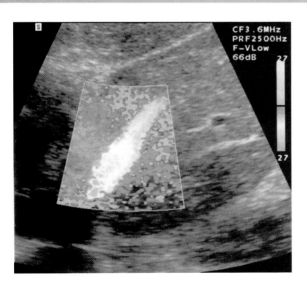
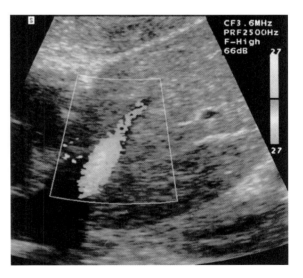

Cortes longitudinais de imagens com Doppler colorido do lobo hepático esquerdo e da veia hepática esquerda. (Ver pranchas em cores.)

1. O que determina a indicação de cores extravascular na primeira imagem?
2. Como a indicação de cores extravascular foi eliminada na segunda imagem?
3. Qual o outro modo de se eliminar o artefato da indicação de cores que obscurece os tecidos subjacentes?
4. É possível suprimir os sinais de Doppler do sangue que está fluindo?

CASO 124

Mudanças na Graduação de Cor

1. A codificação das cores baseia-se na mudança de freqüência do Doppler média.
2. As variações de cores na artéria carótida comum são devidas às diferenças na velocidade de fluxo ao longo da parede do vaso e no centro do vaso.
3. As mudanças de cor na artéria vertebral são devidas às mudanças na direção do vaso e nas alterações resultantes do ângulo do Doppler.
4. A freqüência do Doppler é dependente da velocidade, do ângulo do Doppler, da freqüência transmitida e da velocidade do som.

Referência

Middleton WD: Color Doppler image optimization and interpretation. *Ultrasound Q* 1998;14:194-208.

Referência cruzada

Ultrasound: THE REQUISITES, pp 464-470.

Comentário

A equação do Doppler que segue indica que a alteração da freqüência do Doppler é proporcional à velocidade do fluxo sangüíneo:

$$Fd = Ft \times V \times \cos\theta \times 1/C \times 2$$

onde, Fd = mudança da freqüência do Doppler, Ft = freqüência do Doppler transmitida, V = velocidade do fluxo sangüíneo, θ = ângulo entre o pulso do Doppler transmitido e a direção do fluxo sangüíneo e C = velocidade do som.

Conseqüentemente, velocidades de fluxo maiores produzem mudanças de freqüência maiores e referem-se a graduações mais fracas de cor. Nessas situações, em que o vaso sangüíneo é reto e a orientação do pulso do Doppler é constante, a indicação primária da cor é geralmente constante através do vaso e qualquer variação na graduação da cor indica mudança na velocidade.

A equação do Doppler também indica que a mudança de freqüência é proporcional ao co-seno de θ. Por isso, a mudança de freqüência do Doppler é máxima para uma dada velocidade em que a direção do pulso do Doppler é paralela à direção da velocidade de fluxo (θ = 0°) porque o co-seno de zero grau é 1. Quando o pulso do Doppler e a velocidade de fluxo estão orientados perpendicularmente um ao outro (θ = 90°), o co-seno de 90° é 0, e há pouca, se é que alguma, mudança de Doppler detectável. Por causa do efeito desse ângulo, os vasos que tenham velocidade de fluxo uniforme podem variar nas suas graduações de cor pelas mudanças no ângulo do Doppler. Essa situação origina-se freqüentemente com os vasos curvos. Do mesmo modo, a indicação e a graduação das cores podem mudar quando a direção do pulso do Doppler mudar, como com transdutores setoriais ou curvos.

CASO 125

Uso do Filtro de Parede para Suprimir a Movimentação dos Tecidos

1. A indicação de cor extravascular é causada pela movimentação do tecido relacionada com as pulsações cardíacas.
2. O filtro de parede foi aumentado. Isso é mostrado na exibição dos parâmetros técnicos como F-VLow (filtro muito baixo) e F-High (filtro alto).
3. Ajustar a prioridade da cor.
4. O ajuste inadequado do filtro de parede e da prioridade da cor pode suprimir os sinais de Doppler relacionados ao fluxo sangüíneo intravascular bem como ao movimento de tecidos moles.

Referência

Middleton WD: Color Doppler image optimization and interpretation. *Ultrasound Q* 1998;14:194-208.

Referência cruzada

Ultrasound: THE REQUISITES, pp 464-470.

Comentário

As técnicas de Doppler têm a intenção de detectar a movimentação de células sangüíneas no sistema vascular. Uma vez que os refletores em movimento produzem uma mudança de Doppler, o sangue que está fluindo em quantidade e em velocidade suficientes pode ser detectado com técnicas de Doppler. Infelizmente, os tecidos do corpo que não o sangue também têm algum grau de movimento. Nesse caso, as contrações cardíacas resultaram no movimento do lobo esquerdo do fígado. Esse movimento produziu uma mudança de Doppler suficiente para ser detectada por equipamento de ultra-som, e, conseqüentemente, a cor apareceu indicada nas porções não vasculares do lobo esquerdo. Os movimentos respiratórios, a peristalse intestinal, os movimentos fetais e a contração muscular são outros exemplos de movimentação não vascular que podem produzir sinais de Doppler indesejáveis. No sistema vascular, a movimentação da parede do vaso também pode produzir um sinal de Doppler.

Em situações como aquelas já descritas, a eliminação de sinais indesejáveis ou sinais provocados por artefatos é mais importante do que a detecção de um fluxo de volume baixo ou de velocidade baixa. Um controle que tenha a intenção de filtrar as mudanças de freqüência originadas da pulsação das paredes de vasos ou da movimentação de tecidos moles é denominado de filtro de parede, um filtro alto que permite mudanças de freqüência acima de certo nível a ser exibido enquanto as mudanças de freqüência abaixo daquele nível não são exibidas. O uso desse filtro pode produzir o efeito desejado de redução ou eliminação da movimentação do tecido. É importante reconhecer entretanto que, se a parede do filtro for ajustada inadequadamente, este pode também filtrar o verdadeiro fluxo sangüíneo de baixo nível. Por isso, em situações em que há pouca movimentação dos tecidos e não há muito ruído de fundo, o filtro de parede pode ser reduzido para garantir que o fluxo de baixa velocidade ou de baixo volume seja detectado.

CASO 126

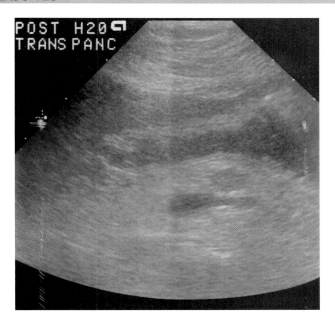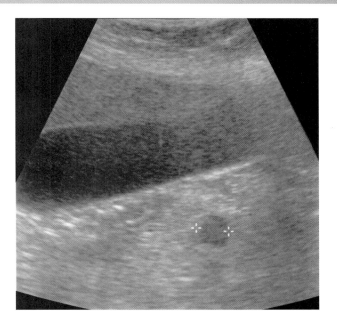

Corte transversal do corpo do pâncreas e corte longitudinal da cabeça do pâncreas em dois pacientes.

1. Quais são os dois tumores que devem ser considerados primariamente no diagnóstico diferencial?
2. Qual desses tumores mais provavelmente contém calcificações?
3. Qual desses tumores é hipovascular?
4. Qual desses tumores mais freqüentemente obstrui o ducto pancreático?

CASO 127

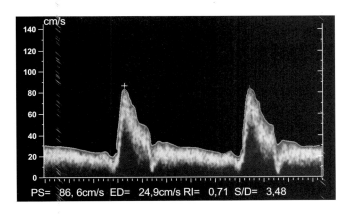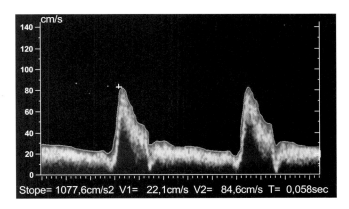

Formato de onda de Doppler pulsado com duas medidas espectrais.

1. O que está sendo medido na primeira imagem?
2. Essa medida é dependente do ângulo do Doppler?
3. O que está sendo medido na segunda imagem?
4. Essa medida é dependente do ângulo do Doppler?

RESPOSTAS

CASO 126

Tumor das Células da Ilhota do Pâncreas

1. O adenocarcinoma e os tumores da ilhota são as possibilidades mais prováveis.
2. O tumor das células da ilhota é o mais provável de conter calcificações.
3. O adenocarcinoma é hipovascular.
4. O adenocarcinoma mais comumentemente obstrui o ducto.

Referência

Beutow PC, Miller DL, Parrino TV, Buck JL: Islet cell tumor of the pancreas: Clinical radiologic and pathologic correlation in diagnosis and localization. *Radiographics* 1997;17:453-471.

Referência cruzada

Ultrasound: THE REQUISITES, pp 136-138.

Comentário

Os tumores das células da ilhota pancreática são muito menos comuns que o adenocarcinoma de pâncreas. O tipo mais comum de tumor de ilhota é o insulinoma. Em aproximadamente 90% dos casos, este ocorre como uma lesão solitária. Aproximadamente 10% dos casos são múltiplos e 10% são malignos. Em razão da hipersecreção de insulina, os pacientes costumam se apresentar em um estágio precoce, quando o tumor é pequeno (tipicamente 1,5 cm ou menos), com sintomas de hipoglicemia tais como cefaléia, desmaios, fadiga, sonolência, convulsões e alterações de personalidade.

A seguir, os pastrinomas são os gastrinomas são a seguir o tipo mais comum de tumor das células da ilhota. Eles diferem dos insulinomas por serem mais freqüentemente malignos, múltiplos, e ocorrerem mais freqüentemente na cabeça do pâncreas e na parede do duodeno. Eles são o tumor de células da ilhota mais comum em pacientes com síndrome da neoplasia endócrina múltipla (MEN) tipo 1. Outros raros tumores das células da ilhota incluem glucagonomas, vipomas, somatostinomas e tumores não funcionantes. Os tumores não funcionantes manifestam-se tardiamente e conseqüentemente têm maior probabilidade de serem grandes e freqüentemente contêm áreas císticas de necrose bem como calcificações.

Na ultra-sonografia, os tumores das células da ilhota funcionantes geralmente aparecem como lesões hipoecóicas, homogêneas, bem definidas e pequenas. A calcificação central ou as alterações císticas podem ocorrer e aumentam a probabilidade de malignidade. As lesões são geralmente hipervasculares à TC com contraste ou angiografia, mas essa vascularização geralmente não é detectável ao Doppler transabdominal. Embora as características de imagem sejam semelhantes às do adenocarcinoma ductal, os tumores de células da ilhota são geralmente menores e mais bem definidos e não têm tendência a encarcerar artérias adjacentes e obstruir os ductos pancreático e biliar. As metástases hepáticas de carcinomas de células da ilhota são, às vezes, hiperecóicas, e isso é incomum para metástases de adenocarcinoma de pâncreas.

CASO 127

Medidas de Doppler Espectral

1. A primeira medida é o índice de resistência (RI).
2. O RI independe do ângulo do Doppler.
3. A segunda medida é a aceleração sistólica.
4. A aceleração depende do ângulo do Doppler.

Referência

Nelson TR, Pretorius DH: The Doppler signal: Where does it come from and what does it mean? *AJR Am J Roentgenol* 1998;151:439-447.

Referência cruzada

Ultrasound: THE REQUISITES, pp 464-470.

Comentário

Algumas medidas são usadas para analisar os formatos de ondas arteriais. A mais comum é o índice de resistência (RI), definido como:

$$RI = 1 - (D/S) = (S - D)/S$$

onde S é o pico de velocidade sistólica (ou mudança de freqüência) e D é a velocidade telediastólica (ou mudança de freqüência). O RI eleva-se, quando a resistência ao fluxo eleva-se. Quando não há fluxo diastólico, o RI é 1. Como o cálculo depende apenas da razão entre o fluxo sistólico e o diastólico, isso é independente do ângulo do Doppler. Os órgãos parenquimatosos deveriam normalmente ter um índice de resistência menor que 0,7.

Uma outra medida comum é o índice de pulsatilidade, definido como:

$$PI = (S - D)/M$$

onde M é a velocidade de fluxo média através do ciclo cardíaco. O índice de pulsatilidade é provavelmente um indicador mais fiel a respeito da resistência vascular do que o índice de resistência, mas, por ser difícil de ser medido, não é amplamente usado. Como o índice de resistência, o índice de pulsatilidade é independente do ângulo do Doppler.

Além dessas medidas da resistência vascular, as medidas do curso ascendente sistólico também estão se tornando mais amplamente usadas como meio de detectar estenoses arteriais proximais. A aceleração sistólica inicial é um desses parâmetros. É obtida pela medida da inclinação (mudança na velocidade dividida pela mudança no tempo) do curso ascendente sistólico inicial. Ao contrário do RI e do índice de pulsatilidade, a aceleração sistólica exige a determinação de uma diferença absoluta entre as velocidades e conseqüentemente deve ser calculada a partir de um formato de onda da velocidade *com ângulo corrigido.*

CASO 128

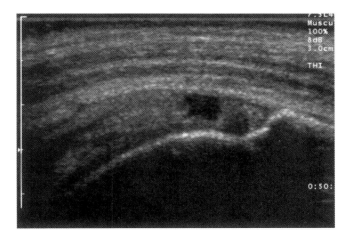
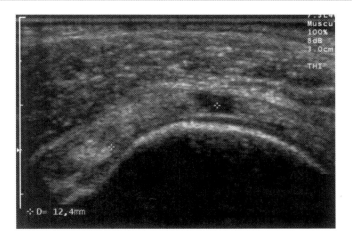

Cortes longitudinal e transversal do ombro.

1. A anormalidade mostrada nessas imagens é uma causa comum ou incomum de dor no ombro?
2. Esse paciente tem provavelmente menos de 40 anos de idade?
3. Que tendão(ões) está(ão) envolvido(s)?
4. Qual é a sensibilidade do ultra-som para estabelecer esse diagnóstico?

CASO 129

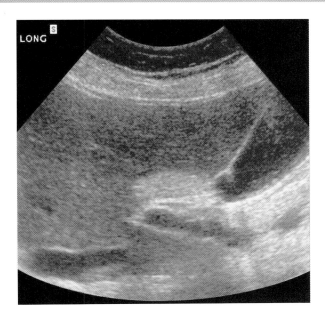
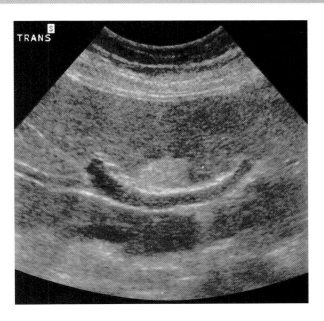

Cortes longitudinal e transversal do fígado na região da bifurcação da veia porta.

1. O que vem à mente quando você vê uma lesão ecogênica em qualquer parte do corpo?
2. Qual é o diagnóstico diferencial de massas hepáticas hiperecogênicas?
3. O que é mais característico a respeito dessa lesão?
4. Se necessário, como você confirmaria o diagnóstico?

RESPOSTAS

CASO 128

Ruptura Completa do Manguito Rotador

1. Os distúrbios do manguito rotador são as causas mais comuns de dor e impotência funcional do ombro.
2. As rupturas completas do manguito são incomuns em pacientes com menos de 40 anos de idade, a menos que haja história de atividade atlética maior que o usual.
3. O corte transversal mostra que a ruptura do manguito está localizada a 12 mm do tendão do bíceps. Isso é no território do supra-espinhoso.
4. O ultra-som é capaz de detectar aproximadamente 100% das rupturas completas do manguito rotador.

Referência

Teefey AS, Middleton WD, Yamaguchi K: Shoulder sonography: State of the art. *Radiol Clin North Am* 1999;37:767-786.

Referência cruzada

Ultrasound: THE REQUISITES, pp 455-457.

Comentário

As rupturas completas do manguito rotador referem-se às rupturas que se estendem da superfície profunda da bainha à porção superficial desta. Elas podem ser pequenas e apenas envolver uma pequenina região de um tendão único, ou podem ser grandes e envolver múltiplos tendões. A maioria das rupturas origina-se do local de inserção do tendão do músculo supra-espinhoso até a tuberosidade maior. Daí, podem se estender posteriormente para envolver o infra-espinhoso, medialmente para envolver a parte mais proximal do supra-espinhoso ou em ambas as direções. O tendão do subescapular pode também ser envolvido na ruptura completa e maciça do manguito rotador. Entretanto, é raro haver ruptura isolada do tendão do subescapular na ausência de história prévia de deslocamento anterior do ombro ou de deslocamento do tendão do bíceps.

A aparência ultra-sonográfica da ruptura completa do manguito rotador depende de haver quantidade suficiente de líquido na articulação. Quando há líquido presente, a ruptura aparece como um defeito cheio de líquido. Esse tipo de ruptura é referido como ruptura úmida, e geralmente é muito fácil de ser identificado, e a aparência é fácil de ser compreendida, como é o caso na imagem mostrada aqui.

Uma vez que a ruptura completa tenha sido identificada, é importante determinar quais tendões estão envolvidos. Se a ruptura envolver os primeiros 1,5 cm da bainha atrás do tendão do bíceps, então será isolada ao supra-espinhoso. Se ela se estender para envolver a bainha em mais de 1,5 cm atrás do tendão do bíceps, então o infra-espinhoso também estará envolvido. Essas medidas são feitas nas imagens no eixo curto (transversal). O grau de retração da bainha a partir da tuberosidade maior é medido na imagem no eixo longo (longitudinal).

CASO 129

Infiltração Gordurosa do Fígado Focal

1. Coisas que causam aumento de ecogenicidade em uma lesão incluem ar, calcificações, gordura (geralmente misturada com tecidos moles ou líquido) e múltiplas interfaces.
2. O diagnóstico diferencial básico para massas hepáticas hiperecóicas inclui hemangioma, esteatose focal, doença metastática e hepatocarcinoma. Os adenomas e a hiperplasia nodular focal são possibilidades menos prováveis. Abscesso contendo gás é uma consideração quando o quadro clínico for compatível.
3. Os achados característicos neste caso de infiltração gordurosa focal são a típica localização na região pré-porta do fígado e a forma não esférica.
4. A infiltração gordurosa do fígado pode ser confirmada com alto grau de certeza pela RM.

Referência

Yoshikawa J, Matsui O, Takashima T, et al: Focal fatty change of the liver adjacent to the falciform ligament: CT and sonographic findings in five surgically confirmed cases. *AJR Am J Roentgenol* 1987;149:491-494.

Referência cruzada

Ultrasound: THE REQUISITES, pp 16-20.

Comentário

A infiltração gordurosa do fígado é uma condição relativamente comum que produz áreas de aumento da ecogenicidade no parênquima hepático. Ela pode ser multifocal ou isolada. Quando multifocal, costuma ser geométrica e não produzir efeito de massa nas estruturas adjacentes. Quando solitária, geralmente localiza-se na porção pré-porta do fígado (como nesse caso) ou no aspecto anterior do lobo hepático esquerdo adjacente ao ligamento redondo. Lesões ecogênicas não esféricas nessas localizações não exigem investigação adicional.

Além dessas aparências típicas, a infiltração gordurosa ocasionalmente parece muito nodular e localiza-se em áreas não específicas do fígado. Nesses casos, o diagnóstico não pode ser feito pela ultra-sonografia. A RM com mudança de imagem química, usando as seqüências de fases dentro e fora (fases opostas), pode estabelecer um diagnóstico confiável de infiltração gordurosa na maioria dos casos.

CASO 130

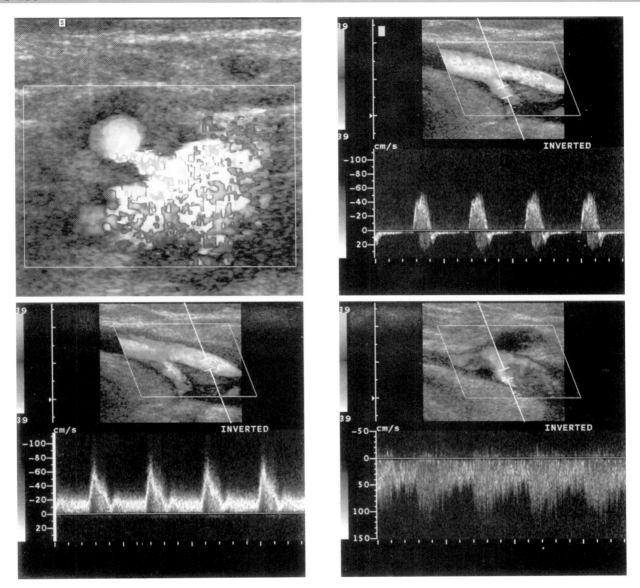

Imagem transversa com Doppler colorido da região inguinal e formatos de onda de Doppler pulsado das artérias femoral profunda, femoral superficial e da veia femoral. (Ver pranchas em cores.)

1. Descreva os achados importantes.
2. Essa anormalidade é vista mais freqüentemente acima ou abaixo da bifurcação femoral?
3. Quais são os achados típicos na escala de cinza nessa condição?
4. Como esses pacientes usualmente apresentam-se clinicamente?

CASO 130

Fístula Arteriovenosa Femoral

1. As imagens de Doppler colorido mostram uma vibração do tecido perivascular centrada sobre a veia femoral. O formato de onda da artéria femoral profunda mostra um formato de onda normal para uma artéria de extremidade. O formato de onda da artéria femoral superficial mostra um nível anormalmente alto de fluxo diastólico. A veia femoral mostra um formato de onda arterializada com aparência turbulenta. Esses achados são todos típicos de uma fístula entre a artéria femoral superficial e a veia femoral.
2. Uma fístula arteriovenosa é quase sempre localizada abaixo da bifurcação femoral.
3. É muito incomum ver qualquer alteração na escala de cinza associada a fístulas arteriovenosas. Quando as fístulas arteriovenosas são crônicas e grandes, elas podem ser vasos tortuosos aumentados levando à fístula e saindo desta.
4. Os pacientes com fístulas arteriovenosas geralmente chamam a atenção, quando é detectado um sopro seguindo punção femoral. As fístulas arteriovenosas podem ser detectadas durante a avaliação da dor e do aumento de volume pós-cateterização.

Referência

Middleton WD: Duplex and color Doppler sonography of postcatheterization arteriovenous fistulas. *Semin Interv Radiol* 1990;7:192-197.

Referência cruzada

Ultrasound: THE REQUISITES, pp 481-483.

Comentário

Como os pseudo-aneurismas, as fístulas arteriovenosas tornaram-se mais comuns desde o uso de grandes cateteres e de anticoagulação em procedimentos vasculares intervencionistas. Elas raramente causam sintomas, embora grandes fístulas possam potencialmente causar sobrecarga de alto débito ao coração ou sintomas isquêmicos nos membros inferiores. Elas raramente se localizam abaixo da bifurcação femoral porque, a esse nível, a artéria e a veia femoral estão lado a lado, e é difícil de puncionar a artéria e a veia simultaneamente. Por outro lado, abaixo da bifurcação, a veia femoral começa a passar atrás da artéria, de modo que fica mais fácil de se puncionar ambos os vasos simultaneamente. Além disso, um ramo da veia femoral freqüentemente passa à direita entre a artéria femoral superficial e a artéria profunda, e essa pode ser a veia envolvida na fístula.

Ao contrário dos pseudo-aneurismas, as fístulas arteriovenosas essencialmente não exibem alterações na escala de cinza. Conseqüentemente, as alterações hemodinâmicas detectáveis com o Doppler são a única forma de fazer o diagnóstico. A mudança mais dramática vista na escala de Doppler é a vibração do tecido perivascular causada pelo fluxo sangüíneo turbulento. Isso é essencialmente o Doppler colorido equivalente a uma vibração, e uma típica mistura de indicações de cores vermelha e azul aleatória é bem mostrada nesse caso. Embora isso possa ser visto com as estenoses arteriais, é geralmente muito mais pronunciado com as fístulas arteriovenosas. Uma outra alteração hemodinâmica na artéria está relacionada com a derivação do leito arterial de alta resistência sustentado pela comunicação direta com a veia. Conseqüentemente, o formato de onda arterial muda do típico padrão trifásico de alta resistência para um padrão de baixa resistência com mais fluxo diastólico. No Doppler colorido, o fluxo contínuo é visto na artéria imediatamente adjacente à fístula, enquanto nenhum fluxo é visto durante a diástole nos segmentos da artéria que não estão próximos à fístula. No lado venoso, o jato do fluxo arterial entrando na veia complacente causa marcado distúrbio no fluxo na veia. Isso é visto como um arranjo ao acaso de cores intraluminais e como um formato de onda venosa distorcida. Em alguns casos, como no mostrado aqui, um padrão arterial pode ser visto no formato de onda venosa. Finalmente, às vezes é possível se visibilizar na realidade o trajeto que conecta a artéria e a veia no Doppler colorido. Mesmo quando a comunicação não é vista, as alterações hemodinâmicas já descritas oferecem evidência convincente de que a fístula arteriovenosa está presente.

CASO 131

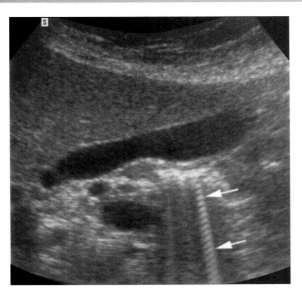 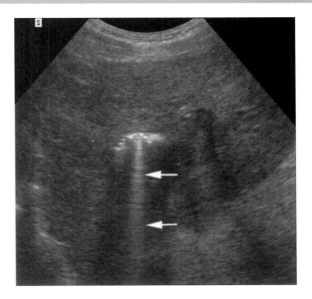

Imagens do quadrante superior direito e do fígado em dois pacientes.

1. As duas linhas brilhantes indicadas pelas setas correspondem a uma estrutura anatômica?
2. Qual é a sua etiologia?
3. Qual é a causa mais comum desse achado?
4. Você se preocuparia se visse esse achado adjacente ao ducto biliar em um paciente três meses após uma colecistectomia?

CASO 132

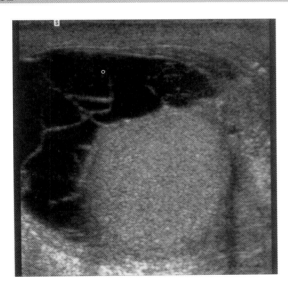 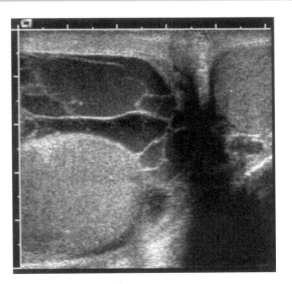

Imagens da bolsa escrotal em dois pacientes.

1. Quais são os dois diagnósticos potenciais razoáveis nesses pacientes?
2. É possível dizer a diferença com o ultra-som?
3. Quais são as causas mais comuns para essas condições?
4. Essas condições tipicamente cruzam a linha média?

RESPOSTAS

CASO 131

Artefatos em Anel Invertido

1. As linhas são não anatômicas. Elas representam artefatos em anel invertido.

2. O pulso sonoro causa algo no corpo que ressoa. Como um diapasão, o objeto ressonante transmite o som de volta para o transdutor. O som que retorna é interpretado como vindo de tecidos profundos, e uma linha brilhante é formada profundamente à estrutura ressonante.

3. Bolhas de gás são a causa mais comum de artefato em anel invertido.

4. O artefato em anel invertido também pode ser produzido por objetos metálicos, tais como clipes cirúrgicos, logo é comumente visto seguindo uma colecistectomia, não devendo causar preocupação.

Referência

Middleton WD; Ultrasound artifacts. In Siegel MJ (ed): *Pediatric Sonography*, 2nd ed. New York, Raven Press, 1994.

Referência cruzada

Ultrasound: THE REQUISITES, p 63.

Comentário

Anel invertido é um dos mais comuns artefatos no ultra-som e, quando reconhecido e adequadamente interpretado, pode ajudar em certos diagnósticos. Isso ocorre porque o artefato em anel invertido ocorre mais freqüentemente como resultado de gás. Quando um pulso sonoro interage com bolhas de gás, ele excita o líquido que está preso entre as bolhas. Isso faz com que o líquido ressoe ou badale de uma forma análoga à batida com martelo em um diapasão. Embora o gás seja a causa mais comum de anel invertido, os objetos metálicos, tais como clipes cirúrgicos, ferragens ou corpos estranhos podem também produzir esse artefato.

Como a ressonância começa após o pulso sonoro chegar no gás, o som produzido pelo badalo segue o eco de volta, retornando ao transdutor. Essa corrente constante de som retornando ao transdutor é interpretada como originando-se de refletores profundos ao gás. Conseqüentemente, uma série de ecos contínuos é registrada na imagem profundamente ao gás. Isso produz uma linha brilhante denominada de artefato em anel invertido. Como demonstrado nesse caso, o artefato linear é orientado paralelamente às linhas da tela na imagem.

Em algumas situações clínicas, é muito útil saber que o gás está presente. Por exemplo, uma coleção líquida complexa poderia ser muitas coisas, mas, se o gás estiver presente, a probabilidade de ser abscesso torna-se muito alta. Um outro exemplo é a parede da vesícula biliar muito ecogênica com sombra. Pode ser vesícula em porcelana, mas, se o ar for identificado em virtude de artefato anel invertido, então um diagnóstico de colecistite enfisematosa deve ser feito. Conseqüentemente, é importante procurar e reconhecer o artefato anel invertido, quando este estiver presente.

CASO 132

Hidroceles Complexas

1. A piocele e a hematocele são os diagnósticos mais razoáveis.

2. Na maioria dos casos, é muito difícil distinguir uma piocele de uma hematocele.

3. A epididimite é a causa mais comum de piocele. O trauma é a causa mais comum de hematocele.

4. As hidroceles, piloceles e hematoceles são confinadas a um lado da bolsa escrotal pela rafe mediana. Embora possam ocorrer bilateralmente, elas não cruzam a linha média.

Referência

Feld R, Middleton WD: Recenct advances in sonography of the testis and scrotum. *Radiol Clin North Am* 1992;30:1033-1051.

Referência cruzada

Ultrasound: THE REQUISITES, pp 446-448.

Comentário

A primeira coisa a considerar, quando se analisa as coleções líquidas no escroto, é se elas estão no testículo ou fora dele. Se estiverem fora do testículo, deve-se decidir se estão no saco formado pela túnica vaginal ou dentro da parede escrotal. Nas duas imagens mostradas nesse caso, o líquido está em contato com o testículo e tem forma semilunar. Isso é típico de qualquer líquido dentro da túnica vaginal. As septações internas e os ecos de baixo nível indicam que essas não são simples hidroceles. Como em qualquer outro lugar do corpo, a presença de líquido complexo dentro do escroto inicialmente levanta a possibilidade de coleção hemorrágica ou de coleção infecciosa. Existem poucos modos de distinguir as duas ao ultra-som. Se a coleção contém refletores muito brilhantes com artefatos em anel invertido, então o gás deve ser diagnosticado, e a sua presença indica tanto infecção por um organismo formador de gás, como comunicação com uma víscera contendo gás ou algum tipo de instrumentação prévia. O líquido infectado pode também provocar reação inflamatória nos tecidos vizinhos, que pode ser reconhecida pelo Doppler colorido como hiperemia. Entretanto, uma vez que uma coleção líquida complexa é vista na bolsa escrotal, os achados clínicos são necessários para ajudar a distinguir sangue de pus.

CASO 133

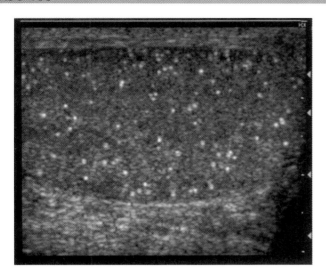 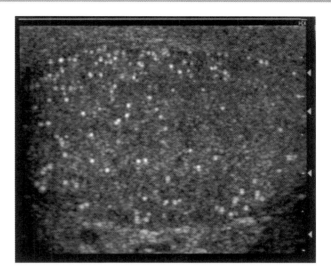

Imagens dos testículos direito e esquerdo.

1. Onde exatamente estão localizados esses refletores brilhantes?
2. Como essa condição é graduada?
3. O paciente exige uma avaliação adicional ou cirurgia?
4. Essa condição é geralmente unilateral ou bilateral?

CASO 134

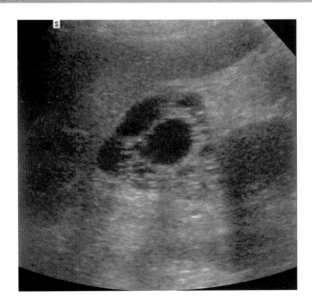 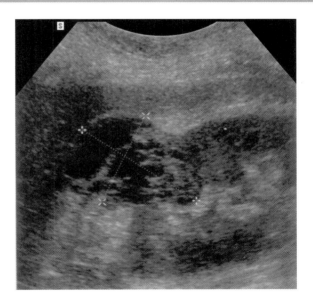

Duas imagens do rim direito.

1. Qual é o diagnóstico diferencial primário para essa lesão renal?
2. Qual é o manejo desse tipo de lesão?
3. A biópsia percutânea é válida?
4. Saber o sexo do paciente falaria a favor de um diagnóstico sobre o outro?

RESPOSTAS

CASO 133

Microlitíase Testicular Clássica

1. As calcificações estão localizadas na luz dos túbulos seminíferos.
2. A microlitíase é classificada como clássica se for possível ver cinco ou mais microlitos em pelo menos uma imagem do testículo. Ela é classificada como limitada se todas as imagens do testículo mostrarem menos de cinco microlitos.
3. Informações da segunda referência abaixo citada indicam que ultra-sonografias de seguimento periódicas são de baixo rendimento para detectar tumores. Provavelmente seria melhor fazer auto-exames sistemáticos e exames físicos anualmente e reservar a ultra-sonografia para casos que desenvolvam uma anormalidade palpável.
4. A microlitíase é usualmente bilateral.

Referências

Backus ML, Mack LA, Middleton WD, et al: Testicular microlithiasis: Imaging appearances and pathologic correlation. *Radiology* 1994;192:781-785.

Bennett HF, Middleton WD, Bullock AF, Teefey SA: Testicular microlithiasis. US follow-up. *Radiology* 2001;218:359-363.

Referência cruzada

Ultrasound: THE REQUISITES, pp 443-444.

Comentário

A microlitíase testicular refere-se a concreções laminares localizadas dentro da luz de túbulos seminíferos. A microlitíase tem sido relatada como estando associada a várias anormalidades, sendo a mais importante delas o tumor de células germinativas do testículo. Embora os relatos originais informassem que 40% dos pacientes com microlitíase tinham um tumor, agora é claro que significativamente menos pacientes com microlitíase tenham um tumor coexistente.

Além da coexistência de tumores e de microlitíase na época do ultra-som inicial, vários relatos de caso documentaram o desenvolvimento subseqüente de tumores de células germinativas em pacientes que tinham microlitíase documentada ultra-sonograficamente, mas sem tumor ao ultra-som inicial. Esses relatos levantaram a preocupação de que a microlitíase pudesse ser uma condição pré-maligna em alguns indivíduos. Por essa razão, agora é prática comum recomendar ultra-sonografias de seguimento anuais em pacientes com microlitíase. Como indicado na segunda referência citada nesse caso, nós constatamos que o rendimento dos ultra-sons de seguimento é extremamente baixo. Logo, nossa abordagem atual é recomendar auto-exame regular e cuidadoso, exames anuais por um médico e ultra-sonografias periódicas apenas quando uma anormalidade palpável se desenvolver.

Uma situação não usual, que ocasionalmente aparece, é a de um paciente com tumor em um testículo e microlitíase bilateral. Nesses pacientes, há risco significativamente aumentado de neoplasia de células germinativas intratubular no testículo contralateral. Como a neoplasia de células germinativas intratubular freqüentemente progride para tumor macroscópico, nós agora recomendamos que o testículo contralateral seja explorado e biopsiado no momento da orquiectomia do tumor ipsolateral.

CASO 134

Nefroma Cístico Multilocular

1. Carcinoma cístico de células renais e nefroma cístico multilocular são as considerações primárias em massas renais císticas multiloculadas.
2. As lesões com essa aparência exigem excisão cirúrgica por causa da possibilidade de carcinoma cístico de células renais.
3. A biópsia percutânea não é recomendada porque um resultado negativo não exclui o carcinoma de células renais.
4. Em adultos, o nefroma cístico multilocular é muito menos comum em homens.

Referência

Agrons GA, Wagner BJ, Davidson AJ, Suarez ES: From the archives of the AFIP: Multilocular cystic renal tumor in children: Radiologic-pathologic correlation. *Radiographics* 1995;15:653-669.

Referência cruzada

Ultrasound: THE REQUISITES, pp 96-97.

Comentário

O nefroma cístico multilocular é considerado, pela maioria, como uma neoplasia renal benigna. Como sugere o nome, ele consiste de múltiplos espaços císticos que não se comunicam uns com os outros ou com o sistema coletor renal. Os cistos têm epitélio e são separados por septações fibrosas. A lesão é geralmente bem encapsulada. A condição tende a afetar meninos jovens (tipicamente 3 meses a 4 anos de idade) e mulheres adultas (mais de 30 anos de idade).

O nefroma cístico multilocular não tem potencial maligno, e se um diagnóstico seguro pudesse ser feito com o ultra-som ou uma combinação de exames de imagem, então a cirurgia poderia não ser necessária. Infelizmente, há semelhança na aparência de algumas variedades de carcinoma cístico de células renais e nefroma cístico multilocular. As biópsias percutâneas não estão indicadas porque um resultado negativo não exclui a possibilidade de carcinoma de células renais. Por não ser possível distinguir com segurança essas lesões, a cirurgia é geralmente necessária.

CASO 135

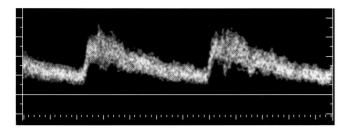 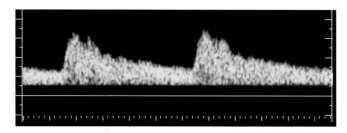

Formatos de onda de Doppler pulsado colorido de duas artérias.
1. Você caracterizaria esses formatos de onda como de alta ou de baixa resistência?
2. Qual é a diferença nesses dois formatos de onda?
3. Qual desses formatos de onda é mais provável de ter sido originado da artéria carótida interna normal e qual é mais provável de ter se originado da artéria arqueada normal do rim?
4. Que parâmetro é exibido no eixo vertical?

CASO 136

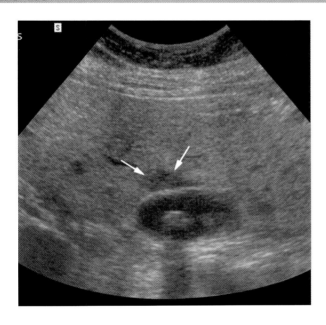 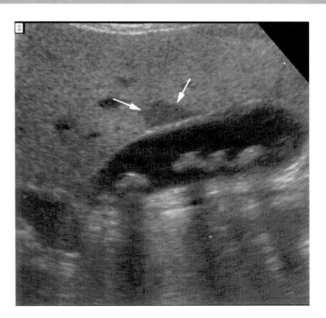

Duas imagens do fígado.
1. Descreva a anormalidade indicada pelas setas.
2. Essa condição é mais freqüentemente vista no ultra-som ou na TC?
3. Onde mais essa anormalidade é tipicamente vista?
4. O que pode ser feito para ajudar a aumentar a certeza do diagnóstico?

RESPOSTAS

CASO 135

Formatos de Onda Arterial de Baixa Resistência com e sem Alargamento Espectral

1. Ambas os formatos de onda têm características de baixa resistência.

2. O segundo formato de onda tem um sinal que se estende da linha de base por todo o caminho até o máximo. O primeiro formato de onda tem uma janela limpa abaixo do sinal.

3. Um sinal limpo é típico de uma artéria superficial maior, tal como a artéria carótida interna, e o sinal largo é típico de uma artéria mais profunda, tal como a artéria arqueada renal.

4. O eixo vertical representa a mudança de freqüência do Doppler. Se a direção do fluxo sangüíneo for conhecida, um ângulo de Doppler pode ser determinado, e a informação da mudança de freqüência pode ser convertida para informação de velocidade.

Referência

Nelson TR, Pretorius DH: The Doppler signal: Where does it come from and what does it mean? *AJR Am J Roentgenol* 1988;151:439-447.

Referência cruzada

Ultrasound: THE REQUISITES, pp 464-470.

Comentário

Ambos os formatos de onda mostrados demonstram picos sistólicos relativamente amplos, desaceleração sistólica lenta na diástole e um fluxo diastólico bem sustentado durante o ciclo cardíaco. Isso é típico de uma artéria que supre um território vascular com baixa resistência ao fluxo sangüíneo. Os órgãos parenquimatosos sólidos do corpo são as estruturas que têm baixa resistência. Logo, esse tipo de formato de onda pode ser visto no cérebro, rim, fígado, baço, testículo etc.

A diferença nos dois formatos de onda é o sinal contínuo estendendo-se da linha de base ao máximo para a artéria arqueada renal. Isso ocorre porque uma ampla variedade de velocidades está sendo mostrada, as quais produzem ampla variedade de mudanças de freqüência. Esse fenômeno é denominado de alargamento espectral e foi originalmente usado como um sinal de fluxo sangüíneo desordenado ou turbulento. No entanto, o alargamento espectral também é típico de vasos parenquimatosos pequenos. Na artéria carótida interna, a variação de mudanças de freqüência é muito mais estreita e concentrada próxima do máximo, de modo que há uma janela clara entre o sinal e a linha de base. Essa diferença é pelo menos parcialmente relacionada ao tamanho relativo do vaso e ao tamanho do volume-amostra. Em um vaso pequeno, o fluxo lento na superfície da parede do vaso e o fluxo mais rápido no centro da luz estão sendo mostrados simultaneamente. Em vasos maiores, apenas o fluxo rápido no centro está sendo mostrado. Além de grandes volumes-amostra, o alto ganho de Doppler e a alta potência desenvolvida podem também produzir alargamento espectral em vasos normais.

CASO 136

Infiltração Gordurosa com Preservação Focal

1. Ambas as imagens mostram uma área de ecogenicidade aparentemente reduzida no parênquima hepático, imediatamente adjacente à vesícula biliar. Isso é típico de área focal preservada em um fígado difusamente infiltrado por gordura.

2. O ultra-som é mais sensível que a TC para detectar infiltração gordurosa. Conseqüentemente, áreas focais preservadas são vistas mais freqüentemente no ultra-som.

3. As áreas preservadas tipicamente ocorrem ao redor da vesícula biliar e anteriormente à bifurcação porta.

4. Para adicionalmente se confirmar áreas preservadas de esteatose, é útil comparar o fígado com o rim direito e com o pâncreas a fim de se conferir se o resto do fígado está infiltrado por gordura.

Referência

White EM, Simeone JF, Mueller PR, et al: Focal periportal sparing in hepatic fatty infiltration: A cause of hepatic pseudomass on ultrasound. *Radiology* 1987;162:57-59.

Referência cruzada

Ultrasound: THE REQUISITES, pp 16-18.

Comentário

A infiltração gordurosa do fígado é usualmente um processo difuso. Entretanto, é relativamente comum haver pequenas regiões do parênquima hepático preservadas. Isso é provavelmente mais comum no parênquima hepático imediatamente adjacente à vesícula biliar. É também muito comum no segmento IV do fígado, imediatamente anterior à bifurcação porta.

O problema com as áreas preservadas de esteatose é que é fácil assumir que a ecogenicidade do fígado esteatótico seja normal e que áreas menos ecogênicas preservadas sejam anormais. Quando isso acontece, essas áreas preservadas podem ser confundidas com algumas anormalidades hipoecóicas, tais como neoplasias, infartos, infecções etc. O reconhecimento de que o fígado está infiltrado é extremamente útil. Além disso, várias dicas podem ajudar a evitar essa cilada. Áreas preservadas não produzem efeito de massa, não são esféricas, geralmente se apresentam em localizações típicas e freqüentemente mudam significativamente em exames de seguimento em curto prazo.

CASO 137

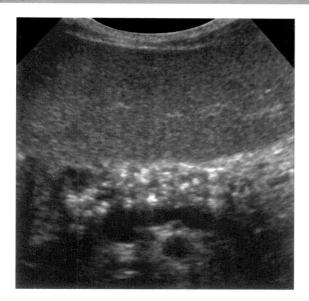
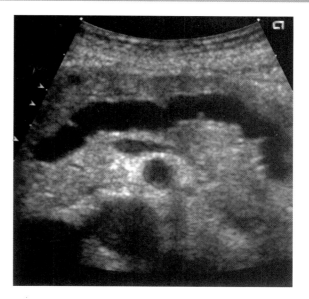

Cortes transversais do pâncreas em dois pacientes com manifestações diferentes da mesma doença.

1. Descreva os achados anormais.
2. O que pode ser visto na colangiopancreatografia retrógrada endoscópica (CPRE)?
3. Esses pacientes têm predisposição a cálculos vesiculares?
4. Qual seria o seu diagnóstico diferencial se você visse um cisto pancreático nesses pacientes?

CASO 138

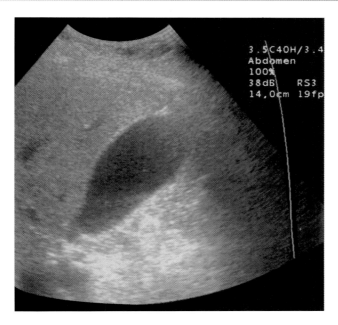
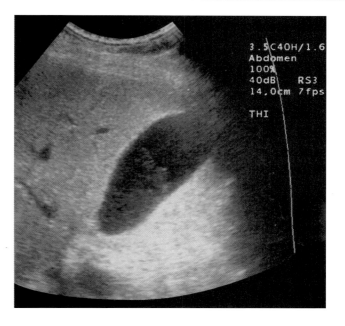

Duas imagens da vesícula biliar.

1. Que técnica foi usada para permitir que a lama biliar fosse mais bem vista na segunda imagem?
2. Essa técnica é teoricamente mais importante em pacientes magros ou em pacientes obesos?
3. Essa técnica é teoricamente mais importante para transdutores de alta ou de baixa freqüência?
4. Essa técnica é possível em todos os transdutores?

RESPOSTAS

CASO 137

Pancreatite Crônica

1. A primeira imagem mostra calcificações puntiformes difusas no pâncreas. A segunda imagem mostra a dilatação irregular do ducto pancreático e a atrofia do parênquima. Essas anormalidades são todas consistentes com pancreatite crônica.

2. A CPRE mostraria dilatação irregular e estreitamentos curtos do ducto pancreático, com ramos laterais ectásicos e possivelmente defeitos de enchimento devidos a concreções intraductais.

3. A pancreatite calcificada crônica é causada pelo abuso de álcool, mas não por cálculos.

4. Um pseudocisto. Aproximadamente 25 a 40% dos pacientes com pancreatite crônica desenvolvem pseudocistos.

Referência

Taylor AJ, Bohorfoush AG (eds): Pancreatic duct in inflammation of the pancreas. In *Interpretation of ERCP with Associated Digital Imaging Correlation.* Philadelphia, Lippincott-Raven, 1997, pp 231-260.

Referência cruzada

Ultrasound: THE REQUISITES, pp 126-133.

Comentário

A pancreatite crônica calcificada é uma complicação do abuso de álcool de longa data. Acredita-se que o álcool predisponha à precipitação de proteínas nos ramos laterais do ducto pancreático. Essas proteínas atraem carbonato de cálcio e formam cálculos que obstruem os ramos laterais periféricos, resultando em resposta inflamatória que lesa o parênquima e, finalmente, leva à fibrose periductal. Estreitamentos e ectasias de ramos laterais resultam de cicatrizes e de concreções intraductais. Com a doença em estágio mais avançado, o ducto pancreático principal torna-se envolvido, com alternância de estreitamentos e dilatações.

Na ultra-sonografia, a pancreatite crônica é vista como uma combinação de mudanças parenquimatosas com alteração no ducto pancreático principal. A dilatação do ducto é usualmente irregular, às vezes produzindo uma aparência de rede de lagos. O parênquima aparece heterogêneo e pode tornar-se extremamente atrófico. Focos puntiformes de aumento de ecogenicidade refletem calcificação subjacente, que pode ser focal ou difusa. Elas podem produzir nenhuma sombra detectável ou podem fazer tanta sombra que as porções mais profundas da glândula podem não ser visibilizadas.

Até um terço dos pacientes com pancreatite crônica tem uma massa inflamatória focal no pâncreas. Essas massas estão geralmente localizadas na cabeça do pâncreas e podem causar dilatação do ducto biliar comum e do ducto pancreático. Conseqüentemente, elas podem ser difíceis de serem distinguidas de carcinoma pancreático. A presença de calcificações sustenta fortemente o diagnóstico de pancreatite crônica. Quando as calcificações não estão presentes e especialmente quando a massa é hipoecóica, a CPRE e a biópsia devem ser consideradas na avaliação complementar de possível malignidade.

CASO 138

Imagem Harmônica do Tecido

1. A segunda imagem usou a imagem harmônica do tecido para melhorar a visibilização da lama.

2. A imagem harmônica do tecido tem grande impacto em pacientes obesos, mas pode ajudar em pacientes magros também.

3. A imagem harmônica do tecido é teoricamente mais importante para transdutores de baixa freqüência.

4. A imagem harmônica do tecido pode ser instalada em todos os transdutores.

Referência

Choudhry S, Gorman B, Charboneau JW, et al: Comparison of tissue harmonic imaging with conventional US in abdominal disease. *Radiographics* 2000;20:1127-1135.

Comentário

O ultra-som convencional transmite pulsos de um certo espectro de freqüências fundamentais e recebe ecos na mesma freqüência. À medida que o pulso sonoro interage com os tecidos pelos quais ele passa, são gerados sinais harmônicos múltiplos da freqüência fundamental. Isso é análogo aos tons acima de uma nota musical. Esses componentes harmônicos formam-se em uma elevada profundidade e então diminuem em virtude da atenuação. Embora múltiplas freqüências harmônicas estejam presentes, as harmônicas mais altas são de muito baixa amplitude. Com a tecnologia de imagem harmônica atual, apenas a segunda harmônica, a qual é duas vezes a freqüência fundamental, é usada. Nesse caso, a imagem foi criada pela transmissão em 1,6 MHz e analisando-se o sinal harmônico em 3,2 MHz após os ecos em 1,6 MHz terem sido filtrados.

Como o sinal harmônico é uma freqüência maior, a resolução axial melhora com a imagem harmônica. Adicionalmente, as harmônicas permitem um foco melhor, o qual também melhora a resolução lateral. Lobos laterais e espalhamento são ambos menos proeminentes com as freqüências harmônicas, e isso leva a menos artefato. Finalmente, os sinais harmônicos são gerados além da parede do corpo, e isso ajuda a evitar os efeitos de desfocagem da parede corporal.

CASO 139

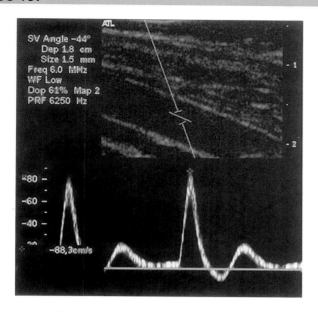
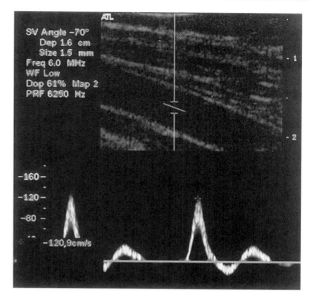

Formatos de onda de Doppler pulsado da artéria femoral.

1. Qual velocidade é mais confiável?
2. O que acontece com a mudança de freqüência do Doppler quando o ângulo do Doppler aproxima-se de 0 grau?
3. O que acontece com a mudança de freqüência do Doppler quando o ângulo de Doppler aproxima-se de 90 graus?
4. Como pode ser mudado o ângulo de Doppler?

CASO 140

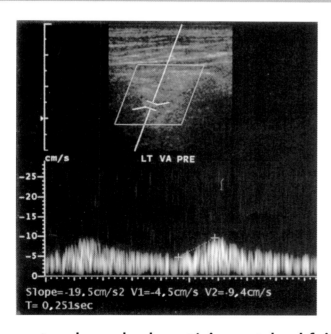
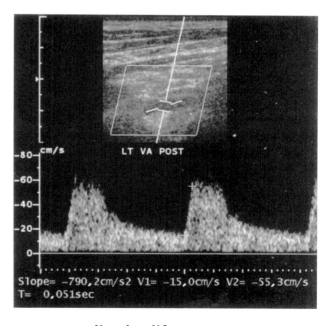

Formatos de onda da artéria vertebral feitas com um dia de diferença.

1. Qual dos formatos de onda é anormal?
2. Qual é o significado dessa anormalidade no formato de onda?
3. O que você consideraria se essa anormalidade no formato de onda fosse vista em múltiplas artérias abdominais e periféricas?
4. O que você consideraria se essa anormalidade no formato de onda fosse vista no pólo inferior do rim enquanto um formato de onda normal fosse vista no pólo superior?

CASO 139

Relação da Acurácia do Cálculo da Velocidade com o Ângulo Doppler

1. A primeira velocidade é mais acurada porque o ângulo do Doppler é menor que 60 graus. Não se deve acreditar na segunda velocidade porque o ângulo do Doppler é maior que 60 graus.
2. A mudança de freqüência é maximizada à medida que o ângulo do Doppler se aproxima de 0 grau.
3. A mudança de freqüência é minimizada à medida que o ângulo do Doppler se aproxima de 90 graus.
4. Com transdutores de configuração linear, é possível orientar o feixe do Doppler de um lado para outro (como foi feito na primeira imagem) de modo que o ângulo do Doppler mudará. Com outros transdutores, a única forma de mudar o ângulo do Doppler é mudar a posição do transdutor de modo que a orientação do feixe do Doppler em relação com o vaso também mude.

Referência

Taylor KJW, Holland S: Doppler US: Part I. Basic principles, instrumentation, and pitfalls. *Radiology* 1990;174:297-307.

Referência cruzada

Ultrasound: THE REQUISITES, pp 467-468.

Comentário

Em muitas situações, é importante calcular as velocidades de fluxo sangüíneo. Isso pode ser feito pelo rearranjamento da equação do Doppler para solucionar a velocidade, como mostrado:

$$V = F_d \times 1/F_t \times C \times 1/\cos\theta \times 1/2$$

Nessa equação, V = velocidade, F_d = mudança de freqüência do Doppler, F_t = freqüência transmitida, C = velocidade do som, e θ = ângulo do Doppler. Se fosse possível determinar o ângulo do Doppler exato, então uma velocidade acurada poderia ser calculada quase independentemente do ângulo do Doppler. Infelizmente, não é possível determinar o exato ângulo do Doppler. Parte do problema é que há sempre algum grau de erro na estimativa do ângulo quando a linha de indicação do ângulo está girada paralelamente ao eixo do vaso. Além disso, o fluxo sangüíneo raramente está orientado diretamente ao longo do eixo longo do vaso. Algum fluxo está orientado em direção às paredes do vaso e algum está orientado fora do plano de imagem. Conseqüentemente, há sempre um erro inevitável na determinação do ângulo do Doppler preciso.

O erro inerente tem implicações importantes no cálculo das velocidades de fluxo. Como pode ser visto da equação precedente, a velocidade é proporcional a $1/\cos\theta$. Se alguém tivesse que desenhar um gráfico que assinalasse $1/\cos\theta$ com relação a θ, mostraria que, em ângulos de Doppler menores de 60 graus, há pouca mudança em $1/\cos\theta$, apesar das grandes diferenças no ângulo θ. Entretanto, acima de 60 graus, pequenas diferenças no ângulo do Doppler produzem grandes diferenças no valor $1/\cos\theta$. Conseqüentemente, é importante manter um ângulo Doppler de 60 graus ou menos quando se tenta calcular as velocidades de fluxo. Quando isso não é possível, deve ser reconhecido que erros significativos podem ser feitos.

CASO 140

Formato de onda *Parvus-Tardus*

1. A primeira é anormal.
2. Com um quadro clínico compatível, isso indica estenose arterial proximal. Nesse caso, uma segunda imagem mostra um formato de onda normal obtido após ter sido colocado um *stent* na artéria vertebral obliquamente a uma estenose proximal.
3. A estenose valvular aórtica ou coarctação deve ser considerada.
4. A estenose de artéria acessória ao pólo inferior deve ser considerada.

Referência

Bude RO, Rubin JM, Platt et al: Pulsus tardus: Its cause and potential limitations in detection of arterial stenosis. *Radiology* 1994;190:779-784.

Referência cruzada

Ultrasound: THE REQUISITES, pp 111-112.

Comentário

Os formatos de onda arteriais normais demonstram uma inclinação sistólica inicial extremamente rápida porque há rápida aceleração do sangue no início da sístole. O primeiro formato de onda mostrado nesse caso demonstra uma inclinação sistólica muito lenta e um pico sistólico reduzido quando comparado com a quantidade de fluxo diastólico. Essas alterações são referidas como *parvus* (amplitude reduzida) e *tardus* (tardia). Esse tipo de formato de onda também é freqüentemente descrito como sendo obtuso.

Os formatos de onda *parvus-tardus* mais freqüentemente são o resultado de uma estenose proximal significativa. O efeito máximo da estenose ocorre durante a sístole, quando a pressão é maior. A velocidade total no pico da sístole está reduzida adiante da estenose, e o tempo que leva para atingir a velocidade máxima (aceleração) está também reduzido. Como a pressão é menor durante a diástole, o efeito no fluxo diastólico é menor. Conseqüentemente, a diferença entre o fluxo sistólico e o fluxo diastólico é menor que o normal, e o formato de onda aparece obtuso. Em casos graves, a diferença entre a sístole e a diástole pode ser tão mínima que o formato de onda arterial aparece mais como um formato de onda venoso.

CASO 141

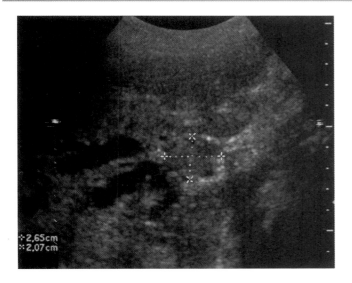
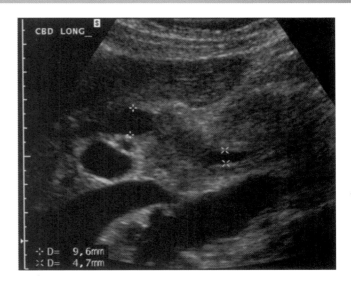

Imagens das porções intra e extra-hepáticas do hilo hepático em dois pacientes.

1. Qual é a anormalidade na primeira imagem?
2. Qual é a anormalidade na segunda imagem?
3. Qual é a localização mais comum dessa lesão?
4. Como o diagnóstico é confirmado?

CASO 142

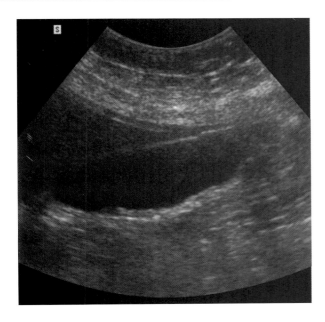
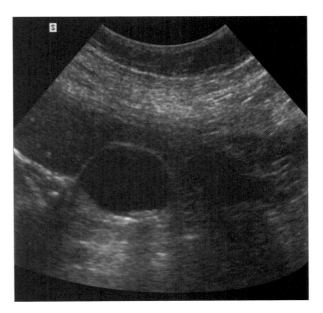

Cortes longitudinal e transversal da vesícula biliar.

1. Se esse paciente tivesse ataques intermitentes de dor forte no quadrante superior direito, com duração de algumas horas, uma colecistectomia estaria indicada?
2. Qual é a principal diferença ultra-sonográfica entre cálculos e lama biliar?
3. Qual é a sensibilidade da ultra-sonografia para cálculos biliares?
4. Qual é o valor preditivo negativo para cálculos biliares?

RESPOSTAS

CASO 141

Colangiocarcinoma

1. Os ductos intra-hepáticos dilatados terminam abruptamente no plano de uma massa de partes moles.

2. Um ducto hepático comum dilatado termina abruptamente ao nível da massa suprapancreática. O ducto distal tem diâmetro normal.

3. Os colangiocarcinomas mais comumente ocorrem na confluência dos ductos biliares direito e esquerdo. A lesão na primeira imagem está localizada aqui. A lesão na segunda imagem está no ducto médio.

4. O diagnóstico é confirmado tanto por biópsias com escova intraluminal como por biópsia percutânea guiada pelo ultra-som. A patologia é notoriamente difícil; conseqüentemente, um resultado negativo da biópsia não deve ser considerado definitivo, especialmente na presença de exames de imagem convincentes.

Referência

Bloom CM, Langer B, Wilson SR: Role of US in the detection, characterization, and staging of cholangiocarcinoma. *Radiographics* 1999;19:1199-1218.

Referência cruzada

Ultrasound: THE REQUISITES, pp 63-66.

Comentário

O colangiocarcinoma é relativamente raro, representando menos de 1% das neoplasias malignas. Em geral, ocorre na sexta ou sétima décadas de vida. Na maioria dos casos, não há etiologia conhecida. Entretanto, fatores predisponentes incluem doença cística dos ductos biliares (cistos de colédoco e doença de Caroli), colangite esclerosante, retocolite ulcerativa, exposição ao Thorotrast e infecção hepática parasitária. O prognóstico é sombrio, com taxa de sobrevida em cinco anos de aproximadamente 1%. Mesmo com a ressecção curativa, a taxa de sobrevida em 5 anos é de apenas 20%.

O colangiocarcinoma mais freqüentemente afeta os ductos extra-hepáticos. Cerca de 70% dos casos ocorrem na bifurcação dos ductos hepáticos comuns. Os tumores nessa localização são referidos como tumores de Klatskin. Tipicamente os tumores de Klatskin são pequenos no momento da apresentação. Eles tendem a infiltrar a parede do ducto, os vasos adjacentes e o parênquima hepático adjacente. O envolvimento dos vasos adjacentes e a extensão nas porções mais periféricas dos ductos biliares adiante da bifurcação determinam se o tumor é ressecável e que tipo de ressecção pode ser feita.

Ultra-sonograficamente, a maioria dos tumores de Klatskin aparece como massas relativamente isoecóicas no hilo hepático. Em muitos casos as margens da massa são mais bem identificadas ao se notar a localização da transição dos ductos biliares dilatados. Um aspecto importante do exame ultra-sonográfico é a determinação da extensão da invasão de vasos adjacentes. O envolvimento dos vasos por tecido de partes moles é um sinal confiável de invasão.

Dez a vinte por cento dos colangiocarcinomas ocorrem nos ductos biliares intra-hepáticos. Nessa localização eles geralmente crescem até ficar muito grandes, uma vez que não produzem sintomas precoces. Ultra-sonograficamente, aparecem como massas sólidas não específicas que podem variar em ecogenicidade.

O restante dos colangiocarcinomas ocorrem no ducto biliar comum e no ducto hepático comum abaixo da bifurcação. Esses tumores podem ser de natureza infiltrativa ou polipóides. Os tumores na parte mais distal do ducto podem ser facilmente confundidos tanto clinicamente como patologicamente com carcinomas ampulares, duodenais e pancreáticos. Logo, esse grupo de tumores é freqüentemente referido como tumores periampulares. Nessa localização, a ressecção cirúrgica tem muito mais possibilidade de ser feita e de ter êxito.

CASO 142

Cálculos Biliares

1. Esse paciente tem múltiplos pequenos cálculos. Ataques intermitentes de dor no quadrante superior direito representam cólicas biliares assim que esses cálculos passam pelo ducto cístico. Esse paciente iria certamente se beneficiar de uma colecistectomia.

2. A lama não faz sombra, e todos, exceto os menores cálculos, fazem sombra.

3. A sensibilidade da ultra-sonografia na detecção de cálculos é de mais de 95%.

4. O valor preditivo negativo para cálculos biliares é maior que 95%.

Referência

Middleton WD: Right upper quadrant pain. In Bluth EI, Benson C, Arger P, et al. (eds): *The Practice of Ultrasonography.* New York, Thieme, 1999, pp 3-16.

Referência cruzada

Ultrasound: THE REQUISITES, pp 38-41.

Comentário

Nesse caso, uma fina camada de pequenos cálculos repousa ao longo da parede pendente da vesícula biliar. Note que os cálculos são muito mais facilmente apreciados nos cortes transversais do que nos longitudinais. No corte longitudinal, é fácil confundir a camada ecogênica de cálculos com a parede posterior da vesícula. Isso é problema menor quando o corte é transversal. Além disso, a sombra causada pelos cálculos é mais estreita no corte transversal e é mais fácil de ser distinguida dos tecidos adjacentes. Em um caso como esse, é importante examinar o paciente em diferentes posições, porque os cálculos podem se rearranjar em uma configuração mais facilmente percebida.

III Desafio

CASO 143

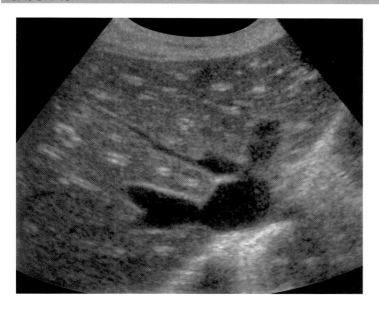
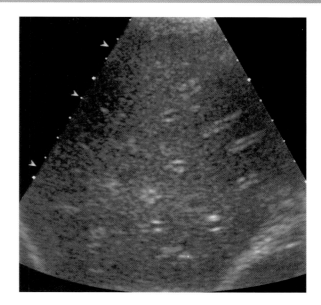

Imagens do fígado em dois pacientes.

1. Descreva a anormalidade.
2. Qual é o termo descritivo para esse achado?
3. Com o que esse achado está classicamente associado?
4. Qual é a utilidade desse achado?

CASO 144

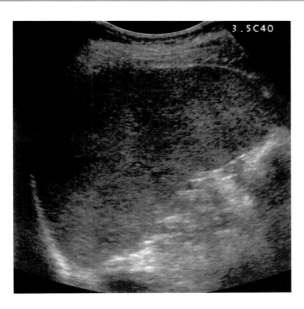
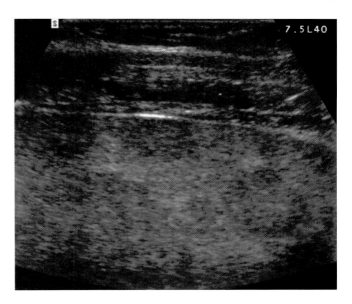

Duas imagens do baço.

1. Descreva a anormalidade.
2. Qual é o seu diagnóstico diferencial?
3. Se esse paciente fosse de origem africana e tivesse adenopatia mediastinal e hilar bilateral, qual seria o seu diagnóstico principal?
4. Que outros achados abdominais você poderia esperar?

RESPOSTAS

CASO 143

Hepatite

1. Ambas as imagens mostram aumento na ecogenicidade da tríade porta na periferia do fígado.
2. Isso é referido como sinal do "céu estrelado".
3. O sinal do "céu estrelado" está classicamente associado a hepatite.
4. A utilidade desse sinal é limitada porque (ao contrário desse caso) geralmente é muito sutil, e pode ser visto em pacientes que não tenham nenhuma outra evidência clínica ou laboratorial de hepatite.

Referência

Kurtz AB, Rubin CS, Cooper HS, et al: Ultrasound findings in hepatitis. *Radiology* 1980;136:717-723.

Referência cruzada

Ultrasound: THE REQUISITES, pp 112-115.

Comentário

Os pacientes com dor no quadrante superior direito e provas de função hepáticas anormais freqüentemente são encaminhados para avaliação ultra-sonográfica. O principal objetivo nesse grupo de pacientes é determinar se existem cálculos biliares e se há alguma evidência de obstrução biliar. Na ausência de alguma dessas anormalidades, a próxima consideração é geralmente a doença parenquimatosa difusa do fígado.

Exceto para a esteatose, o ultra-som não é bom método de avaliação ou de quantificação da doença hepática difusa. A hepatite não é uma exceção. Contudo, há alguns achados ultra-sonográficos que são vistos em pacientes com hepatite. Talvez a anormalidade mais comum seja o espessamento da parede da vesícula biliar (ver caso 13). De fato, a hepatite pode produzir um espessamento importante da parede da vesícula biliar. Também é característico de pacientes com hepatite a contração da luz da vesícula. O outro achado comumente visto são linfonodos levemente aumentados na porta hepática, ao redor do tronco celíaco e na área peripancreática. Infelizmente, linfonodos levemente aumentados são muito comuns nessas áreas e podem estar associados a muitas outras condições inflamatórias ou infecciosas no quadrante superior direito. Eles também são comuns em doenças hepáticas outras que não a hepatite, tais como a cirrose biliar primária e a colangite esclerosante.

Esse caso demonstra o sinal do "céu estrelado" no fígado. A diminuição da ecogenicidade do parênquima hepático ao redor das veias porta parece ser a causa, embora o aumento da ecogenicidade dos tecidos periportais também possa ser pelo menos parcialmente responsável. Independentemente da causa, quando os tratos portais são examinados transversalmente na periferia do fígado, a rede resultante são pequenas áreas focais com aumento da ecogenicidade em um fundo mais escuro, simulando estrelas no céu à noite. Embora esse achado tenha sido descrito em associação com a hepatite, não é extremamente útil dada à pobre sensibilidade e ao limitado valor preditivo positivo. Além disso, quando presente, é geralmente discreto o suficiente de modo que a segurança diagnóstica seja limitada. As alterações mostradas nesse caso são consideravelmente mais acentuadas dos que as usualmente vistas.

CASO 144

Sarcoidose Esplênica

1. Áreas hipoecóicas difusas no baço.
2. O diagnóstico diferencial inclui linfoma, doença metastática, sarcoidose, infarto e infecção.
3. A sarcoidose seria mais provável, embora o linfoma seja também uma consideração.
4. A sarcoidose abdominal também afeta o fígado e causa linfoadenopatia.

Referência

Warshaur DM, Molina PL, Hamman SM, et al: Nodular sarcoidosis of the liver and spleen: Analisys of 32 cases. *Radiology* 1995;195:757-762.

Referência cruzada

Ultrasound: THE REQUISITES, p 145.

Comentário

A sarcoidose é uma doença de etiologia desconhecida que afeta primariamente o tórax mas pode envolver virtualmente qualquer órgão do corpo. Ela caracteriza-se por granulomas não caseosos em linfonodos bem como em órgãos com rica drenagem linfática. Aproximadamente 50% dos pacientes são assintomáticos no momento do diagnóstico, de modo que a doença pode ser detectada como achado ocasional durante uma ultra-sonografia abdominal.

A sarcoidose envolve os linfonodos abdominais em aproximadamente 30% dos casos. Os linfonodos são comumente vistos na região da porta hepática, no tronco celíaco, no pâncreas e no retroperitônio. O envolvimento do fígado e do baço é também visto em aproximadamente 30% dos casos. Isso geralmente se manifesta como aumento difuso do fígado e do baço, mas lesões focais também podem ser vistas. É extremamente difícil distinguir a sarcoidose abdominal de linfoma abdominal com base simplesmente nos achados de imagem.

CASO 145

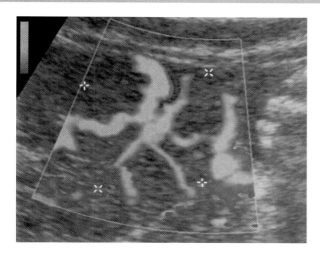
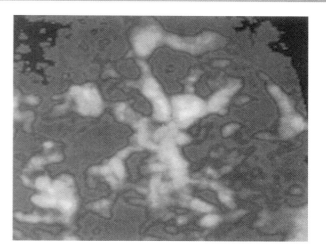

Imagens bi e tridimensionais de *power*-Doppler no fígado de dois pacientes. (Ver pranchas em cores.)

1. Descreva os achados.
2. Qual é a história natural dessa lesão?
3. Qual é a melhor maneira de confirmar o diagnóstico?
4. A presença de calcificação central muda sua abordagem dessa lesão?

CASO 146

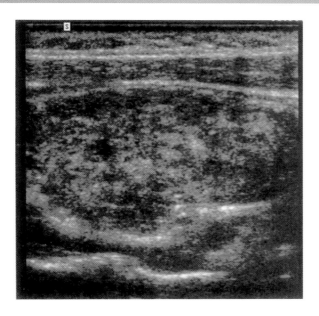
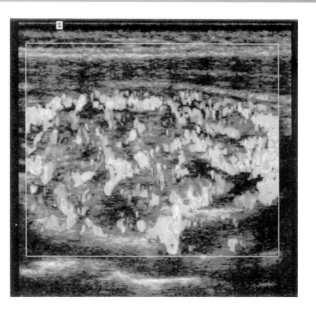

Cortes longitudinais em escala de cinza e Doppler colorido da tireóide. (Ver pranchas em cores.)

1. Descreva a anormalidade mostrada na imagem em escala de cinza.
2. Descreva a anormalidade mostrada na imagem de Doppler colorido.
3. Essa condição é mais comum em homens ou em mulheres?
4. Você se surpreenderia se esse paciente fosse hipotireóideo?

RESPOSTAS

CASO 145

Hiperplasia Nodular Focal no Fígado

1. A primeira imagem mostra uma coleção de vasos arranjados em uma configuração em roda de bicicleta. A aparência subjacente em escala de cinza do fígado está somente distorcida. A segunda imagem também mostra uma configuração em roda de bicicleta em três dimensões.
2. A hiperplasia nodular focal raramente causa sintomas clínicos e não tem potencial maligno.
3. Atualmente o exame de imagem mais definitivo para a confirmação desse diagnóstico é a cintilografia com colóide sulfúrico.
4. A calcificação central sugere o diagnóstico de carcinoma hepatocelular fibrolamelar induzindo uma abordagem mais agressiva.

Referência

Buetow PC, Pantograg-Brown L, Buck JL, et al: From the archives of the AFIP: Focal nodular hyperplasia of the liver: Radiologic-pathologic correlation. *Radiographics* 1996;16:369-388.

Referência cruzada

Ultrasound: THE REQUISITES, p 14.

Comentário

A hiperplasia nodular focal é um tumor benigno do fígado composto de célula de Kupffer, hepatócitos e estruturas biliares. Há uma hipótese de que se desenvolva de uma malformação vascular congênita, que promove a hiperplasia hepatocelular. Patologicamente, ele freqüentemente tem uma cicatriz estrelada central. Ele é suprido por uma rede arterial interna arranjada em um padrão de roda de bicicleta.

A hiperplasia nodular focal é usualmente detectada como uma massa incidental na TC ou no ultra-som. Como o adenoma hepático, a hiperplasia nodular focal é mais comum em mulheres. Ao contrário do adenoma hepático, não está associada ao uso de pílulas anticoncepcionais. Os nódulos raramente sangram ou causam quaisquer sintomas clínicos, embora a dor possa ser encontrada quando as lesões são grandes.

Embora a aparência da hiperplasia nodular focal varie na ultra-sonografia, a maioria delas é isoecóica ou aproximadamente isoecóica em relação ao parênquima hepático. A cicatriz estrelada central, que é freqüentemente vista na TC ou RM, é incomumente vista na ultra-sonografia. Entretanto, o padrão em roda de bicicleta de vascularização interna é mais bem mostrado no Doppler colorido ou *power*-Doppler do que na TC ou RM.

Quando se suspeita de hiperplasia nodular focal com base na ultra-sonografia, a cintilografia hepática com colóide sulfúrico pode ser muito útil. Em virtude da concentração das células de Kupffer, aproximadamente 60% das hiperplasias nodulares focais são tanto quentes (mais intensas do que o fígado adjacente) quanto mornas (isointensas ao fígado adjacente). As características típicas ao ultra-som e esses achados nos exames com colóide sulfúrico são suficientes para fazer o diagnóstico com alto grau de certeza. Se a lesão for fria na cintilografia com colóide sulfúrico, então a hiperplasia nodular focal permanece como uma possibilidade, mas outras lesões também devem ser consideradas.

CASO 146

Tireoidite de Hashimoto

1. A tireóide está levemente aumentada, hipoecóica e difusamente heterogênea, sem os nódulos focais distintos.
2. A tireóide está hipervascularizada.
3. A tireoidite de Hashimoto é muito mais comum em mulheres.
4. A tireoidite de Hashimoto é a causa mais comum de hipotireoidismo nos Estados Unidos.

Referência

Yeh HC, Futterweit W, Gilbert P: Micronodulation: Ultrasonographic sign of Hashimoto's thyroiditis. *J Ultrasound Med* 1996;15:813-819.

Referência cruzada

Ultrasound: THE REQUISITES, p 452.

Comentário

Acredita-se que a tireoidite de Hashimoto (também chamada de tireoidite linfocítica auto-imune) seja devida a autoanticorpos às proteínas tireóideas, especialmente à tireoglobulina. Logo, o diagnóstico é freqüentemente feito sorologicamente. A glândula está infiltrada com linfócitos e células plasmáticas, com uma reação fibrótica associada. Os pacientes podem ser inicialmente eutireóideos, mas em geral tornam-se hipotireóideos dada a substituição do parênquima tireoidiano funcionante. Tem um pico de incidência entre 40 e 60 anos e é seis vezes mais comum em mulheres do que em homens. Outros distúrbios auto-imunes tais como a síndrome de Sjögren, lúpus eritematoso sistêmico, artrite reumatóide, mediastinite fibrosante, colangite esclerosante e anemia perniciosa podem coexistir com a tireoidite de Hashimoto. Parece haver risco aumentado de linfoma da tireóide em pacientes com tireoidite de Hashimoto.

Na ultra-sonografia, a glândula é hipoecóica e usualmente está aumentada. Em geral, a ecotextura homogênea normal é substituída por uma textura mais heterogênea. Finas bandas fibrosas ecogênicas podem causar uma aparência multilobulada ou micronodular. Freqüentemente a glândula está hipervascularizada. A tireoidite de Hashimoto pode causar nódulos, e outros tipos de nódulos benignos e malignos podem coexistir com a tireoidite de Hashimoto. No estágio final, a glândula fica atrófica.

CASO 147

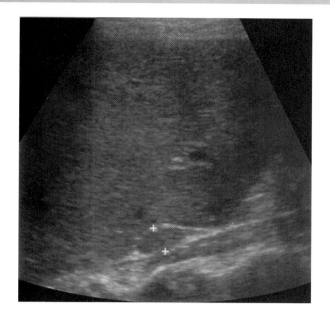
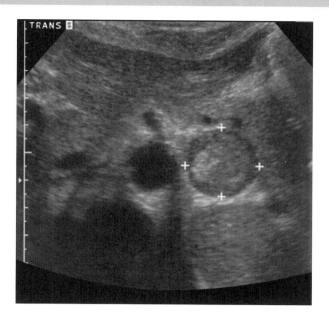

Corte longitudinal do quadrante superior direito e corte transversal da aorta e do quadrante superior esquerdo em dois pacientes.

1. O que esses dois pacientes têm em comum?
2. O que está incluído no diagnóstico diferencial?
3. Se houvesse uma história de hipertensão, qual seria o diagnóstico mais provável?
4. Se houvesse uma história de carcinoma medular da tireóide, qual seria o diagnóstico mais provável?

CASO 148

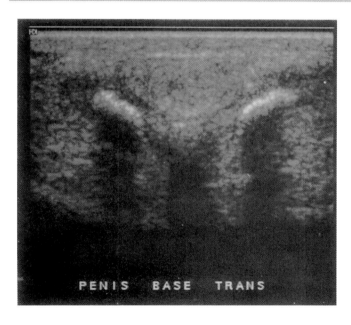
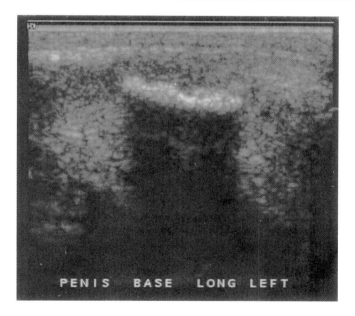

Imagens transversal e longitudinal do pênis.

1. Descreva a anormalidade.
2. O que o exame físico do pênis provavelmente revelará?
3. Que sintomas esse paciente provavelmente tem?
4. Essa anormalidade é mais comum ao longo da superfície dorsal ou ventral do pênis?

RESPOSTAS

CASO 147

Massas Adrenais

1. A primeira imagem mostra uma massa posterior ao fígado. Uma porção da glândula adrenal normal é vista estendendo-se inferiormente a essa massa. A segunda imagem mostra uma massa lateral à aorta.

2. O diagnóstico diferencial para massas adrenais inclui adenomas, feocromocitoma (segunda imagem), mielolipomas, câncer de adrenal, metástases (primeira imagem), linfoma e hematomas.

3. A hipertensão pode ser causada por feocromocitomas e pelos adenomas funcionantes que secretam aldosterona (Doença de Conn).

4. O câncer medular da tireóide e uma massa adrenal devem sugerir neoplasia endócrina múltipla (MEN) tipo II. A massa na adrenal então seria um feocromocitoma.

Referência

Krebs TL, Wagner BJ: MR imaging of the adrenal gland: Radiologic-pathologic correlation. *Radiographics* 1998;18:1425-1440.

Referência cruzada

Genitourinary Radiology: THE REQUISITES, pp 346-355.

Comentário

Pela ultra-sonografia, em geral, não se visualiza a glândula adrenal normal. Contudo, o ultra-som freqüentemente identifica massas na adrenal direita e infreqüentemente identifica massas na adrenal esquerda. Imagens de massas na adrenal direita podem ser feitas por acesso intercostal ou subcostal. As massas aparecem imediatamente adjacentes à superfície posterior do fígado e laterais à veia cava inferior. Massas na adrenal direita são geralmente superiores ao pólo superior do rim. Massas na adrenal esquerda estão em uma localização para-aórtica à esquerda, ao nível do pólo superior do rim. Elas são mais bem identificadas a partir da via intercostal coronal esquerda, usando o baço ou o rim como uma janela ou a partir de uma via anterior subxifóidea.

A massa adrenal mais comum é o adenoma. As séries de autópsias identificam adenomas em 3% da população. Os adenomas são geralmente assintomáticos, mas podem produzir a síndrome de Cushing (excesso de glicocorticóides) e a síndrome de Conn (hiperaldosteronismo). Eles contêm quantidades significativas de lipídieos e são tipicamente lesões de baixa atenuação na TC. São geralmente menores de 3 cm em tamanho e homogêneos. Apesar do seu tamanho pequeno, as adrenais são a quarta localização mais comum de metástases. As metástases são geralmente maiores que os adenomas e heterogêneas. Os feocromocitomas produzem sintomas de hipertensão, cefaléia, taquicardia, ansiedade e palpitações. Eles são referidos como "o tumor dos 10%" porque 10% são malignos, 10% são extra-adrenais, 10% são bilaterais e 10% ocorrem com as síndromes MEN.

Os feocromocitomas são tipicamente tumores grandes, vascularizados e heterogêneos. Os carcinomas de adrenal primários são tumores muito raros. Eles costumam ser massas muito grandes que se apresentam com dor e sintomas pelo efeito de massa. Necrose, hemorragia e calcificação são comuns. Os mielolipomas são tumores benignos que contêm elementos adiposos e hematopoiéticos. Eles raramente causam sintomas e podem ser pequenos ou grandes.

Há uma significativa semelhança na aparência ultra-sonográfica de várias massas adrenais sólidas. Em muitos casos, a detecção ultra-sonográfica de uma massa adrenal é seguida por TC ou RM para a caracterização adicional. Em alguns casos, os estudos laboratoriais são suficientes para determinar a etiologia de uma massa adrenal. Nesse caso, a lesão mostrada na primeira imagem era de metástase na adrenal direita em paciente com câncer de pulmão. A lesão mostrada na segunda imagem era de um feocromocitoma na adrenal esquerda em paciente encaminhado para exame de Doppler da artéria renal. Os níveis de catecolaminas documentaram o diagnóstico.

CASO 148

Doença de Peyronie

1. Calcificação da túnica albugínea do corpo cavernoso.

2. Rigidez localizada e espessamento no local da placa.

3. Ereções dolorosas e/ou curvas.

4. É mais comum na face dorsal do pênis.

Referência

Balconi G, Angeli E, Nessi R, et al: Ultrasonographic evaluation of Peyronie's disease. *Urol Radiol* 1988;10:85-88.

Referência cruzada

Ultrasound: THE REQUISITES, pp 112-115.

Comentário

A doença de Peyronie é uma fibrose da túnica albugínea do corpo cavernoso. É idiopática e tipicamente afeta homens com mais de 45 anos de idade. Uma vez que a túnica albugínea não pode ser esticada em áreas de fibrose, o pênis inclina-se em direção à placa durante a ereção. A dor e a curvatura peniana podem tornar o coito impossível.

Na ultra-sonografia, as placas aparecem como áreas localizadas de espessamento da túnica albugínea. Elas são freqüentemente hiperecóicas e podem ser calcificadas. A localização típica é ao longo do dorso do pênis e perto da base, mas a doença de Peyronie pode também envolver as margens laterais e o septo.

CASO 149

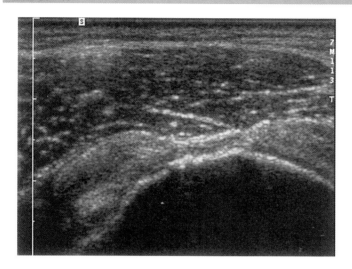
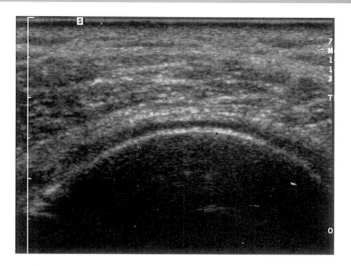

Cortes transversais do ombro em dois pacientes.

1. O que esses pacientes têm em comum?
2. Qual paciente exige exame de imagem adicional para a confirmação diagnóstica?
3. Como é o ultra-som comparado com a RM para fazer esse diagnóstico?
4. Em qual dos pacientes o diagnóstico é mais provavelmente evidente na radiografia do ombro?

CASO 150

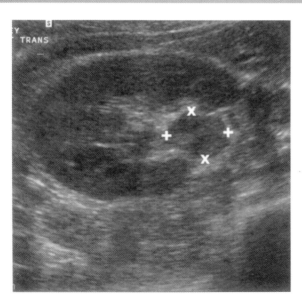
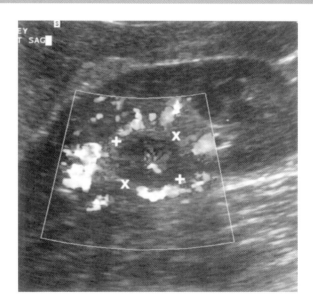

Corte transversal em escala de cinza e longitudinal em Doppler colorido do rim direito. (Ver pranchas em cores.)

1. Descreva a anormalidade.
2. Qual é o diagnóstico mais provável?
3. Essa é a localização mais comum para este tipo de lesão?
4. Como é tratada essa lesão?

RESPOSTAS

CASO 149

Ruptura Completa do Manguito Rotador

1. Ambos os pacientes apresentam rupturas completas do manguito. A primeira imagem mostra contorno côncavo, e a segunda imagem mostra a não visibilização da bainha.
2. Os achados na ultra-sonografia são diagnósticos em ambos os casos. Nenhuma outra imagem é necessária.
3. Em mãos de ultra-sonografistas experientes e interpretadores de RM experientes, o ultra-som e a RM são equivalentes na detecção de rupturas completas do manguito rotador.
4. O paciente em que não se visibiliza a bainha (segunda imagem) provavelmente tem migração superior da cabeça do úmero detectável nas radiografias de ombro.

Referência

Teefey SA, Hasan SA, Middleton WD, et al: Ultrasonography of the rotator cuff: A comparison of ultrasonography and arthroscopic surgery in one hundred consecutive cases. *J Bone Joint Surg* 2000;82(A):498-504.

Referência cruzada

Ultrasound: THE REQUISITES, pp 455-457.

Comentário

As rupturas completas do manguito rotador são classificadas em molhadas e secas, dependendo de haver líquido em quantidade suficiente na articulação ao redor da superfície rota da bainha. Nos pacientes mostrados nesse caso, as rupturas são secas. A aparência das rupturas secas é algo mais difícil de ser compreendido do que as rupturas molhadas. Quando o defeito criado pela ruptura não está cheio de líquido, ele deve estar cheio de alguma outra coisa. Na maioria dos casos, a bolsa subdeltóidea subjacente e a gordura ao redor da bolsa entram no defeito. Isso produz uma concavidade nas reflexões da bolsa e da gordura. Na maioria dos casos, essa concavidade é prontamente visível em repouso. Se as extremidades rotas do tendão não se retraem, uma concavidade pode não ser visível em repouso. Em um caso assim, a compressão do ombro com o transdutor pode empurrar a bolsa e a gordura em torno da bolsa no defeito ao mesmo tempo em que produz alguma separação das extremidades do tendão. A compressão também pode exagerar algumas rupturas que, de outra forma, seriam sutis, porque estão cheias de tecido sinovial hipertrofiado. Isso é presumivelmente devido a uma compressibilidade maior da sinóvia espessada comparada com a bainha dos rotadores. Na ausência de ruptura, o manguito rotador normal não é totalmente compressível.

Quando existe ruptura maciça com extensa retração do tendão rompido, a cabeça do úmero fica completamente descoberta de tecidos da bainha. Em uma situação assim, não há bainha sonograficamente visível nas imagens convencionais. Isso é referido como a não visibilização da bainha. Nesses casos, a bolsa subdeltóidea, a gordura em torno da bolsa e o músculo deltóide ficam em contato direto com a cartilagem articular e a cabeça umeral.

CASO 150

Carcinoma de Células de Transição

1. A primeira imagem mostra uma massa sólida no hilo renal. A segunda imagem mostra uma massa com mínima vascularização e múltiplos vasos hilares ao redor das suas margens.
2. Ambos os achados devem sugerir carcinoma de células transicionais.
3. Não. A maioria dos carcinomas de células transicionais ocorre na bexiga.
4. O carcinoma de células transicionais do trato superior é tratado com nefrectomia e ureterectomia.

Referência

Wong-You-Cheong JJ, Wagner BJ, Davis CJ, Jr: From the archives of the AFIP: Transicional cell carcinoma of the urinary tract: Radiologic-pathologic correlation. *Radiographics* 1998;18:123-142.

Referência cruzada

Ultrasound: THE REQUISITES, pp 94-95.

Comentário

O carcinoma de células de transição é tipicamente dividido em tumores que envolvem a bexiga e tumores que envolvem o trato urinário superior (ureter, pelve renal e sistema coletor intra-renal). Os tumores de bexiga são muito mais comuns que os tumores do trato superior, e os tumores da pelve renal são muito mais comuns que os tumores do ureter. Aproximadamente 90% dos tumores da pelve renal e 99% dos tumores do ureter são tumores de células de transição.

Os pacientes mais freqüentemente se apresentam com hematúria macroscópica. Dor no flanco é incomum e usualmente indica obstrução e hidronefrose. Dor em cólica pode se desenvolver durante períodos de passagem de coágulos. Os pacientes com doença avançada podem se apresentar com sintomas constitucionais, tais como perda de peso e anorexia.

A ultra-sonografia não é um método primário de avaliação de pacientes com tumores de células de transição do trato urinário superior. Entretanto, pode ser o primeiro exame a ser obtido em paciente com hematúria, e assim a identificação inicial do tumor pode ser com a ultra-sonografia. Os tumores de células transicionais têm uma variedade de aparências ultra-sonográficas. Podem aparecer como massa sólida dentro da pelve renal dilatada, como massa sólida distorcendo a gordura do seio renal ou como área de espessamento do urotélio. Em geral, os achados ultra-sonográficos são inespecíficos, e o diagnóstico diferencial inclui coágulos sangüíneos, papilas descamadas e pielonefrite. A detecção de vascularização interna confirma que a lesão é um tecido de partes moles viável e quase sempre indica o tipo de tumor. A avaliação complementar com urografia intravenosa, pielografia retrógrada ou ureteroscopia é, em geral, necessária.

CASO 151

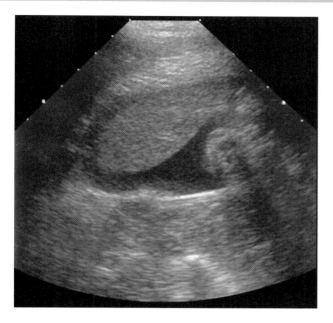
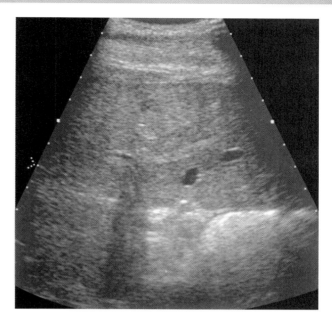

Cortes transversais do fígado.
1. Descreva as anormalidades nessas imagens.
2. Se houvesse história de trauma, qual seria o diagnóstico mais provável?
3. Quanto o ultra-som é efetivo no estabelecimento desse diagnóstico?
4. Que papel tem, se é que tem, o ultra-som na avaliação de pacientes com trauma?

CASO 152

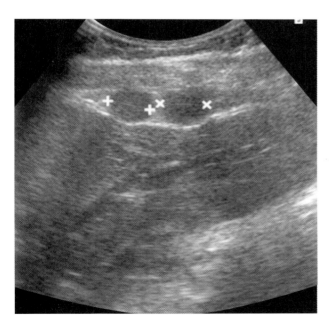
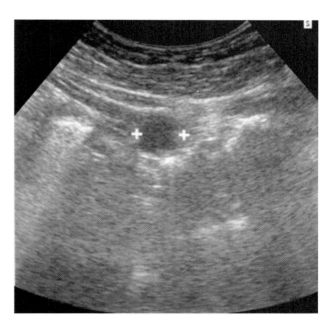

Corte longitudinal do quadrante superior direito e corte transversal da porção média do abdome.
1. Descreva a anormalidade.
2. Qual é o diagnóstico diferencial?
3. Qual é o melhor meio de confirmar o diagnóstico?

RESPOSTAS

CASO 151

Laceração Hepática e Hemoperitônio

1. A primeira imagem mostra líquido no peritônio ao redor do fígado. A segunda imagem mostra leve distorção da ecotextura do fígado.

2. No quadro de trauma, qualquer líquido na cavidade peritoneal deve ser considerado hemoperitônio. Alterações sutis no fígado indicam que essa é uma provável origem como resultado de laceração hepática.

3. O ultra-som é útil na identificação de hemoperitônio. Não é muito bom na identificação de laceração aguda de um órgão parenquimatoso, como fígado, baço ou rim.

4. O papel da ultra-sonografia em quadro de trauma abdominal fechado é controverso e está em evolução. Está claro que o ultra-som pode substituir o lavado peritoneal diagnóstico. Considerando isso, alguns acreditam que o ultra-som deva ser usado para identificar pacientes com hemoperitônio.

Referência

Richards JR, McGahan JP: Ultrasound for blunt abdominal trauma in the emergency department. *Ultrasound Q* 1999;15(2):60-72.

Referência cruzada

Gastrointestinal Radiology: THE REQUISITES, pp 174-175.

Comentário

O uso do ultra-som na avaliação de trauma abdominal fechado está aumentando mundialmente. A ultra-sonografia é um meio rápido e efetivo de detectar hemoperitônio e tornou-se um dos pontos iniciais na triagem do trauma abdominal fechado. Se o paciente tiver líquido detectado pelo ultra-som, apresentar exame físico positivo e estiver hemodinamicamente instável, então uma exploração abdominal de emergência deve ser realizada para identificar e corrigir o local de sangramento. Se o paciente estiver estável, uma avaliação complementar pode ser feita tanto com TC, acompanhamento por ultra-sonografia ou laparotomia. Se o paciente não tiver líquido ou se tiver, mas estiver estável, com exame físico negativo, então deve ser observado clinicamente. Se o estado clínico piorar, então a TC, o acompanhamento com ultra-som ou a laparotomia devem ser realizados. Se o paciente permanecer estável e melhorar, nenhuma avaliação precisa ser realizada.

Os problemas com o uso da ultra-sonografia incluem sua capacidade limitada de identificar e graduar as lacerações hepáticas, esplênicas, renais, pancreáticas, mesentéricas e intestinais. Como mostrado nesse caso, a hemorragia aguda em órgãos sólidos pode ser muito sutil na ultra-sonografia. Além disso, o hemoperitônio pode estar ausente em lesões retroperitoneais isoladas e inicialmente ser mínimo ou ausente em lesões em alças intestinais, mesentério ou lesões contidas no fígado e baço. Por outro lado, a simples ascite pode estar presente e simular hemoperitônio. Finalmente, fatores qualificadores, tais como obesidade, gás intestinal excessivo, enfisema subcutâneo e pneumoperitônio, podem limitar o exame.

CASO 152

Metástases Peritoneais

1. A primeira imagem mostra duas massas hipoecóicas sólidas entre a superfície do fígado e a parede abdominal. A segunda imagem mostra uma massa similar no abdome médio, também adjacente à parede abdominal anterior. Essa aparência é típica de metástases peritoneais. Esse paciente teve câncer brônquico primário.

2. Outras possibilidades incluem esplenose, endometriose, mesotelioma e tuberculose.

3. Se a confirmação do diagnóstico fosse necessária, a biópsia guiada pelo ultra-som seria a abordagem mais direta.

Referência

Yeh HC: Ultrasonography of peritoneal tumors. *Radiology* 1979;133:419-424.

Comentário

As metástases peritoneais mais freqüentemente originam-se de tumores ginecológicos ou de tumores do trato gastrointestinal (especialmente cólon, estômago e pâncreas). Câncer de mama, câncer de pulmão e melanoma também são capazes de metastatizar para o peritônio. As metástases peritoneais são freqüentemente pequenas e não visíveis por qualquer técnica de imagem. Quando atingem um tamanho de 1 cm ou mais, elas podem ser detectadas pelo ultra-som. Como mostrado nesse caso, os implantes tumorais peritoneais tipicamente aparecem como massas distintas separadas do intestino. O melhor modo de identificá-las é usar um transdutor de alta resolução no campo proximal, tal como os transdutores lineares ou curvos. Os implantes tumorais são mais freqüentemente vistos profundos imediatamente à parede abdominal, por isso é importante focar atenção a essa área superficial. Como o transdutor varre o abdome para cima e para baixo, os nódulos peritoneais aparecerão e desaparecerão da imagem. Isso os distingue de alças intestinais, as quais são contínuas e conectadas a outras alças intestinais.

CASO 153

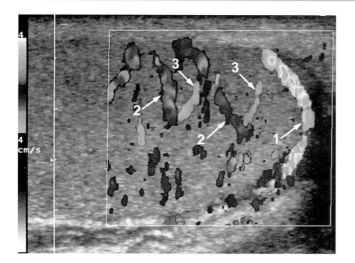
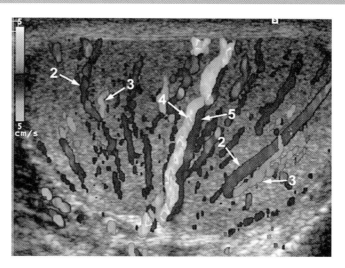

Cortes longitudinal e transversal com Doppler colorido dos testículos. (Ver pranchas em cores.)

1. Identifique os vasos que estão assinalados nas imagens nesse caso.
2. Qual é a diferença do fluxo sangüíneo no testículo e em outros órgãos?
3. O testículo é tão vascularizado como o epidídimo?
4. Que artérias estão localizadas no cordão espermático?

CASO 154

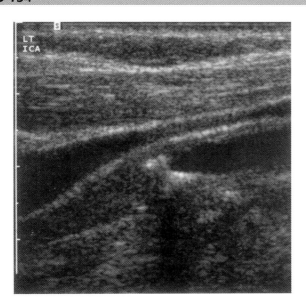
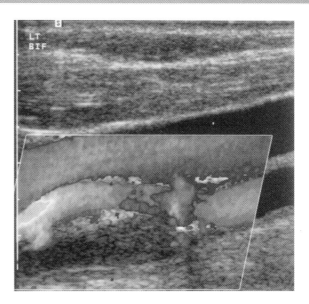

Corte longitudinal em escala de cinza da artéria carótida interna e corte longitudinal de Doppler colorido da bifurcação carotídea. (Ver pranchas em cores.)

1. Descreva os achados anormais.
2. O tratamento difere para uma artéria carótida interna com oclusão total comparada com uma artéria com oclusão subtotal de alto grau?
3. O que acontece com o formato de onda da artéria carótida comum quando a artéria carótida interna está totalmente ocluída?
4. O que pode fazer com que uma artéria carótida interna patente apareça totalmente ocluída?

RESPOSTAS

CASO 153

Vascularização Normal dos Testículos

1. 1 = Artéria capsular; 2 = artéria centrípeta; 3 = ramo recorrente; 4 = artéria transmediastinal; 5 = veia transmediastinal.

2. As artérias testiculares maiores estão localizadas na superfície do órgão.

3. O testículo demonstra mais vascularização do que o epidídimo no Doppler colorido.

4. Além da artéria testicular, a artéria cremastérica e a artéria deferente estão localizadas no cordão espermático.

Referência

Middleton WD, Bell MW: Analysis of intratesticular arterial anatomy with emphasis on transmediastinal arteries. *Radiology* 1993;189:157-160.

Referência cruzada

Ultrasound: THE REQUISITES, p 435.

Comentário

O suprimento arterial do escroto se dá através da artéria testicular (a qual é a fonte primária para o testículo), a artéria deferente (a qual é a fonte primária para o vaso deferente e o epidídimo) e a artéria cremastérica (que supre a parede do escroto). A artéria testicular tipicamente se divide em dois a quatro ramos, os quais passam ao longo da periferia dos testículos. Elas são chamadas de artérias capsulares e são as artérias maiores do testículo. As artérias capsulares suprem ramos denominados de artérias centrípetas que se dirigem ao testículo e passam em direção ao mediastino. As artérias centrípetas ramificam-se em vasos chamados de ramos recorrentes que se curvam de volta saindo do mediastino. Em aproximadamente 50% dos testículos, uma ou mais das artérias capsulares na verdade passam através do mediastino e cruzam para dentro do parênquima testicular, antes de alcançar a superfície do testículo na direção oposta. Essas artérias são chamadas de artérias transmediastinais, e um exemplo típico é visto no corte transversal mostrado nesse caso. A análise do formato de onda do Doppler de várias artérias testiculares mostra padrão de baixa resistência, típico de um órgão parenquimatoso sólido.

Veias testiculares detectáveis são menos numerosas que artérias testiculares. No entanto, elas podem ser vistas em muitos exames de Doppler de testículos normais. Algumas veias testiculares drenam para fora do mediastino e outras drenam perifericamente em veias capsulares. Não é incomum ver uma grande veia transmediastinal correndo paralela à artéria transmediastinal, como mostrado nesse caso.

CASO 154

Oclusão Completa da Artéria Carótida Interna

1. A imagem em escala de cinza mostra uma placa parcialmente calcificada na origem da carótida interna e ecos de nível baixo na artéria carótida interna proximal. A imagem em Doppler colorido mostra fluxo na veia jugular (azul) e nas artérias carótidas comum e externa (vermelho), mas ausência de fluxo detectável na artéria carótida interna.

2. Os pacientes com oclusões totais não são candidatos à endarterectomia, mas pacientes com oclusões subtotais são candidatos a esse procedimento.

3. O formato de onda da artéria carótida comum começa a ficar parecido com aquele da artéria carótida externa.

4. Uma oclusão subtotal com fluxo lento pode ser confundida com oclusão completa. Outras causas incluem calcificação extensa com sombra e uma artéria carótida interna situada profundamente.

Referência

Gortter M, Niethammer R, Widder B: Differentianting subtotal carotid artery stenoses from oclusion by colour-coded duplex sonography. *J Neurol* 1994;241:301-305.

Referência cruzada

Ultrasound: THE REQUISITES, p 473.

Comentário

Os pacientes com estenose de alto grau devem ser diferenciados de pacientes com artérias carótidas internas totalmente ocluídas, porque aqueles são candidatos à endarterectomia e esses não. Isso é um problema em potencial na análise do Doppler porque o fluxo distal a estenose de muito alto grau pode ser muito lento e difícil de ser detectado. Felizmente, a sensibilidade do Doppler melhorou significativamente ao longo dos anos 90, e agora é muito incomum se confundir estenose de alto grau com oclusão completa. No entanto, esse erro ocorre, e, por essa razão, é uma prática comum realizar a angiografia carotídea para confirmar qualquer diagnóstico de oclusão completa pelo Doppler que seja questionável.

As técnicas que podem ser usadas para melhorar a detecção de fluxo em estenose de alto grau são similares àquelas usadas em qualquer outra parte do corpo. Um problema comum nas carótidas aparece quando a artéria carótida interna encontra-se localizada em uma situação mais profunda e alta no pescoço. Nesses casos, geralmente ajuda mudar para um transdutor de menor freqüência e talvez para um transdutor curvo em vez de um linear. Outra técnica que pode ajudar é eliminar a direção lateral do feixe de modo que este se dirija direto para baixo. O *power-*Doppler pode teoricamente melhorar a detecção do fluxo lento. Os agentes de contraste de microbolhas intravenosos estão sendo desenvolvidos e aperfeiçoados e, sem dúvida, irão melhorar essa situação no futuro.

CASO 155

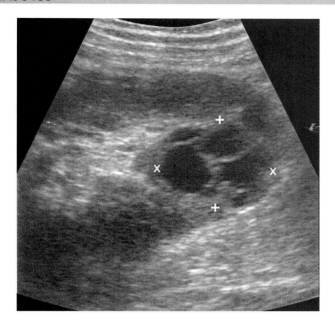 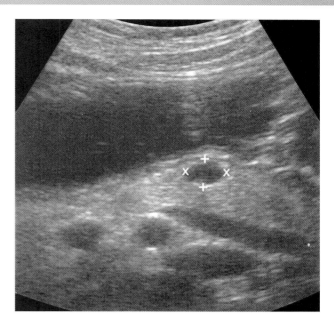

Corte longitudinal do pólo inferior do rim esquerdo e corte transversal do pâncreas no mesmo paciente.

1. Que anormalidades são mostradas nesse caso?
2. Qual é o diagnóstico mais provável?
3. Que outras anormalidades estão associadas a esse distúrbio?
4. Os membros da família têm risco aumentado?

CASO 156

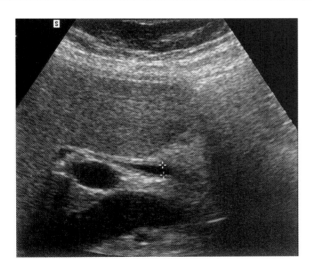 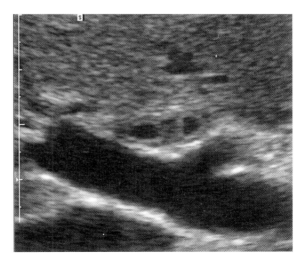

Corte longitudinal do ducto hepático comum e corte transversal da bifurcação do ducto biliar em dois pacientes.

1. Que achado anormal é mostrado nesse caso?
2. Qual é o diagnóstico diferencial?
3. Quais as possibilidades mais prováveis, se o paciente tivesse história de colite ulcerativa?
4. Quais as possibilidades mais prováveis, se a luz do ducto estivesse completamente obliterada?

RESPOSTAS

CASO 155

Doença de von Hippel-Lindau

1. A primeira imagem mostra cisto renal complexo com septações espessas e irregulares. A segunda imagem mostra cisto no corpo do pâncreas.
2. Essa combinação de achados deve sugerir o diagnóstico de doença de von Hippel-Lindau com um carcinoma cístico de células renais.
3. As anormalidades associadas incluem feocromocitoma, angioma de retina, hemangioblastomas cerebelares e tumores das células da ilhota do pâncreas.
4. A doença de von Hippel-Lindau tem uma herança autossômica dominante, de modo que os membros da família têm fator de risco.

Referência

Choyke PL, Glenn GM, Walther MM, et al: Von Hippel-Lindau disease: Genetic, clinical, and imaging features. *Radiology* 1995;194:626-642.

Referência cruzada

Ultrasound: THE REQUISITES, pp 88-89.

Comentário

A doença de von Hippel-Lindau é um distúrbio hereditário, causado por defeito no braço curto do cromossoma três, o que confere aos pacientes a susceptibilidade a várias neoplasias e cistos viscerais. Mais de 25 tipos de diferentes lesões foram relatados associados a essa condição. Entretanto, as lesões significativas mais comuns são carcinoma de células renais (25 a 50% dos pacientes), angioma de retina (60% dos pacientes), hemangioblastomas do sistema nervoso central (mais de 50% dos pacientes) e feocromocitoma (20% dos pacientes). Os cistos renais são também extremamente comuns, e os cistos pancreáticos são comuns em certas famílias. O diagnóstico é feito pelo achado de hemangioblastoma e pelo menos uma outra lesão do complexo von Hippel-Lindau, ou pelo menos uma lesão em paciente com um membro da família que tenha hemangioblastoma.

Os pacientes mais freqüentemente apresentam-se com sintomas devidos aos hemangioblastomas do cerebelo ou da medula espinhal, ou com outros sintomas devidos a defeitos visuais relacionados aos angiomas de retina. Os hemangioblastomas correspondem a aproximadamente 50% das mortes, e os carcinomas de células renais a aproximadamente 35% das mortes nesses pacientes.

Os carcinomas de células renais são diagnosticados em idade mais precoce em pacientes com doença de von Hippel-Lindau. Em 75% dos pacientes, o carcinoma de células renais é bilateral e, em 90% dos pacientes, ele é múltiplo. Em pacientes com Hippel-Lindau, o carcinoma de células renais pode ser inteiramente sólido ou se desenvolver nas paredes de cistos simples. A identificação de carcinoma de células renais é dificultada pela típica presença de múltiplos cistos. Na maioria dos pacientes com Hippel-Lindau, a TC é superior ao ultra-som na detecção de carcinoma de células renais. No entanto, por causa da diferença de custo, o ultra-som é freqüentemente usado no seu lugar, em vez de adicionado a ele no rastreamento de pacientes com tal patologia. Além disso, o ultra-som é muito útil na caracterização de lesões complexas indeterminadas pela TC. O ultra-som intra-operatório é também muito útil, porque pode identificar os carcinomas não detectados por TC ou ultra-som pré-operatórios.

CASO 156

Espessamento da Parede do Ducto Biliar

1. Ambas as imagens mostram uma camada interna hiperecóica e uma camada externa hipoecóica dos ductos biliares. Isso indica espessamento das paredes.
2. As causas de espessamento dos ductos biliares incluem colangite esclerosante, cálculos do ducto biliar, irritação por *stents*, colangite por SIDA, colangioepatite oriental, colangite piogênica, colangiocarcinoma e pancreatite.
3. A colangite esclerosante associa-se a colite ulcerativa.
4. A obliteração luminal associada sugere colangiocarcinoma.

Referência

Middleton WD: The bile ducts. In Goldberg BB (ed): *Diagnostic Ultrasound*. Baltimore, Williams & Wilkins, 1993, pp 146-172.

Referência cruzada

Ultrasound: THE REQUISITES, pp 66-68.

Comentário

A parede do ducto biliar comum é normalmente tão fina que é vista apenas como reflexão da interface entre a parede e a bile na luz do ducto. Sempre que for possível avaliar a espessura da parede do ducto biliar, a parede deve ser considerada anormalmente espessada. Na maioria dos casos, a parede espessada por si só aparecerá hipoecóica, ao contrário das reflexões brilhantes das superfícies internas das paredes anterior e posterior. Embora o ultra-som possa detectar o espessamento da parede do ducto biliar, uma cuidadosa correlação com a informação clínica é necessária para estreitar o diagnóstico diferencial. Em muitos pacientes, a imagem complementar com TC, colangiopancreatografia por ressonância magnética ou colangiopancreatografia retrógrada endoscópica é útil no estabelecimento do diagnóstico e na determinação da extensão do processo da doença. Em ambos os pacientes, o diagnóstico foi de colangite esclerosante.

CASO 157

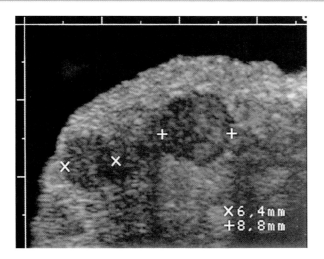 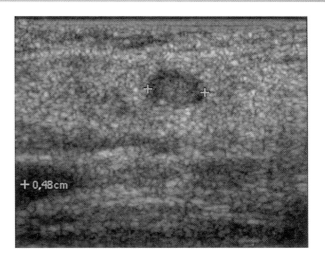

Duas imagens do pâncreas em diferentes pacientes.

1. Qual é a razão mais provável para se fazer essas varreduras?
2. Quanto o ultra-som é útil nessa situação?
3. Quais são os dois subtipos mais comuns dessa lesão?
4. Essas lesões são benignas ou malignas?

CASO 158

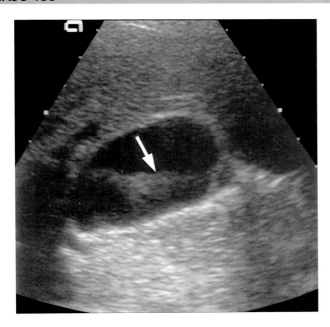 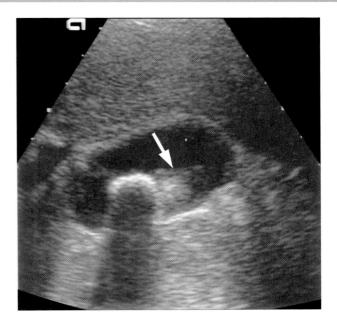

Duas imagens da vesícula biliar.

1. Qual é a causa dos ecos (setas) mostrados na luz da vesícula biliar?
2. Explique como esses ecos são gerados.
3. Como esses ecos podem ser eliminados?
4. Ecos como esses são mais freqüentes em estruturas sólidas ou císticas?

CASO 157

Exames Intra-Operatórios de Tumor das Células da Ilhota Pancreática

1. Esses exames são realizados para localizar o tumor das células da ilhota para a ressecção cirúrgica.

2. Muito boa. A combinação de ultra-sonografia intra-operatória com a palpação detecta aproximadamente 100% dos tumores de células da ilhota. Aproximadamente 30% dos gastrinomas são peripancreáticos os mais difíceis de serem detectados com o ultra-som intra-operatório.

3. Os tumores das células da ilhota pancreática mais comuns são os insulinomas e os gastrinomas.

4. Os insulinomas são geralmente benignos, e os gastrinomas são geralmente malignos.

Referência

Beutow PC, Miller DL, Parrino TV, Buck JL: Islet cell tumors of the pancreas: Clinical radiologic and pathologic correlation in diagnosis and localization. *Radiographics* 1997;17:453-471.

Referência cruzada

Ultrasound: THE REQUISITES, pp 136-138.

Comentário

A localização pré-operatória dos tumores das células da ilhota é geralmente mais confiável pela TC do que pela ultra-sonografia, porque freqüentemente o pâncreas inteiro não é bem visibilizado na ultra-sonografia. A TC helicoidal com fase arterial e a RM são quase que incontestáveis para a melhora adicional da detecção pré-operatória não invasiva dos tumores das células da ilhota pancreática. A angiografia e o exame de sangue venoso são técnicas invasivas que também têm sido relatadas como tendo uma sensibilidade de grau equivalente à TC. Embora a ultra-sonografia não seja usada de rotina, ela é capaz de detectar a maioria desses tumores, com tamanho de 2 cm ou mais, e muitos dos tumores menores. O ultra-som é também muito valioso como instrumento de solução do problema em porções do pâncreas que geralmente são bem visibilizadas ultra-sonograficamente, especialmente o corpo do pâncreas e a maior parte da cabeça pancreática. De fato, para as áreas que podem ser bem vistas, a ultra-sonografia é provavelmente tão boa quanto ou superior à TC e à RM na visibilização desses tumores.

Infelizmente, todas as técnicas pré-operatórias são limitadas, não sendo incomum para um cirurgião operar sem estar seguro de onde esteja o tumor. A ultra-sonografia intra-operatória é claramente o melhor meio de localizar os tumores das células da ilhota pancreática. Quando se associa o ultra-som à palpação intra-operatória, virtualmente todas as lesões intrapancreáticas podem ser detectadas. Os tumores das células da ilhota na parede do duodeno ou em linfonodos adjacentes, uma ocorrência comum com gastrinomas, são mais difíceis de serem detectados com o ultra-som intra-operatório.

CASO 158

Artefato do Lobo Lateral

1. Os ecos são devidos ao artefato do lobo lateral.

2. Quando o centro do feixe sonoro está passando através da luz da vesícula biliar, lobos laterais fracos do centro do feixe sonoro estão refletindo refletores fortes a partir da superfície do cálculo biliar. O eco fraco que retorna é interpretado como vindo do centro do feixe e conseqüentemente é localizado na luz da vesícula biliar, próximo ao cálculo.

3. Os artefatos de lobos laterais podem ser muito difíceis de serem eliminados. Reduzir a potência e o ganho podem ajudar, mas freqüentemente não eliminam completamente o artefato.

4. Os artefatos de lobos laterais, como a maioria dos artefatos, são vistos mais freqüentemente no fundo preto de estruturas císticas do que na base cinza de estruturas sólidas.

Referência

Middleton WD: Ultrasound artifacts. In Siegel MJ (ed): *Pediatric Sonography,* 2nd ed. New York, Raven Press, 1994.

Comentário

A maior parte da energia nos pulsos sonoros gerada pelo transdutor é concentrada no centro do pulso. No entanto, existem fracos lobos laterais que se irradiam angulados do centro do feixe e circundam o centro do feixe em torno de uma circunferência de 360 graus. Os lobos laterais estão sempre presentes em algum grau, mas, na maioria das situações, as reflexões geradas pelos lobos laterais são tão fracas que não produzem quaisquer ecos identificáveis na imagem. Se o lobo lateral fraco reflete um refletor muito forte, o eco resultante pode ser de intensidade suficiente para causar um efeito na imagem. Lobos laterais são problemas apenas, geralmente, quando ocorrem próximos a estruturas cheias de líquido, simplesmente porque eles são mais facilmente apreciados em um fundo anecóico de estruturas cheias de líquido do que em um fundo ecogênico de estruturas sólidas. Nas imagens mostradas nesse caso, um cálculo vesicular produz eco suficiente a ponto de que a reflexão do lobo lateral possa ser vista na luz anecóica da vesícula biliar. O gás dentro da luz intestinal freqüentemente causa artefatos de lobos laterais na vesícula biliar e na bexiga urinária.

É importante notar que o refletor brilhante que causa o artefato de lobo lateral pode estar localizado imediatamente adjacente, mas não dentro, do plano da imagem. Isso pode ocorrer porque os lobos laterais estendem-se completamente ao redor do centro do feixe (tanto no plano da imagem como fora do plano da imagem). Isso explica por que o artefato está presente na primeira imagem, mesmo que o cálculo não seja visto.

CASO 159

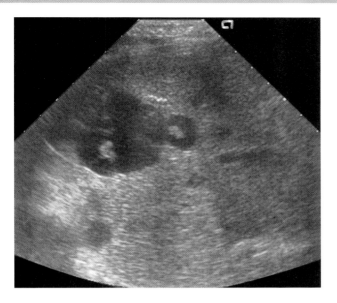
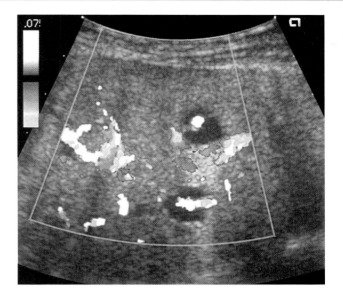

Imagens do fígado em escala de cinza e Doppler colorido. (Ver pranchas em cores.)

1. Que sinal ultra-sonográfico é demonstrado nesses casos?
2. Que doença causa esse sinal?
3. A que esse paciente está predisposto?
4. Que outro órgão é geralmente afetado por essa doença?

CASO 160

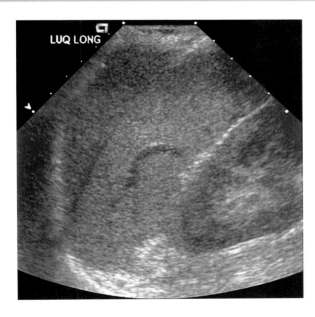
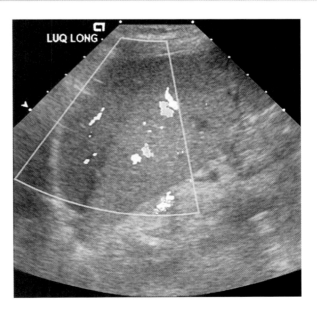

Imagens do quadrante superior esquerdo e em escala de cinza e Doppler colorido. (Ver pranchas em cores.)

1. O que é incomum a respeito dessas imagens?
2. Com o que esse achado é freqüentemente confundido?
3. Como pode ser mais bem confirmado?
4. Esse achado deveria induzir investigação adicional?

RESPOSTAS

CASO 159

Doença de Caroli

1. As imagens mostram lesões císticas com componente central sólido contendo fluxo sangüíneo. Isso é chamado de sinal do "ponto central".

2. Esse sinal é característico da doença de Caroli.

3. A doença de Caroli está associada a cálculos biliares, obstrução do ducto biliar, colangite, abscesso hepático e colangiocarcinoma.

4. Os rins são também afetados por uma variedade de doenças císticas.

Referência

Miller WJ, Sechtin AG, Campbell WL, Pieters PC: Imaging findings in Caroli's disease. *AJR Am J Roentgenol* 1995;165:333-337.

Referência cruzada

Ultrasound: THE REQUISITES, pp 69-70.

Comentário

A doença de Caroli é um distúrbio congênito que tipicamente se manifesta inicialmente na infância e adolescência. Alguns acreditam que seja continuação da fibrose hepática e da doença policística renal autossômica recessiva (infantil). No esquema de classificação dos cistos de colédoco, é classificada como tipo V. Na sua forma pura, a doença de Caroli consiste de múltiplas áreas de dilatação focal e sacular dos ductos biliares intra-hepáticos. A estase da bile nas áreas saculares predispõe o paciente a formação de cálculos, obstrução do ducto intra-hepático, colangite e abscesso hepático. Na forma mais comum da doença de Caroli, há associação com fibrose hepática, que leva à hipertensão porta e finalmente à falência hepática. A doença cística dos rins está freqüentemente associada à doença de Caroli, e a apresentação clínica é às vezes dominante pela insuficiência renal em vez de problemas hepáticos. Como com outras categorias de cistos de colédoco, os pacientes com doença de Caroli têm predisposição ao colangiocarcinoma.

A chave para o diagnóstico pelo ultra-som é reconhecer que as áreas de aparência cística de dilatação sacular comunicam-se tanto com os ductos biliares ectásicos como com os normais. Uma característica singular dos ductos dilatados focalmente é que, em vez de deslocarem a artéria hepática e a veia porta, eles às vezes circundam essas estruturas. Nesses casos, os vasos produzem a aparência de um ponto central na luz do ducto dilatado. Quando visto, o ponto central é altamente sugestivo de doença de Caroli. A aparência ultra-sonográfica é usualmente típica, e o diagnóstico pode ser feito sem exames adicionais. Entretanto, em alguns casos, a natureza sacular focal dos ductos dilatados pode ser difícil de ser observada pela ultra-sonografia, e o diagnóstico errôneo de obstrução biliar pode ser considerado. Em outros casos, pode não ser aparente que os espaços císticos se comuniquem com os ductos biliares, e o diagnóstico errôneo de cistos hepáticos pode ser feito. Nesses casos, a cintilografia hepatobiliar e a colangiografia podem ser úteis no estabelecimento do diagnóstico correto.

CASO 160

Variação da Normalidade: Lobo Hepático Esquerdo em cima do Baço

1. Uma estrutura hipoecóica em forma semilunar está presente superiormente ao baço.

2. Esse achado é freqüentemente confundido com um complexo periesplênico ou líquido subcapsular.

3. A etiologia pode ser mais bem confirmada com o uso de Doppler para documentar os vasos nessa estrutura.

4. É uma variação normal e não exige avaliação complementar.

Referência

Li DK, Cooperberg PL, Graham MF, Callen P: Pseudo perisplenic "fluid collection". A clue to normal liver and spleen echogenic texture. *J Ultrasound Med* 1986;5:397-400.

Referência cruzada

Ultrasound: THE REQUISITES, pp 147-148.

Comentário

Em alguns indivíduos, o lobo esquerdo do fígado estende-se ao quadrante superior esquerdo. Quando isso ocorre, ele insinua-se entre o baço e o diafragma. Cortes longitudinais do quadrante superior esquerdo mostram então o fígado imediatamente acima do baço. Como o fígado normal é significativamente menos ecogênico que o baço normal, o fígado pode ser confundido com um hematoma periesplênico ou subcapsular. Em geral não é possível seguir o lobo esquerdo em continuidade com o resto do fígado por causa da interferência das costelas e cartilagens costais esquerdas e do gás intestinal no quadrante superior esquerdo. No entanto, o conhecimento dessa variante normal geralmente permite diagnóstico seguro. A interpretação correta pode ser auxiliada pela identificação de vasos no lobo esquerdo do fígado e por se assistir à movimentação dos dois órgãos, um em relação ao outro, durante a respiração.

CASO 161

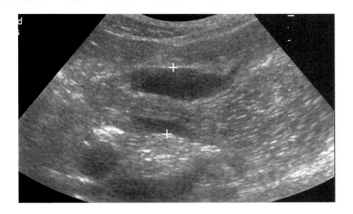 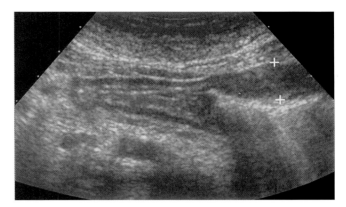

Imagens do estômago em dois pacientes.

1. Qual é a víscera normal na ultra-sonografia?
2. Que anormalidade está presente em ambas as imagens?
3. Qual é o diagnóstico diferencial?
4. Qual seria o exame apropriado a seguir?

CASO 162

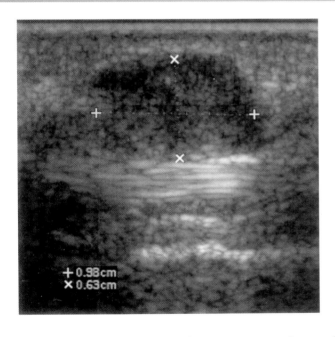 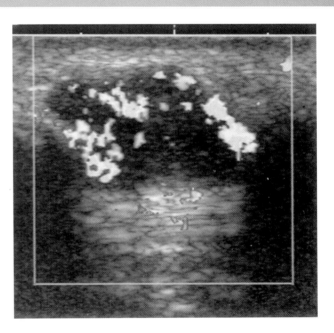

Imagens em escala de cinza e Doppler colorido do polegar de paciente com uma massa ao longo da superfície volar. (Ver pranchas em cores.)

1. Essa massa é sólida ou cística?
2. Qual é a sua relação com o tendão?
3. Qual é o diagnóstico mais provável?
4. A aparência histológica desse achado é idêntica a que outra lesão?

RESPOSTAS

CASO 161

Espessamento da Parede Gástrica

1. As estruturas intestinais aparecem centralmente ecogênicas e perifericamente hipoecóicas.

2. Ambas as imagens mostram espessamento da parede gástrica.

3. O diagnóstico diferencial inclui úlcera péptica, inflamação ou neoplasia infiltrativa.

4. Como o ultra-som não pode determinar a causa do espessamento gástrico, deveriam ser realizados um exame do trato gastrointestinal alto ou uma endoscopia.

Referência

Wilson SR: Gastrointestinal tract sonography. *Abdom Imaging* 1996;21:1-8.

Referência cruzada

Pediatric Radiology: THE REQUISITES, pp 79-80.

Comentário

Por causa da presença de gás na luz intestinal, o ultra-som em geral não é usado como método primário de avaliação do intestino. Entretanto, o ultra-som é freqüentemente capaz de detectar patologias centradas no intestino. Com a pressão delicada, alças intestinais normais podem ser comprimidas, e o ar pode ser pressionado para fora da luz. Quando o intestino é bem visibilizado na ultra-sonografia, cinco camadas são visíveis. A camada central é a reflexão hiperecóica entre os conteúdos luminais e a mucosa. A próxima camada é hipoecóica e representa a mucosa em si e a muscular da mucosa. A terceira camada é hiperecóica e representa a submucosa. A quarta camada é hipoecóica e representa a muscular própria. A última e mais periférica camada é hiperecóica e representa a serosa ou a adventícia. Em muitos pacientes, o exame transabdominal mostra apenas duas camadas.

A parede intestinal normal tem espessura de 3 a 5 mm. O espessamento localizado do intestino produz um sinal do "pseudo-rim", onde o gás luminal ou a mucosa coaptada causa uma região central hiperecóica, e a parede espessada produz uma camada hipoecóica ao redor. A etiologia do espessamento da parede intestinal freqüentemente não é evidente na ultra-sonografia, e a história clínica do paciente deve ser considerada junto com os achados ultra-sonográficos. Em geral, o diagnóstico diferencial inclui condições infecciosas e inflamatórias, infiltração neoplásica, edema e isquemia.

Apesar de o ultra-som não ser sensível para úlceras gástricas, muitos pacientes com dor por doença ulcerosa irão se submeter à ultra-sonografia anteriormente para avaliação de outros órgãos abdominais. Conseqüentemente, o ultra-som pode ser o exame inicial a detectar a úlcera. Além do espessamento da parede gástrica, as crateras ulcerosas que contêm gás podem aparecer como ecos intramurais brilhantes, com uma sombra suja associada ou artefatos anel invertido. Em quase todos os casos, exame com bário do trato gastrointestinal alto ou endoscopia devem ser realizados para confirmar e avaliar adicionalmente suspeitas de úlceras gástricas detectadas pela ultra-sonografia.

CASO 162

Tumor de Células Gigantes da Bainha do Tendão

1. É sólido, com vascularização interna.

2. É intimamente associado ao tendão.

3. Provavelmente um tumor de células gigantes da bainha do tendão.

4. A aparência dessa lesão é semelhante à da sinovite vilonodular pigmentada.

Referência

Middleton WD, Teefey AS, Boyer MI: Hand and wrist sonography. *Ultrasound Q* 2001;17:21-36.

Referência cruzada

Musculoskeletal Radiology: THE REQUISITES, pp 236-238.

Comentário

Após os cistos ganglionares, o tumor de células gigantes representa a causa mais comum de massa na mão. Os tumores de células gigantes são distúrbios benignos da sinóvia proliferativa originada das bainhas tendíneas. Não está esclarecido se elas são reativas ou neoplásicas. Histologicamente, os tumores de células gigantes da bainha tendínea são idênticos à sinovite vilonodular pigmentada. Os tumores de células gigantes são mais comuns nas idades entre 30 e 50 anos e são mais freqüentemente vistos em mulheres do que em homens. Eles ocorrem tipicamente ao longo da superfície volar nos três primeiros dedos e são geralmente lesões isoladas. Têm crescimento lento e são relativamente indolores. Aproximadamente 10% deles produzem pressão erosiva no osso adjacente. O tratamento de escolha é a ressecção cirúrgica. Aproximadamente 20% recorrem após a cirurgia.

Ao ultra-som, os tumores de células gigantes são massas sólidas, homogêneas, hipoecóicas, localizadas adjacentes aos tendões. Freqüentemente elas circundam parcialmente o tendão. Entretanto, por originarem-se da bainha e não do tendão, eles não se movem com o tendão, quando o dedo é fletido ou estendido. O Doppler de alta freqüência geralmente mostra o fluxo sangüíneo interno.

CASO 163

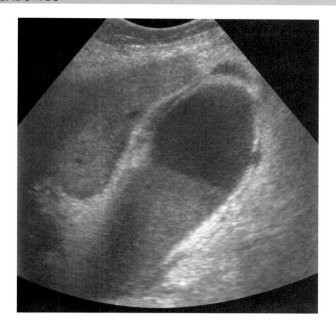 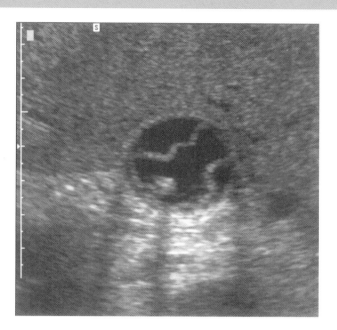

Imagens longitudinais da vesícula biliar em dois pacientes.

1. Descreva as anormalidades da vesícula biliar.
2. Qual é o significado dessas anormalidades?
3. Esses achados são comuns?
4. O seu diagnóstico mudaria, se o sinal de Murphy ultra-sonográfico fosse negativo?

CASO 164

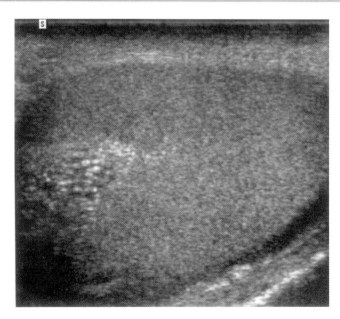 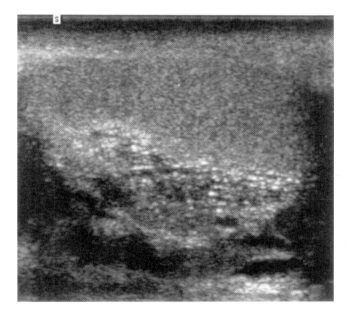

Imagens transversal e longitudinal do testículo.

1. Esse paciente precisa de avaliação adicional ou cirurgia?
2. Essa lesão provavelmente pode ser palpável?
3. Qual a lesão que comumente está associada?
4. Essa condição é geralmente unilateral ou bilateral?

RESPOSTAS

CASO 163

Colecistite Gangrenosa

1. A primeira imagem mostra espessamento da parede da vesícula biliar, uma área focal de ulceração da mucosa ao longo da margem inferior e uma pequena região de líquido pericolecístico. A segunda imagem mostra membranas da mucosa descamadas.
2. Ambos os pacientes têm colecistite aguda. A ulceração da mucosa e a descamação das membranas indicam necrose da parede da vesícula biliar.
3. A ulceração localizada da mucosa e a descamação das membranas são ambas muito incomuns.
4. Os pacientes com colecistite gangrenosa freqüentemente têm sinal de Murphy negativo.

Referência

Middleton WD: The gallbladder. In Goldberg BB (ed): *Diagnostic Ultrasound*. Baltimore, Williams & Wilkins, 1993, pp 116-142.

Referência cruzada

Ultrasound: THE REQUISITES, pp 41-45.

Comentário

As complicações da colecistite aguda incluem necrose da parede da vesícula biliar (manifestada como ulceração da mucosa, hemorragia ou descamação) e perfuração. Os casos típicos de colecistite aguda produzem espessamento relativamente uniforme da parede e distensão da vesícula biliar. Com a progressão da doença, o espessamento da parede pode se tornar mais excêntrico e assumir uma aparência em camadas. À medida que a mucosa começa a se quebrar, as descontinuidades podem aparecer na ultra-sonografia. Isso é demonstrado na primeira imagem. A bile ou o sangue podem dissecar abaixo da mucosa e causar a descamação da mucosa para dentro da luz da vesícula. Essas membranas descamadas estão demonstradas na segunda imagem. Esses dois achados são muito incomuns, mas é importante que sejam reconhecidos porque indicam necrose da parede da vesícula biliar e colecistite gangrenosa. A taxa de perfuração e a mortalidade são muito altas na colecistite gangrenosa, de modo que esses pacientes exigem um cuidado mais urgente e agressivo. Outro sinal de colecistite gangrenosa é uma protuberância focal na parede da vesícula biliar. Isso é provavelmente devido aos efeitos combinados do aumento progressivo da pressão intraluminal e à fraqueza focal da parede da vesícula biliar. A verdadeira perfuração da vesícula causa coleções líquidas focais adjacentes à vesícula biliar, freqüentemente aparecem na superfície do fígado ou abaixo no quadrante inferior direito. As coleções pericolecísticas pequenas são geralmente devidas à peritonite focal e indicam uma doença mais avançada, mas não implicam necessariamente perfuração.

CASO 164

Ectasia Tubular da Rede Testicular

1. A aparência ultra-sonográfica é suficientemente específica para ectasia tubular, de modo que não é necessário obter outros exames ou fazer cirurgia.
2. A ectasia tubular não é palpável.
3. As espermatoceles estão comumente associadas a ectasia tubular.
4. A ectasia tubular é geralmente bilateral, mas pode ser muito assimétrica.

Referência

Weingarten BJ, Kellman GM, Middleton WD, Gross ML: Tubular ectasia within the mediastinum testis. *J Ultrasound Med* 1992;11:349-353.

Referência cruzada

Ultrasound: THE REQUISITES, pp 438-439.

Comentário

A rede testicular é uma coleção complexa de pequenos túbulos localizados no mediastino do testículo. O líquido dos túbulos seminíferos drenam para a rede testicular e então saem da rede testicular através dos ductos eferentes. Os ductos eferentes então convergem para a cabeça do epidídimo.

Acredita-se que a ectasia tubular da rede testicular seja causada por algum grau de obstrução da saída do líquido seminífero. Talvez essa seja a razão pela qual esse achado esteja freqüentemente associado a cistos testiculares e espermatoceles da cabeça do epidídimo. É também mais comumente visto em pacientes com história de cirurgia inguinal, tal como reparos de hérnia e vasectomias. Assim como os cistos testiculares, a ectasia tubular da rede testicular é mais comum em pacientes mais velhos.

Normalmente, os túbulos da rede testicular são tão pequenos que não são identificados como estruturas específicas no mediastino. Entretanto, quando estão ectásicos, os túbulos podem se tornar identificáveis como pequenos espaços císticos, cheios de líquido. Na maioria dos casos, os espaços císticos aparecem arredondados e não apresentam aparência tubular. Quando a ectasia é leve, as reflexões brilhantes da parede posterior dos túbulos cheios de líquido podem estar mais proeminentes do que as alterações císticas. Quando a ectasia torna-se mais avançada, como nesse caso, as alterações císticas são uma característica predominante.

A chave para fazer o diagnóstico e distinguir a ectasia tubular da rede testicular de tumores testiculares císticos é notar o envolvimento bilateral, quando presente, e reconhecer a forma alongada nas imagens longitudinais do testículo.

CASO 165

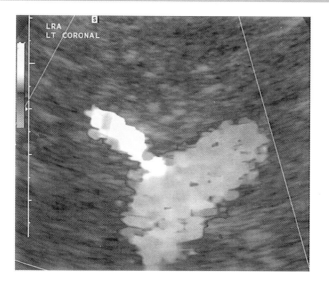
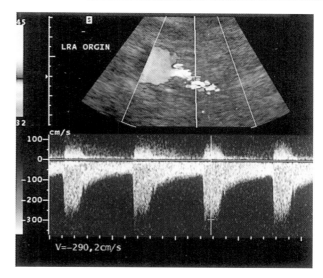

A primeira imagem é uma imagem coronal magnificada de Doppler colorido da aorta e da artéria renal esquerda. A segunda imagem é uma imagem transversal de Doppler colorido da artéria renal esquerda e um formato de onda de Doppler pulsado. (Ver pranchas em cores.)

1. Qual é o limite superior da normalidade para o pico de velocidade sistólica da artéria renal?
2. Qual é a razão normal entre o pico de velocidade sistólico da artéria renal e o da aorta?
3. Com que freqüência as artérias renais são vistas à ultra-sonografia?
4. O quão comum são as artérias renais acessórias?

CASO 166

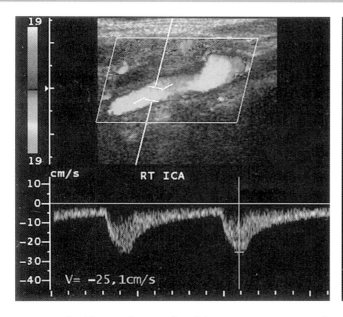
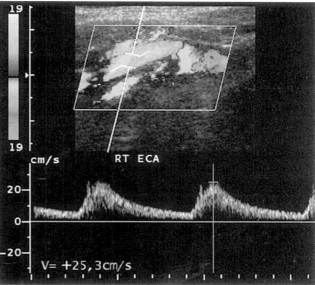

Imagens de Doppler colorido e correspondentes formatos de onda de Doppler pulsado das artérias carótidas interna e externa. (Ver pranchas em cores.)

1. Em que direção está o fluxo na artéria carótida externa?
2. Em que direção está o fluxo na artéria carótida interna?
3. Quais são as implicações desses achados?
4. Quais são as potenciais fontes de fluxo na artéria carótida externa?

RESPOSTAS

CASO 165

Aumento da Velocidade na Artéria Renal devido à Estenose Arterial

1. O limite superior da normalidade para a velocidade da artéria renal é de 180 a 200 cm/s.
2. O limite superior da normalidade da razão entre a renal e a aorta é de 3,0 a 3,5.
3. A visibilização das artérias renais varia de um trabalho para outro, mas a média é ao redor de 80 a 90%.
4. Aproximadamente 20% dos pacientes têm artéria renal acessória.

Referência

House MK, Dowling RJ, King P, Gibson RN: Using Doppler sonography to reveal renal artery stenosis: An evaluation of optimal imaging parameters. *AJR Am J Roentgenol* 1999;173:761-765.

Referência cruzada

Ultrasound: THE REQUISITES, pp 111-112.

Comentário

A hipertensão afeta mais de 60 milhões de pessoas nos Estados Unidos e é uma das doenças mais comuns no mundo. Três quartos dos casos são leves e controlados por dieta e diuréticos. Quase todos esses pacientes têm hipertensão primária. A hipertensão grave, que é pobremente controlada ou controlada apenas com múltiplas medicações, é mais provavelmente causada por um fator secundário, tal como a estenose da artéria renal. Embora a estenose da artéria renal represente apenas 5% do número total de pacientes com hipertensão, ela é potencialmente curável. Conseqüentemente, tentativas de desenvolver exame de rastreamento não invasivo que possa identificar pacientes com estenose da artéria renal são importantes.

A avaliação por Doppler dos rins é uma abordagem. Há duas maneiras básicas de o Doppler poder detectar a estenose da artéria renal. Uma é análoga à avaliação das artérias carótidas, em que se tenta detectar velocidades elevadas na porção estenosada da artéria. Uma outra é a detecção de alterações no formato de onda arterial distal à estenose.

Nesse caso, a primeira imagem mostra o a ambigüidade no Doppler colorido na origem da artéria renal esquerda. Isso identifica o local da velocidade máxima. O formato de onda obtido dessa área demonstra velocidade de 290 cm/s. Isso claramente excede o limite superior da normalidade de 180 a 200 cm/s e permite o diagnóstico de estenose da artéria renal.

O uso da ultra-sonografia com Doppler na avaliação de suspeita de estenose da artéria renal é controverso. Baseado na minha experiência ao longo da década de 90, cheguei à conclusão de que essa é uma técnica válida que pode funcionar na maioria dos pacientes. Contudo, é necessária uma grande experiência, então pode não ser apropriada para todos os que a estiverem praticando.

CASO 166

Oclusão da Carótida Comum

1. O fluxo na artéria carótida externa está reverso.
2. O fluxo na artéria carótida interna está anterógrado.
3. Essa combinação de achados ocorre em pacientes com oclusão da artéria carótida comum, quando o fluxo retrógrado na artéria carótida externa oferece fluxo colateral para a artéria carótida interna do mesmo lado.
4. A artéria carótida externa recebe fluxo colateral do tronco tireocervical ipsolateral (tireóidea inferior a tireóidea superior), da artéria vertebral ipsolateral (ramos musculares) e da artéria carótida externa contralateral (faríngea ascendente, occipital, facial e temporal).

Referência

Stasst J, Cavanaugh BC, Siegal TL, et al: US case of the day: Occlusion of the CCA with segmental reversal of ECA flow and a patent ICA. *Radiographics* 1995;15:1235-1238.

Referência cruzada

Ultrasound: THE REQUISITES, pp 470-477.

Comentário

A oclusão da artéria carótida comum é achado incomum nas populações de pacientes sintomáticos com doença arterial carotídea extracraniana. A oclusão da carótida comum está geralmente associada a oclusão concomitante das artérias carótida interna e externa ipsolaterais. Como mostrado nesse caso, em uma minoria de pacientes, os vasos acima da bifurcação podem permanecer patentes. Quando isso ocorre, o fluxo retrógrado na artéria carótida externa cruza a bifurcação para suprir o fluxo anterógrado da artéria carótida interna. Quando o fluxo é suprido inteiramente pelas colaterais, as velocidades são baixas, e os sinais arteriais são deprimidos, com uma aparência *parvus-tardus*. Além disso, uma vez que a artéria carótida externa é agora suprida pela artéria carótida interna e o cérebro, o formato de onda da artéria carótida externa aparece semelhante àquele da artéria carótida interna.

Em um quadro de oclusão total da artéria carótida comum, a detecção de artéria carótida interna patente tem importantes implicações clínicas, porque os procedimentos de derivação vascular podem ser realizados. Embora as técnicas de Doppler sejam um meio confiável de determinar a patência da artéria carótida interna, a angiografia é também necessária na avaliação pré-operatória desses pacientes a fim de determinar o estado do arco aórtico, dos vasos contralaterais e dos vasos intracranianos.

CASO 167

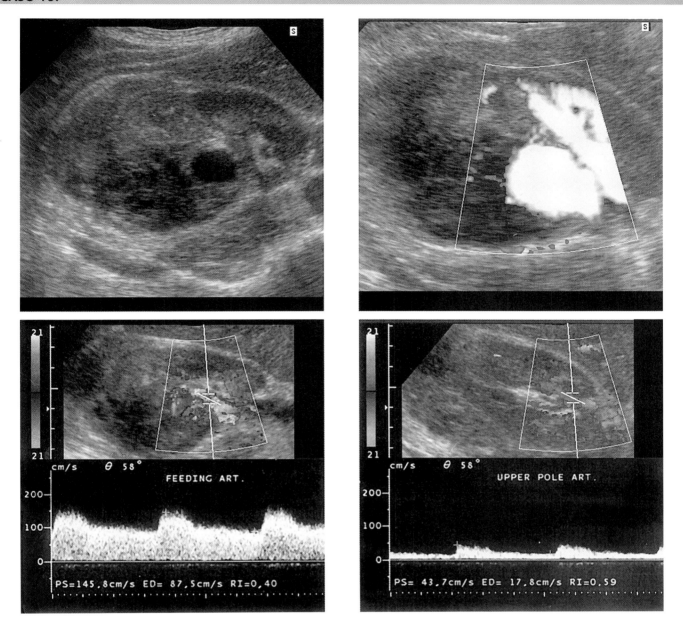

Imagem transversal em escala de cinza da região interpolar do rim direito seguida por uma imagem de *power*-Doppler ao mesmo nível. Os dois formatos de onda de Doppler pulsado são de artérias segmentares suprindo a região interpolar do rim e o pólo superior, respectivamente. (Ver pranchas em cores.)

1. Descreva os achados nas duas primeiras imagens.
2. Por que há essa discrepância de fluxo vista nesses dois formatos de onda?
3. Como pode esse paciente ter se apresentado?
4. O que você recomendaria que fosse feito a seguir nesse paciente?

CASO 167

Pseudo-Aneurisma Pós-Traumático Renal e Fístula Arteriovenosa

1. A imagem em escala de cinza mostra uma coleção líquida complexa originando-se do rim direito. Além disso, há uma estrutura cística, arredondada, de aparência simples, dentro de uma coleção complexa. A imagem de *power*-Doppler mostra o fluxo no cisto aparente. Todos esses achados são consistentes com pseudo-aneurisma e hematoma adjacente.

2. O aumento do fluxo para a região interpolar não é explicado por um simples pseudo-aneurisma. Deve haver uma fístula arteriovenosa.

3. Esse paciente pode ter tido um trauma ou uma biópsia renal recente e apresentar-se com dor no flanco e hematúria.

4. O próximo exame deve ser uma arteriografia com embolização.

Referência

Middleton WD, Kellman GM, Melson GL, Madrazo B: Postbiopsy renal transplant arteriovenous fistulas: Color Doppler US characteristics. *Radiology* 1998;171:253-257.

Referência cruzada

Ultrasound: THE REQUISITES, pp 115-116.

Comentário

Os pseudo-aneurismas renais ocorrem como resultado de laceração de uma artéria, usualmente por biópsias ou trauma penetrante, mas também por trauma fechado. As fístulas arteriovenosas podem se desenvolver, se existir dano coexistente à veia adjacente. O pseudo-aneurisma e a fístula arteriovenosa da região inguinal já foram ilustrados previamente (casos 63 e 130), e os mesmos princípios se aplicam ao rim. Infelizmente, o clássico padrão vaivém de fluxo no colo de um pseudo-aneurisma é muito mais difícil de ser documentado no rim do que na região inguinal, porque a anormalidade é muito mais profunda. Conseqüentemente, o diagnóstico de pseudo-aneurisma é feito com base na detecção de uma lesão cística com fluxo sangüíneo através da luz do cisto. Embora um pseudo-aneurisma comunique-se com o sistema arterial, o colo tipicamente estreito geralmente limita o influxo e o efluxo. Além disso, o jato de fluxo arterial que entra durante a sístole dissipa-se rapidamente na grande cavidade luminal. Conseqüentemente, os formatos de onda da luz do pseudo-aneurisma geralmente mostram sinais de baixa velocidade, pulsáteis, mas que não aparecem classicamente arteriais em natureza, a menos que o volume-amostra esteja posicionado próximo ao jato de entrada.

Nesse caso, o formato de onda no pseudo-aneurisma (não mostrada) foi um sinal arterial amplo e forte. Isso sugere que o fluxo de saída e o influxo correspondentes sejam fortes e deve levantar a possibilidade de fístula arteriovenosa associada. Outras pistas devem então ser procuradas. Se uma fístula arteriovenosa estiver presente, deve haver aumento do fluxo arterial ao segmento do rim contido na fístula arteriovenosa, comparado com outros segmentos normais. Isso pode ser visto como uma artéria supridora proeminente no Doppler colorido e formatos de onda discrepantes de diferentes segmentos. Em alguns casos, a veia de drenagem também pode ser aparente como um vaso incomumente proeminente. Formatos de onda da veia mostrarão um sinal arterial invertido, se o volume-amostra de volume for colocado próximo à fístula.

CASO 168

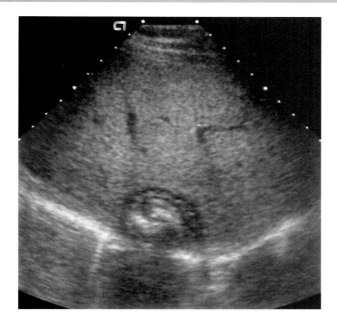 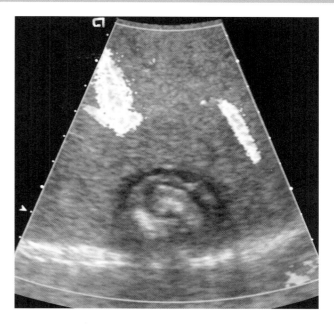

Varredura transversal em escala de cinza e em Doppler colorido magnificado de paciente com câncer de próstata. A TC mostrou lesão única no fígado mas nenhuma outra anormalidade. As cintilografias ósseas foram negativas. (Ver pranchas em cores.)

1. Qual a probabilidade dessa lesão hepática ser uma metástase?
2. Que outras possibilidades devem ser consideradas?
3. Que outras informações específicas você gostaria de saber a respeito desse paciente?
4. O que mais poderia ser feito para ajudar no estabelecimento do diagnóstico?

CASO 169

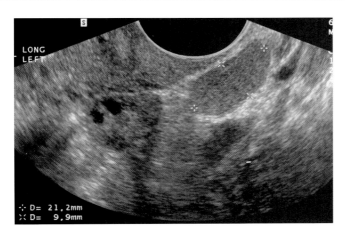 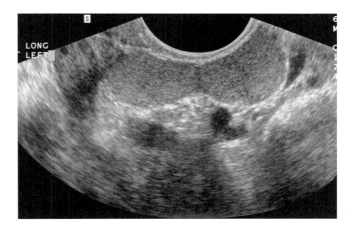

Imagem longitudinal transvaginal da região anexial esquerda. A paciente tem história remota de acidente automobilístico.

1. Descreva a anormalidade.
2. Essa anormalidade pode estar relacionada com a história da paciente?
3. O que mais deve ser considerado no diagnóstico diferencial?
4. Como o diagnóstico pode ser confirmado?

RESPOSTAS

CASO 168

Cisto Hidático

1. Metástase hepática solitária de um carcinoma de próstata em paciente sem nenhuma evidência de metástase em outro local é muito incomum, independente da aparência da lesão. Além disso, a aparência organizada da lesão e a presença de calcificação é muito incomum para o câncer de próstata.

2. Dada a calcificação, outras considerações são hematoma antigo calcificado ou abscesso, metástase calcificada de algum outro sítio primário, carcinoma hepatocelular fibrolamelar ou cisto equinocócico.

3. Dada a possibilidade de metástase e hidatidose, é importante saber se o paciente tinha história de malignidade extra-hepática primária outra que não o câncer de próstata ou história de viagem a uma parte do mundo onde a hidatidose seja endêmica.

4. Os testes imunológicos são freqüentemente capazes de estabelecer o diagnóstico de hidatidose. A biópsia aspirativa com agulha fina é também aceitável. Essa última foi realizada nesse paciente.

Referência

Chehida FB, Gharbi HA, Hammou A, et al: Ultrasound findings in hydatid cyst. *Ultrasound Q* 1999;15(4):216-222.

Referência cruzada

Ultrasound: THE REQUISITES, p 15.

Comentário

Uma larva, o *Equinococcus granulosus*, geralmente causa a doença hidática do fígado. O verme adulto habita o intestino do hospedeiro definitivo, usualmente um cão. Os ovos são excretados nas fezes. Os hospedeiros intermediários, incluindo ovelhas, gado e humanos, são infectados ao ingerir plantas e vegetais contaminados. Os embriões passam do intestino dos hospedeiros intermediários para o fígado e formam cistos. O hospedeiro definitivo é infectado quando os órgãos contendo cistos do hospedeiro intermediário são ingeridos.

Nos humanos, o fígado é o órgão mais comumente afetado, embora pulmões, baço, ossos, rins e sistema nervoso central também possam ser afetados. Os cistos que se formam no fígado têm uma membrana externa chamada de ectocisto e uma camada germinativa interna denominada de endocisto. Além disso, há uma cápsula fibrosa formada pelo hospedeiro ao redor do cisto, que é chamada de pericisto.

Ao ultra-som, os cistos hidáticos podem aparecer como: cistos relativamente simples; com múltiplos cistos filhotes internamente; com membranas endocísticas soltas; com debris internos; e com calcificação interna ou periférica.

CASO 169

Esplenose

1. A primeira imagem mostra massa sólida homogênea separada do ovário esquerdo normal. A segunda imagem mostra duas massas sólidas de aparência semelhantes.

2. Com história de trauma abdominal significativo, a possibilidade de esplenose deve ser considerada sempre que massas peritoneais sólidas forem vistas.

3. A carcinomatose peritoneal e o mesotelioma poderiam também ter essa aparência. Os miomas pedinculados são a causa mais comum de massas sólidas anexiais extra-ovarianas, mas seria muito incomum que elas aparecessem assim ecogênicas, homogêneas e uniformes.

4. A esplenose pode ser confirmada cintilografia com hemácias marcadas ou cintilografia com colóide sulfúrico.

Referência

Delamare J, Caopron JP, Drouard F, et al: Splenosis: Ultrasound and CT findings in a case complicated by an intraperitoneal implant traumatic hematoma. *Gastrointest Radiol* 1988;13:275-278.

Referência cruzada

Ultrasound: THE REQUISITES, pp 147-148.

Comentário

O trauma esplênico pode resultar na disseminação de fragmentos de tecido esplênico para várias partes do corpo. Esses fragmentos podem se implantar na corrente sangüínea e aumentar. Isso é conhecido como esplenose e pode se desenvolver em algum grau em 20 a 60% dos casos de trauma esplênico. Os implantes mais freqüentemente localizam-se na cavidade peritoneal, embora também possam aparecer na pleura, no pericárdio, no pulmão, no retroperitônio e na parede corporal. É incomum que a esplenose cause sintomas, e uma vez que o diagnóstico é confirmado, o tratamento raramente é necessário.

O diagnóstico deve ser suspeitado sempre que um tecido com ecogenicidade semelhante à do baço seja detectado fora do quadrante superior esquerdo em paciente com história de trauma esplênico. Os implantes são freqüentemente múltiplos. Esse paciente tinha outros implantes na pelve e no quadrante superior direito. Quando se suspeita do diagnóstico, este pode ser confirmado por cintilografia com hemácias marcadas com TC^{99m} ou cintilografia com colóide sulfúrico.

CASO 170

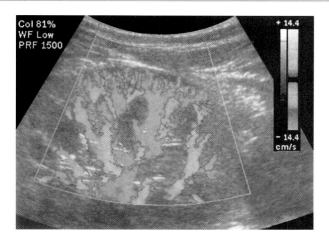
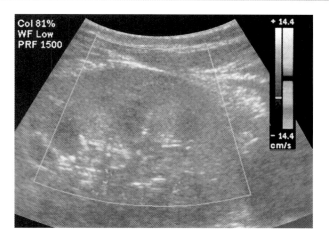

Imagens em Doppler colorido do rim. (Ver pranchas em cores.)

1. Por que o fluxo cortical renal é mais bem demonstrado na primeira imagem do que na segunda?
2. O controle do Doppler responsável pelas diferenças mostradas nas imagens é um controle pré ou pós-processamento?
3. Esse controle deve ser ajustado em um nível mais elevado em exame de carótidas ou exame testicular?
4. Qual é a intenção primária desse controle do Doppler?

CASO 171

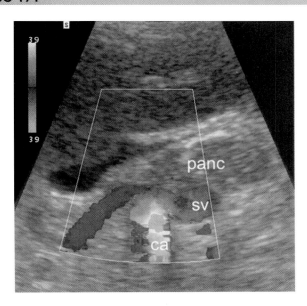
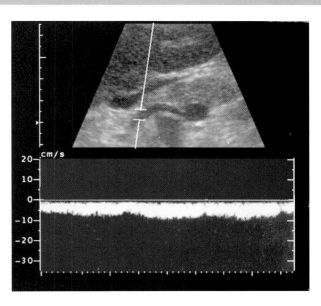

Imagem longitudinal em Doppler colorido e formato de onda de Doppler pulsado do epigástrio ao nível do pâncreas, da veia esplênica e do tronco celíaco. (Ver pranchas em cores.)

1. Que vaso é visto sobre o tronco celíaco?
2. É o diâmetro ou a direção do fluxo o mais importante, quando se avalia esse vaso?
3. Nesse caso o diâmetro ou a direção do fluxo estão anormais?
4. Que diagnóstico pode ser feito com base nessas imagens?

RESPOSTAS

CASO 170

Efeito da Prioridade da Cor nas Imagens de Doppler Colorido

1. O fluxo sangüíneo é pobremente visto na segunda imagem, porque a prioridade da cor está muito baixa. A prioridade da cor é indicada por uma linha verde horizontal na barra da escala de cinza. A cor é suprimida em qualquer ponto da imagem que tenha um valor na escala de cinza acima dessa linha.
2. É um controle de pós-processamento, de modo que pode ser ajustado mesmo após as imagens serem congeladas. De fato, as imagens mostradas são, na verdade, a mesma imagem, com estabelecimento da prioridade em diferentes níveis.
3. Um nível mais alto seria mais apropriado para o exame dos testículos.
4. A intenção da prioridade da cor é eliminar os sinais de Doppler que são gerados pelo ruído eletrônico ou pelo movimento dos tecidos moles.

Referência

Middleton WD: Color Doppler image optimization and interpretation. *Ultrasound Q* 1998;14:194-208.

Comentário

Além do filtro da parede (caso 125), outro controle usado para suprimir a informação da cor é a prioridade da cor. Esse parâmetro estabelece um valor para o elemento de imagem na escala de cinza, acima do qual a informação da cor é suprimida. Isso é baseado na suposição de que o fluxo sangüíneo deva ser apenas demonstrado nos vasos sangüíneos, e aqueles vasos sangüíneos devem aparecer anecóicos ou muito hipoecóicos. Conseqüentemente, qualquer indicação de cor originada de um elemento de imagem que não seja anecóico ou muito hipoecóico deve ser devida à movimentação do tecido ou ao ruído eletrônico.

Em se tratando de vasos grandes ou superficiais, como as carótidas, essas suposições mais ou menos se aplicam, e a prioridade da cor deve ser ajustada para níveis médios na escala de cinza, de modo a evitar a indicação da cor proveniente de uma informação super-registrada na escala de cinza originada da parede de vaso pulsátil moderadamente ecogênico. Entretanto, pequenos vasos não identificados na escala de cinza (tais como os vasos parenquimatosos em órgãos sólidos) têm valores de ecogenicidade do elemento de imagem que são similares aos valores dos tecidos moles ao redor deles. Se a prioridade da cor é estabelecida abaixo da ecogenicidade do tecido, é possível suprimir completamente a cor do fluxo sangüíneo real originado de dentro de vasos não identificados. Por essa razão, a prioridade da cor deve ser elevada nas porções mais altas da barra da escala de cinza, de modo que a supressão da cor ocorra apenas nos elementos da imagem mais brilhantes. Na maioria das situações, os aparelhos pré-programados ajustam a prioridade da cor de modo apropriado aos vasos que estão sendo avaliados. Contudo, a variabilidade entre os pacientes às vezes torna útil aumentar a prioridade da cor de forma a aumentar a sensibilidade ou diminuir a prioridade da cor para que sejam eliminados os sinais coloridos indesejáveis.

CASO 171

Fluxo Reverso na Veia Coronariana

1. O vaso visibilizado é a veia coronariana.
2. A direção do fluxo é mais importante que o diâmetro, porque o Doppler pode detectar mudança na direção do fluxo antes que haja mudança no tamanho do vaso.
3. Nesse caso, a indicação da cor é azul, e o sinal venoso está abaixo da linha de base, ambos indicando o fluxo para fora do transdutor. Dada a orientação do vaso, isso pode indicar um fluxo para fora da veia esplênica. Normalmente, o fluxo na veia coronariana dirige-se para a veia esplênica. O limite superior da normalidade para o diâmetro da veia coronariana é de 6 mm, e esse vaso tem diâmetro de aproximadamente 3 mm.
4. O fluxo reverso na veia coronariana é indicação de hipertensão porta.

Referência

Wachsberg RH, Simmons MZ: Coronary vein diameter and flow direction in patients with portal hypertension: Evalhation with duplex sonography with variceal bleeding. *AJR Am J Roentgenol* 1994;162:637-641.

Referência cruzada

Ultrasound: THE REQUISITES, pp 19-22.

Comentário

A veia coronariana (veia gástrica esquerda) normalmente drena o fluxo venoso da pequena curvatura do estômago e da junção gastroesofágica no sistema porta. A veia geralmente insere-se próximo à confluência das veias porta e esplênica. É mais fácil identificá-la ao se pegar imagens longitudinais da confluência portoesplênica e procurar um vaso que se estenda superiormente para a esquerda. Na maioria dos pacientes, a veia coronariana passa sobre o tronco celíaco próximo à bifurcação em artérias hepática e esplênica. Ocasionalmente, a veia coronariana passa abaixo da artéria hepática ou esplênica.

Em paciente normais, todas as veias que drenam para o sistema porta devem ter fluxo dirigido para o fígado (fluxo hepatópeto). A veia coronariana não é uma exceção. A reversão do fluxo em qualquer dessas veias (fluxo hepatófugo) é um sinal de hipertensão porta. Como a veia coronariana é uma das colaterais portossistêmicas mais comuns e é relativamente fácil de ser visibilizada ultra-sonograficamente, deveria ser avaliada sempre que houvesse dúvida sobre a hipertensão porta.

CASO 172

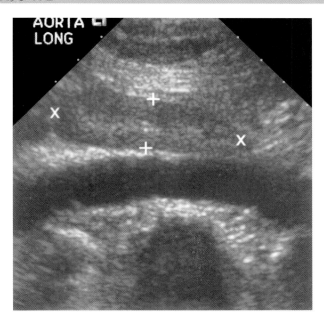
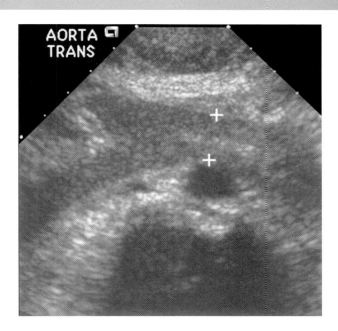

Imagens longitudinal e transversal do abdome inferior.

1. Que anomalia congênita está demonstrada nessas duas imagens?
2. Quanto essa anormalidade é rara?
3. A que essa anormalidade predispõe o paciente?
4. Há predileção por sexo?

CASO 173

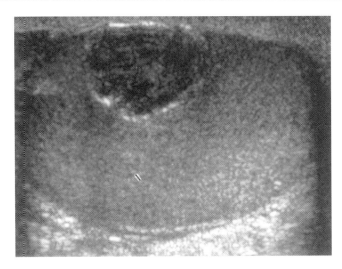
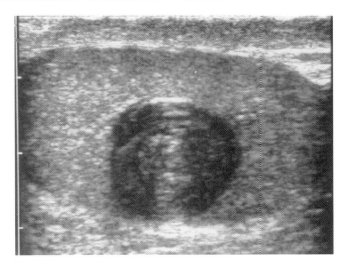

Imagens do testículo em dois pacientes.

1. Descreva a anormalidade.
2. Qual é o diagnóstico mais provável?
3. Essa é uma condição benigna ou maligna?
4. Está associada a efeitos hormonais?

RESPOSTAS

CASO 172

Rim em Ferradura

1. Rim em ferradura.

2. Essa anormalidade ocorre em aproximadamente 1 a cada 500 nascimentos.

3. Os pacientes têm predisposição ou obstrução urinária e formação de cálculos e têm risco aumentado de trauma renal. Pode haver risco aumentado de tumor de Wilms.

4. Há leve predileção pelo sexo masculino.

Referência

Strauss S, Duchnitsky T, Peer A, et al: Sonographic features of horseshoe kidney: Review of 34 patients. *J Ultrasound Med* 2000;19:27-31.

Referência cruzada

Ultrasound: THE REQUISITES, pp 112-115.

Comentário

Os rins em ferradura desenvolvem-se embriologicamente quando há fusão através da linha média dos blastemas metanéfricos. Isso quase sempre ocorre na região polar inferior e resulta em rim em forma de U ou em ferradura. A conexão entre os pólos inferior direito e esquerdo se dá usualmente por uma banda de parênquima renal funcionante, embora possa haver apenas uma banda fibrosa de tecido não funcionante. A banda de tecido de conexão está localizada anteriormente à aorta, imediatamente abaixo do nível da artéria mesentérica inferior. Tipicamente, existem múltiplas artérias renais, as quais podem se originar da aorta, das artérias ilíacas comuns, das artérias ilíacas internas ou da artéria mesentérica inferior.

A chave para o diagnóstico na ultra-sonografia é a detecção de uma ponte de tecido parenquimatoso de conexão. Essa ponte aparece como uma estrutura hipoecóica ovalada imediatamente anterior à aorta. Assim que esse tecido é detectado, é relativamente fácil documentar, durante a realização do exame, que ele conecta os dois pólos inferiores dos rins. Infelizmente, o parênquima de ligação não é visibilizado, a menos que uma procura prospectiva seja feita na região pré-aórtica. Já que essa não é uma parte do exame de rotina da ultra-sonografia renal, os rins em ferradura passam facilmente despercebidos. Para evitar isso, é importante reconhecer outras pistas para o diagnóstico. A primeira pista de que rim em ferradura esteja presente é a dificuldade na medida do comprimento renal em virtude de problemas na delimitação do pólo inferior. Além disso, o eixo anormal dos rins, com os pólos inferiores direcionados medialmente ao pólos superiores, é uma dica.

Tipicamente, não há diagnóstico diferencial. Em imagem longitudinal isolada da aorta, a banda de parênquima pode ser confundida com linfoadenopatia pré-aórtica ou com outras massas periaórticas. A documentação de conexão entre os pólos inferiores dos rins elimina essa confusão.

CASO 173

Cisto Epidermóide

1. A primeira imagem mostra uma massa de aparência sólida, com borda periférica que faz uma sombra parcial. A segunda imagem mostra uma massa de aparência sólida com aparência lamelar.

2. Ambas as aparências são muito características de cistos epidermóides.

3. Cistos epidermóides são lesões benignas.

4. Cistos epidermóides não têm efeitos hormonais.

Referência

Moghe PK, Brady AP: Ultrasound of testicular epidermoid cysts. *Br J Radiol* 1999;72:942-945.

Referência cruzada

Ultrasound: THE REQUISITES, pp 439-440.

Comentário

Os cistos epidermóides do testículo são neoplasias de células germinativas que podem ser consideradas teratomas monodérmicos apenas com componentes ectodérmicos. Eles são raros, compreendendo menos de 1% dos tumores testiculares. Histologicamente, são compostos de espaços císticos delineados por epitélio escamoso e cheio de queratina descamativa de aparência amarelo-esbranquiçada escamosa. Eles manifestam-se usualmente em pacientes entre 20 e 40 anos de idade como massas indolores, que freqüentemente são crônicas em natureza.

Na ultra-sonografia, os cistos epidermóides aparecem como lesões bem definidas, tipicamente hipoecóicas. Eles podem ter um halo hiperecóico, que produz sombra parcial ou completa, e essa aparência é muito típica de um cisto epidermóide. Outra aparência muito típica é a de um arranjo lamelar de anéis concêntricos, como a superfície de corte de uma cebola. Em qualquer um dos casos, o diagnóstico presuntivo de cisto epidermóide deve ser feito. Como esses achados são típicos mas não inteiramente diagnósticos, a exploração cirúrgica é ainda necessária para garantir que a lesão seja benigna. No entanto, na maioria dos casos, uma orquiectomia completa pode ser evitada em lugar de uma enucleação da lesão.

CASO 174

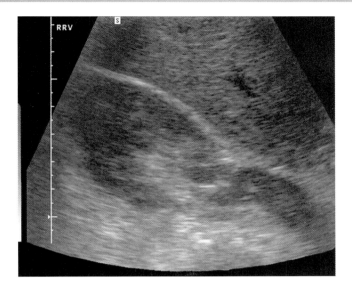 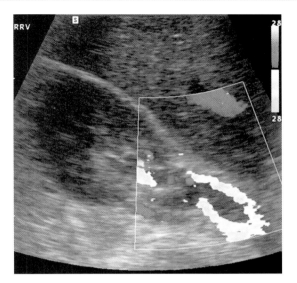

Imagem transversal em escala de cinza e Doppler colorido do quadrante superior direito ao nível do hilo renal. (Ver pranchas em cores.)

1. Descreva a anormalidade mostrada nesse caso.
2. Qual veia renal é mais facilmente vista em toda sua extensão?
3. Que alteração você esperaria no fluxo da artéria renal?
4. A detecção de fluxo venoso no rim exclui o diagnóstico?

CASO 175

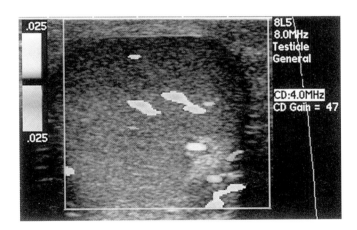 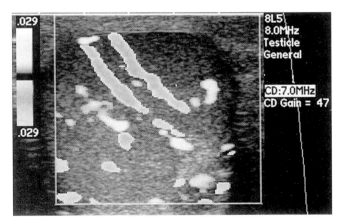

Duas imagens transversais de Doppler colorido do mesmo testículo. (Ver pranchas em cores.)

1. Por que há mais sangue na segunda imagem?
2. Qual é a relação entre a intensidade de reflexão de pequenos objetos, como as hemácias, e a freqüência transmitida?
3. Qual é a relação entre a mudança de freqüência do Doppler e a freqüência transmitida?
4. Sob que circunstâncias seria vantajoso baixar a freqüência transmitida a fim de melhorar a sensibilidade do Doppler?

RESPOSTAS

CASO 174

Trombose da Veia Renal

1. A imagem em escala de cinza mostra ecos de nível baixo na veia renal. Esses ecos podem ser reais ou produzidos por artefatos. A imagem do Doppler colorido mostra fluxo ao redor do defeito de enchimento central, confirmando a presença de trombo não oclusivo.
2. A veia renal direita é mais facilmente vista, porque é mais curta, e o fígado pode ser usado como janela. A veia renal esquerda é mais longa e pode estar obscurecida por gases do estômago e da flexura esplênica.
3. Muitas vezes os formatos de onda arterial serão normais. Se houver mudança, o índice de resistência irá aumentar.
4. A maioria dos casos de trombose da veia renal está associada a fluxos venosos persistentes no rim e hilo renal, de modo que a detecção de fluxos venosos não pode ser usada para excluir o diagnóstico.

Referência

Platt JF, Ellis JH, Rubin JM: Intra-renal arterial Doppler sonography in the detection of renal vein thrombosis of the native kidney. *AJR AM J Roentgenol* 1994;162:1367-1370.

Referência cruzada

Ultrasound: THE REQUISITES, pp 112-115.

Comentário

A trombose da veia renal é uma anormalidade incomum em adultos. Embora possa ser idiopática, algum tipo de coagulopatia, tal como coagulopatia intravascular difusa ou doença vascular do colágeno, está geralmente presente. A trombose da veia renal também pode ocorrer no quadro de uma glomerulonefrite membranoproliferativa e estar associada a síndrome nefrótica. Também pode ser devida a uma extensão do coágulo a partir da veia cava inferior. O desfecho depende da rapidez e do término da oclusão da veia renal. A trombose lentamente progressiva permite o desenvolvimento de vasos colaterais, e a trombose incompleta permite a manutenção do fluxo venoso de modo que esses efeitos no rim possam estar ausentes ou ser mínimos. Por outro lado, a trombose completa e rápida resulta em infarto hemorrágico do rim.

A trombose da veia renal benigna aparece como uma trombose venosa de qualquer outro lugar do corpo. Produz defeito intraluminal e pode aumentar o calibre da veia. O trombo pode ser hipoecóico ou hiperecóico. A detecção do fluxo venoso do hilo renal não exclui trombose, porque pode haver fluxo persistente nesse nível em pacientes com trombose parcial e fluxo colateral em casos de trombose completa. Também é importante notar que, nos rins nativos, o influxo arterial pode ser afetado apenas minimamente. Isso está provavelmente relacionado com as colaterais venosas que se desenvolvem e oferecem um efluxo venoso contínuo, apesar da trombose venosa na veia renal principal. Em transplantados, o fluxo colateral não é possível, então a trombose da veia renal completa resulta em acentuada alteração no sinal arterial. Isso usualmente produz um padrão vaivém clássico, com fluxo pandiastólico reverso.

CASO 175

Efeito da Freqüência Transmitida na Sensibilidade do Doppler

1. A segunda imagem foi obtida com uma freqüência transmitida de 7 MHz, e a primeira imagem, com uma freqüência de 4 MHz.
2. O poder da reflexão é proporcional à quarta potência da freqüência transmitida.
3. A mudança da freqüência de Doppler é proporcional à freqüência transmitida.
4. Quando se está examinando vasos profundos, freqüentemente é útil mudar para freqüência mais baixa.

Referência

Middleton WD: Color Doppler image optimization and interpretation. *Ultrasound Q* 1998;14:194-208.

Referência cruzada

Ultrasound: THE REQUISITES, p 467.

Comentário

A equação Doppler é uma das poucas equações no ultra-som válida de ser memorizada:

$$Fd = Ft \times V \times \cos\theta \times 2 \times 1/C$$

Fd = Mudança da freqüência do Doppler; Ft = freqüência transmitida; V = velocidade sangüínea; θ = ângulo do Doppler; C = velocidade do som. Uma vez que a mudança da freqüência do Doppler proporcional à freqüência transmitida, transdutores de freqüência maior causam mudança de freqüência do Doppler que é mais facilmente detectada.

O mais importante: a força da reflexão de pequenos objetos, tais como as hemácias, é proporcional à quarta potência da freqüência transmitida. Conseqüentemente, transdutores de freqüência mais alta resultam em reflexão mais forte e mais facilmente detectada das hemácias. Entretanto, a melhora da sensibilidade de transdutores de maior freqüência é contrabalançada pelo seu baixo poder de penetração nos tecidos mais profundos. O efeito resultante das freqüências dos transdutores é, às vezes, imprevisível. Na prática clínica, é boa idéia usar uma variedade de transdutores diferentes, operando em diferentes freqüências, sempre que se tornar difícil detectar fluxo em um dado vaso. Para aplicações em tecidos profundos, é freqüentemente vantajoso trocar por um transdutor de freqüência mais baixa, enquanto transdutores de freqüência mais alta são, em geral, melhores para estruturas mais superficiais.

CASO 176

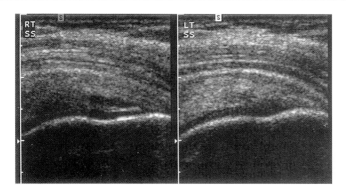
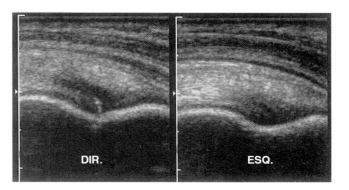

Duas séries de imagens longitudinais do manguito rotador em pacientes diferentes com dor no ombro direito.

1. Qual é o diagnóstico?
2. Onde essa anormalidade ocorre mais freqüentemente?
3. Essa anormalidade costuma ser compressível com a pressão do transdutor?
4. Alterações ósseas costumam estar associadas a essa anormalidade?

CASO 177

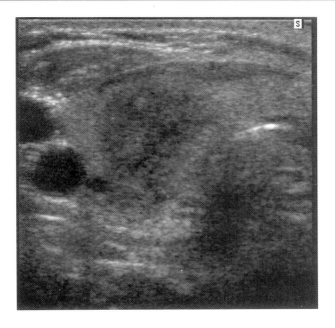
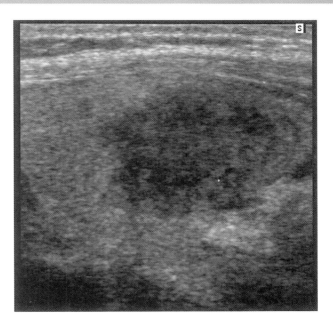

Imagens transversal e longitudinal do lobo direito da tireóide em paciente com dor na região cervical.

1. Descreva a anormalidade.
2. Você esperaria que essa anormalidade se resolvesse completamente, parcialmente ou que persistisse com o tratamento médico?
3. Se esse paciente não tivesse dor na região cervical, o que mais você incluiria no diagnóstico diferencial?
4. Qual é o tipo mais comum de câncer da tireóide?

RESPOSTAS

CASO 176

Ruptura Parcial do Manguito Rotador

1. Ruptura parcial do manguito rotador.

2. As rupturas parciais mais freqüentemente ocorrem ao longo da superfície profunda da inserção do supra-espinhoso.

3. A ruptura parcial geralmente não é compressível.

4. Formação de sulcos no osso e irregularidade estão usualmente associada a rupturas parciais.

Referência

Van Holsbeeck MT, Kolowich PA, Eyler WR, et al: US depiction of partial thickness tear of the rotator cuff. *Radiology* 1995;197:443-446.

Referência cruzada

Ultrasound: THE REQUISITES, pp 455-457.

Comentário

Rupturas do manguito rotador podem ser divididas em completas e parciais. As rupturas parciais não se estendem por todo o trajeto da superfície profunda quanto até a margem superficial da bainha. Elas podem envolver tanto a superfície profunda, a superficial ou a face interna da bainha. Entretanto, a maioria origina-se da superfície profunda e envolve a inserção do tendão do músculo supra-espinhoso.

A aparência ultra-sonográfica da ruptura parcial consiste em defeito hipoecóico que permanece constante, apesar das alterações na orientação do transdutor. Na maioria dos casos, há também um refletor brilhante associado a área hipoecóica. Assim como com as rupturas completas, a cortical do osso adjacente está usualmente irregular. Ao contrário da ruptura completa, as rupturas parciais não estão associadas a alterações no contorno da gordura ao redor da bolsa. Além disso, as rupturas parciais não se comprimem com a pressão do transdutor.

As rupturas parciais devem ser distinguidas de anisotropia do tendão, a qual normalmente determina que a superfície profunda da inserção do supra-espinhoso apareça hipoecóica. A anisotropia do tendão geralmente torna-se mais ecogênica quando o transdutor é angulado para cima, enquanto a ecogenicidade das rupturas parciais não se altera. A anisotropia do tendão é geralmente mal definida, enquanto as rupturas parciais são mais bem definidas. Finalmente, a anisotropia do tendão é geralmente inteiramente hipoecóica, enquanto as rupturas parciais geralmente têm, pelo menos, um pequeno componente hiperecóico.

A sensibilidade relatada da ultra-sonografia na detecção de rupturas parciais é boa, com dois estudos indicando variação entre 93 e 96%. No entanto, nem todo mundo teve esse grau de sucesso, e está claro que as rupturas parciais não são tão fáceis de serem identificadas como rupturas completas, e os critérios para ruptura parcial são menos estudados. Ao contrário das rupturas completas, as parciais não são tratadas cirurgicamente, a menos que o paciente não tenha respondido a uma tentativa de conduta conservadora inicialmente. Logo, a implicação de deixar de ver uma ruptura parcial é menor do que a de deixar de ver uma ruptura completa.

CASO 177

Tireoidite Subaguda

1. A anormalidade consiste de uma lesão hipoecóica, focal, mal definida, na porção média da tireóide à direita. Em paciente com dor, isso é altamente sugestivo de tireoidite subaguda.

2. Com a terapia apropriada, os achados ultra-sonográficos devem se resolver espontaneamente.

3. Se esse paciente não tivesse dor, o câncer de tireóide deveria ser considerado.

4. O tipo mais comum de câncer de tireóide é o papilar.

Referência

Ahuja AT, Metreweli C: Ultrasound of thyroid nodules. *Ultrasound Q* 2000;16:111-121.

Referência cruzada

Ultrasound: THE REQUISITES, pp 448-451.

Comentário

A aparência ultra-sonográfica nesse caso não é específica. No entanto, em paciente com uma apresentação clínica compatível, a aparência é muito típica de tireoidite granulomatosa subaguda (também chamada de tireoidite de Quervain). A tireoidite granulomatosa subaguda parece ser devida a uma infecção viral. Ocorre mais freqüentemente em mulheres e produz aumento e dor na tireóide e freqüentemente febre. Muitas vezes é precedida por infecção do trato respiratório superior. Toda a glândula pode estar envolvida ou o envolvimento pode ser focal. O hipertireoidismo transitório pode ser visto nos estágios iniciais da doença em decorrência da ruptura de folículos. Esse hipertireoidismo transitório pode ser seguido por uma fase de hipotireoidismo transitório. O processo é diagnosticado clinicamente e responde bem ao tratamento medicamentoso. Quando a ultra-sonografia é realizada, costuma mostrar área mal definida de redução da ecogenicidade na região envolvida da tireóide. O fluxo sangüíneo para essa área é, em geral, normal ou reduzido.

CASO 178

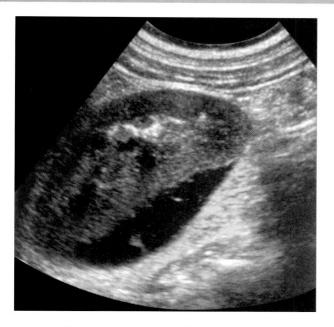
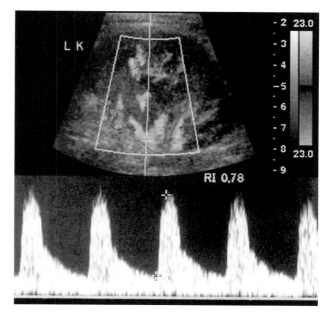

Imagens do rim em escala de cinza e Doppler em paciente com hipertensão.

1. Qual é a anormalidade?
2. Onde a anormalidade provavelmente está localizada?
3. Qual é o nome dado para esse entidade?
4. Quais são algumas das etiologias potenciais?

CASO 179

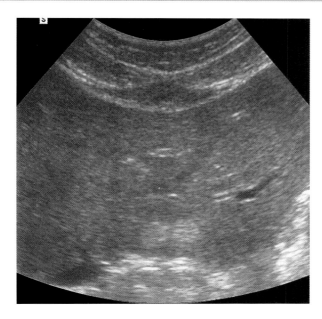
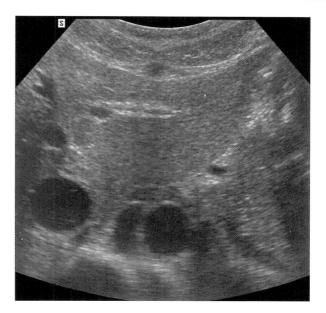

Imagens transversais do lobo esquerdo do fígado e da aorta abdominal proximal em dois pacientes.

1. Que artefato está presente em ambas as imagens?
2. O que causa esse artefato?
3. Como pode ser eliminado esse artefato?
4. O som passa mais rápido na gordura ou nos tecidos moles?

RESPOSTAS

CASO 178

Rim de Page

1. Líquido circundando parte do rim. O formato de onda do Doppler mostra redução no fluxo diastólico, com elevado índice de resistência de 0,78. Isso sugere a compressão do rim.
2. Dada a localização na escala de cinza e a compressão sugerida pelo aumento do índice de resistência, essa lesão está quase certamente no espaço subcapsular.
3. Essa entidade é também chamada de rim de Page.
4. A biópsia prévia ou outras intervenções percutâneas, litotripsia recente, anticoagulação, sangramento por tumor e trauma são outras etiologias potenciais. Esse paciente apresentou-se com hipertensão seguida da litotripsia.

Referência

Chamorro HA, Forbes TW, Padowsky GO, Wholey MH: Multiimaging approach in the diagnosis of Page kidney. *AJR Am J Roentgenol* 1981;136:620-621.

Referência cruzada

Ultrasound: THE REQUISITES, pp 106-109.

Comentário

Em 1939, Page demonstrou que um rim embrulhado em celofane poderia criar hipertensão.

A perinefrite resultante causa compressão do rim e alterou a hemodinâmica intra-renal, assim como desenvolveu a isquemia.

A ativação do sistema renina-angiotensina-aldosterona então resultou na hipertensão. Foi mostrado subseqüentemente que um hematoma subcapsular poderia produzir compressão similar e causar hipertensão através do mesmo mecanismo.

A hemorragia no espaço subcapsular passa pela mesma evolução que a hemorragia de qualquer outro local do corpo. Em fase aguda, aparece ecogênica. Com o passar do tempo, com a lise e a liquefação do coágulo, o hematoma torna-se mais complexo, tanto com áreas císticas como sólidas. Com mais tempo, o hematoma torna-se inteiramente liquefeito e aparece como uma simples coleção líquida.

Na fase aguda, os hematomas subcapsulares podem ser difíceis de serem observados pela ultra-sonografia. Na maior parte dos casos, o rim parece muito distorcido e a arquitetura renal normal pode estar completamente obliterada. Isso é parcialmente devido à compressão do rim por hematoma contido e parcialmente devido à dificuldade de se determinar onde o hematoma acaba e o rim começa. Em relação a essa última consideração, o Doppler colorido pode ser útil para distinguir o parênquima renal vascular do hematoma avascular. A inspeção cuidadosa na escala de cinza usualmente permite encontrar a interface entre o rim e o hematoma, uma vez que a possibilidade de hematoma subcapsular seja considerada.

CASO 179

Artefato de Refração da Linha Média

1. Essas imagens ilustram um artefato de refração dos músculos retos causando a duplicação de hemangioma hepático e alargamento aparente e a dissecção da aorta.
2. Os músculos retos agem como lentes acústicas de modo que o som é inclinado, e estruturas são impropriamente localizadas e duplicadas na imagem.
3. Esse artefato pode ser eliminado pelo exame com o transdutor ao lado da linha média, longe da superfície do músculo reto.
4. O som passa mais rápido em partes moles do que na gordura.

Referência

Ziskin MC: Fundamental physics of ultrasound and its propagation in tissue. *Radiographics* 1993;13:105-709.

Comentário

As ondas sonoras inclinam-se quando passam obliquamente pela interface entre duas substâncias que transmitem o som em diferentes velocidades. Isso é chamado de refração, análoga ao redirecionamento da luz pela lente óptica. Uma vez que a velocidade do som é menor na gordura (aproximadamente 1.450 m/s) e maior em tecidos moles (aproximadamente 1.540 m/s), os artefatos de refração são mais proeminentes nas interfaces tecidos moles-gordura. O artefato de refração mais amplamente conhecido ocorre na junção dos músculos retos abdominais e gordura da parede abdominal adjacente. Uma vez que o computador do ultra-som assuma que o som passa em uma linha estreita, estruturas que produzem ecos após o pulso sonoro ter sido refratado serão incorretamente localizadas na imagem. De fato, as estruturas estão tipicamente duplicadas porque refletem não só o pulso sonoro que sofreu refração, mas também o pulso sonoro que não sofreu refração. O resultado final é duplicação das estruturas abdominais e pélvicas profundas vistas quando se está varrendo transversalmente pela linha média do abdome.

As interfaces entre tecidos moles e líquido também podem produzir artefatos de refração, porque a velocidade do som nos líquidos corporais (1.480 m/s) é mais lenta do que nos tecidos moles. Isso pode produzir a duplicação de estruturas profundas à interface de refração, assim como com as interfaces tecidos moles-gordura.

CASO 180

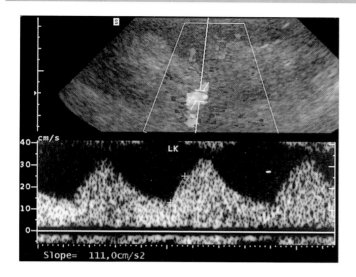
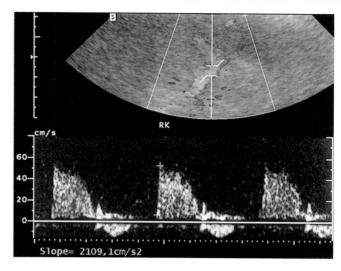

Formatos de onda de Doppler pulsado dos rins esquerdo e direito.

1. Qual formato de onda arterial renal está anormal?
2. Que é aceleração sistólica inicial normal?
3. Quanto essa condição seria grave antes de os valores da aceleração caírem?
4. Que termo é usado para descrever o formato de onda anormal mostrado nesse caso?

CASO 181

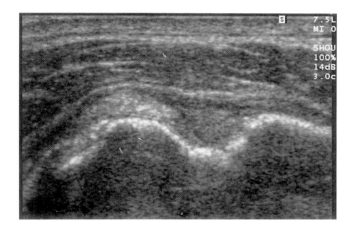
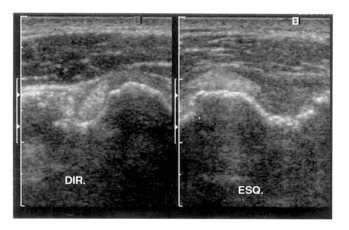

Imagem transversal do ombro esquerdo anteriormente e imagens duplas semelhantes dos ombros direito e esquerdo.

1. Descreva a anormalidade.
2. Que outra anormalidade você esperaria nesse paciente?
3. Identifique as tuberosidades maior e menor na primeira imagem.

CASO 180

Formato de Onda Arterial Intra-Renal Deprimida em Razão de Estenose da Artéria Renal

1. Nenhum dos formatos de onda está normal. O primeiro formato de onda mostra aceleração sistólica baixa indicativa de estenose da artéria proximal. A segunda imagem mostra fluxo diastólico diminuído por doença do parênquima renal.
2. Uma aceleração sistólica inicial normal é maior que 3 m/s^2.
3. Provavelmente uma estenose entre 60 e 80% do diâmetro.
4. Um formato de onda obtuso é também chamado de formato de onda *parvus-tardus*.

Referência

Stavros T, Harshfield D: Renal Doppler, renal artery stenosis, and renovascular hypertension: Direct and indirect duplex sonography abnormalities in patients with renal artery stenosis. *Ultrasound Q* 1994;2(4):217-263.

Referência cruzada

Ultrasound: THE REQUISITES, pp 111-112.

Comentário

Grande interesse tem despertado a detecção de estenose da artéria renal em pacientes com hipertensão. Há duas formas básicas de detectar essa anormalidade usando-se a análise do Doppler. Uma envolve a avaliação dos formatos de onda arteriais nas artérias segmentares ou interlobares do rim. Os efeitos de uma estenose proximal têm sido reconhecidos na clínica médica, e todos os estudantes de medicina aprendem a palpar os pulsos distais em busca do efeito *parvus-tardus* em pacientes com estenose da válvula aórtica. *Parvus-tardus* refere-se à redução da amplitude do pulso e ao retardo de tempo para alcançar o pico.

Esses mesmos efeitos *parvus-tardus* podem ser vistos no formato de onda do Doppler distal à estenose. Normalmente, a inclinação sistólica inicial é extremamente rápida. Em pacientes com estenose proximal, a inclinação é mais lenta. Isso pode ser quantificado pela determinação da aceleração sistólica inicial. A aceleração é definida como a mudança na velocidade dividida pela mudança no tempo. Esses valores podem ser obtidos no formato de onda do Doppler com ângulo corrigido simplesmente ao se posicionar um cursor em pontos iniciais e tardios da inclinação sistólica.

Outro efeito de estenose proximal é a diminuição do pico sistólico. Isso é mais difícil de ser medido em bases absolutas, mas pode ser reconhecido ao se notar relativa mudança no pico sistólico, quando comparado com o fluxo diastólico. Essa mudança no pico sistólico comparada com o fluxo diastólico pode ser quantificada pelo índice de resistência. Uma vez que a sístole seja reduzida para extensão maior que a diástole, o índice de resistência cai. Logo, a assimetria em índices de resistência renal é outra forma de identificar a estenose da artéria renal.

CASO 181

Deslocamento do Tendão do Bíceps

1. O sulco do tendão do bíceps está vazio à esquerda, e o tendão está localizado anteriormente à tuberosidade menor.
2. Os pacientes com deslocamento/subluxação do tendão do bíceps quase sempre apresentam ruptura do manguito rotador associada.
3. A tuberosidade menor forma a superfície medial do sulco biceptal, e a tuberosidade maior forma a superfície lateral. O tendão do bíceps sempre se desloca medialmente. Nessa imagem, a tuberosidade menor é a tuberosidade imediatamente posterior ao tendão do bíceps deslocado.

Referência

Middleton WD, Teefey SA, Yamaguchi K: Sonography of the shoulder. *Semin Musculoskeletal Radiol* 1998;2:211-221.

Referência cruzada

Ultrasound: THE REQUISITES, pp 455-457.

Comentário

O tendão do bíceps está normalmente protegido no sulco biceptal pelos ligamentos umerais transversos e as várias extensões de tecido dos tendões do supra-espinhoso e do subescapular. Com a angulação adequada do transdutor (perpendicular ao eixo longo do tendão), o tendão do bíceps aparece como uma estrutura ovóide ecogênica no sulco. Se o tendão não puder ser visto no sulco, então está ou rompido ou deslocado, ou o transdutor não está angulado adequadamente. Essas possibilidades podem ser distinguidas pela identificação do tendão inferiormente e seguindo-o superiormente. Se ele estiver intacto, mas deslocado, a parte mais superior do tendão é vista medialmente ao sulco do tendão. Ele pode estar localizado anteriormente à pequena tuberosidade, como nesse caso, ou medialmente à tuberosidade menor.

Sempre que deslocamento do tendão do bíceps, é muito provável que haja ruptura do manguito rotador associada. Quando o tendão está imediatamente anterior à pequena tuberosidade, mais provavelmente existe ruptura do supra-espinhoso. Quando o tendão se desloca medialmente à pequena tuberosidade, existe em geral ruptura de subescapular.

CASO 182

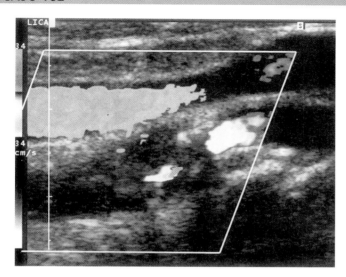
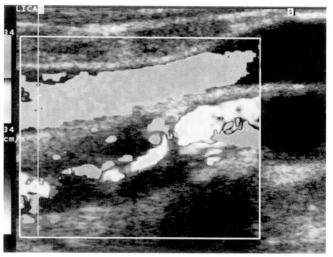

Imagens longitudinais da artéria carótida interna. (Ver pranchas em cores.)

1. Baseado nos diferentes ângulos do Doppler nessas duas imagens, em qual delas você esperaria que as mudanças de freqüência da artéria carótida interna fossem mais elevadas?
2. Por que o fluxo sangüíneo na artéria carótida interna é mais difícil de ser detectado na primeira imagem do que na segunda?
3. O efeito responsável pelas diferenças nessas imagens é mais notável nos transdutores lineares ou nos curvos?
4. Quando se usa um transdutor de fase, é melhor realizar a análise do Doppler no centro do setor ou na superfície do setor?

CASO 183

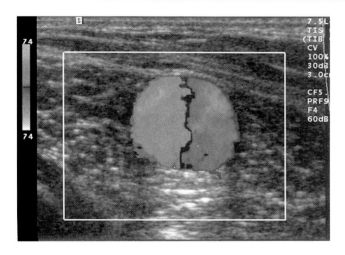
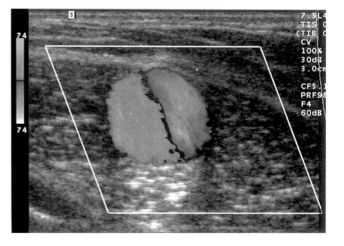

Imagens transversais de Doppler colorido do fluxo da veia de uma fístula de diálise. (Ver pranchas em cores.)

1. A ambigüidade está presente nessas imagens?
2. Explique a indicação das cores nessas imagens.
3. Por que a distribuição da indicação das cores vermelha e azul mudaram quando o pulso do Doppler foi direcionado para à direita na segunda imagem?
4. Quão acuradas você esperaria que fossem as determinações da velocidade de Doppler pulsado nesse vaso?

RESPOSTAS

CASO 182

Efeito da Direção do Feixe na Sensibilidade do Doppler

1. Na primeira imagem, o feixe está orientado para a esquerda de modo que o ângulo do Doppler é menor. Isso resulta em mudança de freqüência mais alta da artéria carótida interna.

2. Apesar das mudanças de freqüências mais altas, a sensibilidade na primeira imagem está reduzida por causa do direcionamento do feixe. Na segunda imagem, o feixe está direcionado para baixo, e a sensibilidade melhora apesar do ângulo do Doppler ser menos favorável.

3. O direcionamento eletrônico do feixe é realizado com transdutores lineares, mas não com transdutores curvos, de modo que o efeito está apenas presente nas imagens lineares.

4. Com os transdutores de fase, há menos direcionamento do feixe no centro da imagem, sendo assim é melhor de se realizar a análise do Doppler no centro, dado que outros efeitos de angulação são equivalentes.

Referência

Middleton WD: Color Doppler image optimization and interpretation. *Ultrasound Q* 1998;14:194-208.

Comentário

Nas imagens mostradas nesse caso, o ângulo entre a artéria carótida e o pulso do Doppler transmitido é maior (isto é, próximo de 90 graus) na segunda imagem. Por causa disso, o fluxo sangüíneo na artéria carótida interna produz uma mudança de freqüência menor na segunda imagem e maior na primeira. Conseqüentemente, parece fazer sentido que o fluxo seria mais fácil de ser detectado na primeira imagem. Entretanto, esse não é o caso, porque o pulso Doppler transmitido foi orientado para a esquerda na primeira imagem e não o foi na segunda.

O direcionamento do feixe é um controle mais ou menos usuário-selecionável. Sempre que o pulso do Doppler for direcionado em um ângulo outro que não perpendicular à superfície do transdutor, ele está sendo eletronicamente direcionado. Isso ocorre sempre que o Doppler colorido for realizado na superfície da imagem setorial com o transdutor de fase. O direcionamento do feixe é também uma opção de Doppler pulsado e colorido na maioria dos transdutores lineares. Sempre que o feixe de Doppler for direcionado, ele perderá alguma de suas capacidades de foco, e o pulso transmitido perde grande porcentagem de sua energia para os lobos laterais. Além disso, quando o pulso transmitido é direcionado, o eco retorna ao transdutor em um ângulo. Isso produz menos efeito nos cristais e um impulso eletrônico mais fraco do que quando o eco retorna em 90 graus (análogo à força diferente exercida na tabela de uma mesa de bilhar, quando a bola bate na tabela em um ângulo comparada com a batida na parte superior da tabela). Conseqüentemente, por uma variedade de razões, a força do sinal é menor quando o feixe do Doppler é direcionado.

Com o Doppler colorido, a redução da força do sinal pode resultar em perda de sensibilidade suficiente para causar um diagnóstico falso positivo de oclusão do vaso. Assim, o ajuste do direcionamento do feixe deve levar em conta os eventuais efeitos conflitantes dos diferentes ângulos de Doppler na mudança de freqüência bem como na força do sinal.

CASO 183

Fluxo Helicoidal

1. A ambigüidade não está presente. A interface entre o vermelho e o azul na linha média do vaso está nos tons escuros, correspondendo às mudanças de freqüência baixas. Isso indica mudança na direção em vez de ambigüidade.

2. O fluxo helicoidal está presente no vaso, de modo que metade do vaso tem fluxo em direção ao transdutor e a outra metade, em direção oposta ao transdutor.

3. Quando o pulso do Doppler foi direcionado em um ângulo, a divisão entre o sangue fluindo em direção ao pulso e o sangue fluindo para fora do pulso mudou.

4. As determinações das velocidades de Doppler pulsado não são acuradas porque o fluxo não é paralelo ao eixo longo do vaso, e a determinação do verdadeiro ângulo do Doppler não é possível.

Referência

Middleton WD: Color Doppler image optimization and interpretation. *Ultrasound Q* 1998;14:194-208.

Comentário

Freqüentemente assumimos que o fluxo sangüíneo em um vaso passa mais ou menos reto ao longo do eixo longo do vaso. Em geral, isso é verdade. No entanto, existem algumas situações em que o fluxo não está direcionado reto e paralelamente ao eixo do vaso. Nesses casos, é possível confundir a direção do fluxo. Isso ocorre mais significativamente quando há fluxo helicoidal no vaso. Com o fluxo helicoidal, o fluxo tem trajeto espiral na artéria e direção total axial. Mas em uma metade do vaso, o fluxo está em direção ao pulso do Doppler transmitido, e em outra metade o fluxo está para fora do pulso do Doppler. Como mostrado nesse caso, o fluxo helicoidal pode produzir aparência de fluxo simultaneamente em uma direção em uma metade do vaso e em uma direção oposta na outra metade do vaso.

CASO 184

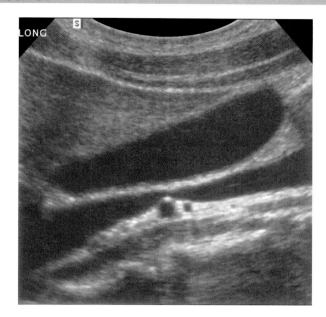
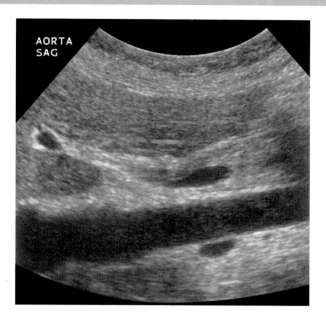

Imagens longitudinais da veia cava inferior e da aorta em dois pacientes.

1. Que variações anormais são mostradas nessas duas imagens da aorta e da veia cava inferior?
2. Qnanto essas variações são comuns?
3. Qual é mais freqüentemente vista à ultra-sonografia?

CASO 185

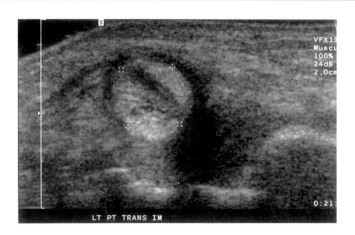
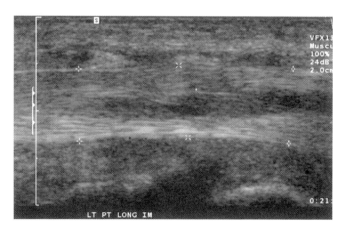

Imagens transversal e longitudinal do tendão tibial posterior (cursores).

1. Descreva os achados.
2. Quais três tendões localizam-se posteriormente ao maléolo medial?
3. Quais dois tendões localizam-se posteriormente ao maléolo lateral?
4. Quais desses tendões está mais provavelmente afetado?

RESPOSTAS

CASO 184

Variantes dos Vasos Renais

1. A primeira imagem mostra duas artérias renais localizadas atrás da veia cava inferior. A segunda imagem mostra uma veia renal esquerda retroaórtica.

2. As artérias renais duplicadas ocorrem em aproximadamente 20 a 30% da população. Uma veia renal esquerda retroaórtica ocorre como achado isolado em aproximadamente 2% da população e como parte de uma veia renal esquerda circum-aórtica em aproximadamente 10%.

3. É muito mais fácil ver artérias renais direitas duplicadas à ultra-sonografia. As veias renais retroaórticas são tipicamente colapsadas e mais difíceis de serem visibilizadas pelo ultra-som.

Referência

Cho KJ, Thornbury JR, Prince MR: Renal arteries and veins: Normal variants. In Pollack HM, McClennan BL, Dyer RB, Kenney PJ (eds): *Clinical Urography*, 2nd ed. Philadelphia, WB Saunders, 2000, pp 2476-2489.

Referência cruzada

Genitourinary Radiology: THE REQUISITES, pp 55-59.

Comentário

Múltiplas artérias renais são comuns. Elas geralmente se originam da aorta próximo à artéria renal principal. Entretanto, ocasionalmente elas originam-se significativamente mais abaixo da aorta e raramente das artérias ilíacas comuns. Artérias renais acessórias podem entrar nos rins tanto através do hilo renal ou diretamente através do parênquima renal. Muitas artérias renais acessórias não são detectadas pela ultra-sonografia. Isso é especialmente verdade para as artérias renais esquerdas acessórias. Entretanto, artérias renais direitas acessórias que se originam da aorta próximo à artéria renal principal são relativamente fáceis de serem vistas. Como demonstra esse caso, quando artérias renais direitas acessórias estão presentes, imagens longitudinais da veia cava inferior mostram duas estruturas arredondadas atrás da veia cava inferior e à frente do pilar diafragmático direito. A análise do Doppler pode ser usada para confirmar a natureza arterial dessas estruturas.

As veias renais esquerdas retroaórticas são outra variação vascular renal comum. Assim como artérias renais acessórias, elas passam freqüentemente despercebidas à ultra-sonografia. Normalmente não há estruturas vasculares localizadas entre a aorta abdominal e a coluna. Quando presente, uma veia renal esquerda retroaórtica aparece como estrutura vascular comunicando-se com a veia cava inferior e passando posteriormente à aorta. Em exames longitudinais, aparece como estrutura ovalada anecóica ou hipoecóica atrás da aorta, como mostrado nesse caso. Usualmente está associada à veia renal esquerda normalmente localizada (isto é, uma veia que passa entre a veia mesentérica superior e a aorta) e, nesse caso, é denominada de veia renal esquerda circum-aórtica.

CASO 185

Ruptura Parcial Longitudinal do Tendão

1. Um defeito alongado hipoecóico ao longo do eixo longo do tendão é visto na imagem longitudinal, e um defeito central é visto na imagem transversal.

2. Os três tendões são o **T**ibial posterior, o flexor **D**igital longo, e o flexor longo do **H**álux. Mnemônico: **To**m, **D**ick, e **H**arry.

3. Os tendões do fibular longo e curto estão localizados posteriormente ao maléolo lateral.

4. O tendão do tibial posterior é o mais provável de desenvolver rupturas parciais como essa.

Referências

Fessell DP, Vanderschueren GM, Jacobson JA, et al: US of the ankle: technique, anatomy, and diagnosis of pathologic conditions. *Radiographics* 1998;18:325-340.

Waitches GM, Rockett M, Brage M, Sudakoff G: Ultrasonographic-surgical correlation of ankle tendon tears. *J Ultrasound Med* 1998;17:249-256.

Referência cruzada

Ultrasound: THE REQUISITES, pp 455-456.

Comentário

O tendão normal do tibial posterior passa imediatamente posterior e então inferior ao maléolo medial. Ele passa no pé e abre-se em leque para se inserir no navicular, bem como nos cuneiformes e nos metatarsos proximais do segundo, terceiro e quarto dedos. Imediatamente posterior ao tendão do tibial posterior, está o tendão do flexor digital longo. Mais posterior e medialmente, está o flexor longo do hálux. Como outros tendões, esses três tendões têm um padrão de eco fibrilar que varia em ecogenicidade, dependendo do ângulo entre eles e o pulso sonoro.

Os exames mostrados nesse caso demonstram área hipoecóica, alongada, focal, dentro de um tendão alargado do tibial posterior. Essa é uma aparência típica de ruptura parcial. A ultra-sonografia é um excelente meio de diagnosticar as rupturas dos tendões do tornozelo. Em um estudo, a ultra-sonografia predizia a condição do tendão (intacto, parcialmente rompido ou completamente rompido) com 90% de acurácia quando comparada à cirurgia.

CASO 186

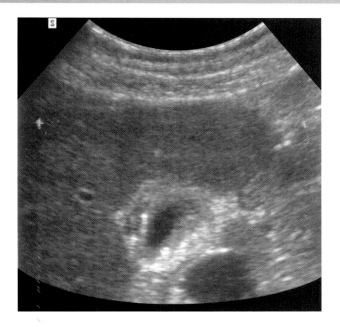
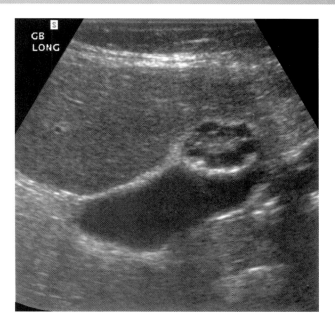

Imagens longitudinal e transversal da vesícula biliar em dois pacientes.

1. Descreva os achados anormais nessas imagens.
2. Os cálculos biliares causam essa condição?
3. Qual é o tratamento de escolha?
4. Qual é o achado patológico característico dessa condição?

CASO 187

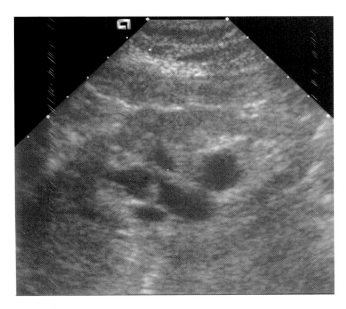
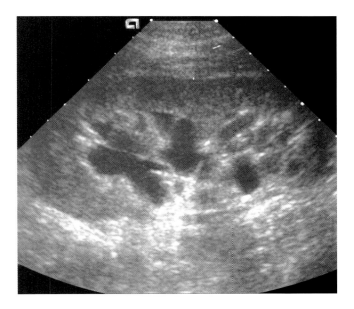

Imagens longitudinais do rim em dois pacientes.

1. Descreva a anormalidade nesses rins.
2. Quais são as duas principais condições que devem ser consideradas no diagnóstico diferencial?
3. Como é possível distinguir essas duas condições?
4. Qual é a origem da anormalidade mostrada nesse caso?

RESPOSTAS

CASO 186

Adenomiomatose de Vesícula Biliar

1. A primeira imagem mostra espessamento da parede da vesícula biliar e vários pequenos artefatos brilhantes em cauda de cometa originados da parede da vesícula biliar. A segunda imagem mostra uma massa no fundo, que contém múltiplos espaços císticos internos. Todos esses achados são vistos na adenomiomatose.
2. Essa condição não é causada por cálculos biliares.
3. Nenhum tratamento é necessário. Essa geralmente é uma condição assintomática.
4. O achado característico na patologia são os seios de Rokitansky-Aschoff.

Referência

Raghavendra BN, Subramanyam BR, Balthazar EJ, et al: Sonography of adenomyomatosis of the gallbladder: Radiologic-pathologic correlation. *Radiology* 1983;146:747-752.

Referência cruzada

Ultrasound: THE REQUISITES, pp 48-49.

Comentário

A adenomiomatose é uma condição hiperplásica da parede da vesícula biliar. É caracterizada por pequenos divertículos da mucosa, que protraem para a camada muscular espessada. Os divertículos da mucosa são chamados de seios de Rokitansky-Aschoff. A adenomiomatose não está relacionada a cálculos biliares e ocorre igualmente em homens e mulheres. É uma condição benigna sem potencial maligno.

A adenomiomatose ocorre em três formas. Pode envolver a vesícula biliar difusamente, segmentalmente ou focalmente. A forma difusa pode ou não causar espessamento da parede suficiente para ser detectado pela ultra-sonografia. A forma segmentar de adenomiomatose determina uma região anular de espessamento da parede, que pode ser separada da luz em dois diferentes compartimentos. Nesses casos, a estase biliar no compartimento fúndico predispõe à formação de cálculos biliares. A forma focal mais freqüentemente aparece como uma massa no fundo da vesícula biliar. Embora os seios de Rokitansky-Aschoff sejam bem visibilizados como espaços císticos na segunda imagem, eles são usualmente muito pequenos para serem identificados. Entretanto, não é incomum que cristais de colesterol se acumulem nos seios de Rokitansky-Aschoff, e esses cristais estão freqüentemente associados a artefatos em cauda de cometa, que podem ser vistos à ultra-sonografia.

Na maioria dos casos, o diagnóstico de adenomimatose pode ser feito com segurança com base nos achados ultra-sonográficos. Quando há espessamento extenso da parede e os artefatos em cauda de cometa característicos ou seios de Rokitansky-Aschoff não são vistos, a possibilidade de câncer da vesícula biliar deve também ser considerada. Nesses casos, um colecistograma oral pode ser útil para melhor visibilizar os seios de Rokitansky-Aschoff e assim confirmar o diagnóstico de adenomiomatose.

CASO 187

Hidronefrose Simulando Cistos Peripélvicos

1. Ambas as imagens mostram estruturas cheias de líquido separando os seios renais.
2. O diagnóstico diferencial é hidronefrose e cistos peripélvicos.
3. Observando a comunicação entre as estruturas cheias de líquido entre si e com a pelve renal.
4. Acredita-se que os cistos peripélvicos sejam de origem linfática.

Referência

Koelliker SL, Cronan JJ: Acute urinary tract obstruction: Imaging update. *Urol Clin North Am* 1997;24:571-582.

Referência cruzada

Ultrasound: THE REQUISITES, pp 85-86.

Comentário

Algumas anormalidades podem simular hidronefrose. Talvez a mais comum seja cistos peripélvicos. Acredita-se que esses cistos sejam congênitos e que se originem de linfáticos no seio renal. Embora estejam cheios de líquido simples, em geral é mais difícil de evacuá-los de todos os ecos internos do que evacuar cistos corticais simples. Eles podem ser únicos, mas são freqüentemente múltiplos. Os cistos únicos são em geral fáceis de serem diagnosticados pela ultra-sonografia. Quando múltiplos cistos peripélvicos estão presentes, eles podem se tornar mais alongados e ovóides e herniar para dentro do hilo renal. Sob essas circunstâncias, freqüentemente são confundidos com hidronefrose.

A melhor forma de distinguir múltiplos cistos peripélvicos de hidronefrose é obter uma imagem coronal. Nessa imagem, a hidronefrose verdadeira usualmente aparece muito típica, com pelve renal dilatada que se estende ao infundíbulo dilatado, o qual se estende para as zonas superior, média e inferior do rim. Em cistos peripélvicos, essa aparência típica está ausente. Sempre que houver dúvida, a urografia endovenosa é um bom método para distinguir entre as duas possibilidades. Se o paciente tivesse insuficiência renal, a RM com contraste com gadolínio ou a cintilografia nuclear poderia ser usada.

CASO 188

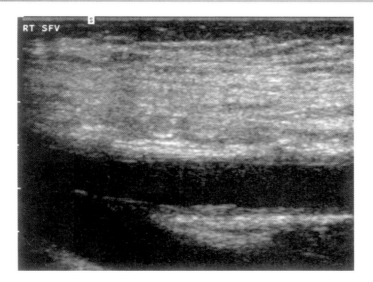
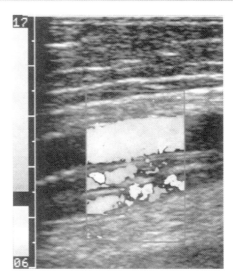

Imagem longitudinal em escala de cinza da veia femoral superficial em um paciente e imagem de Doppler colorido longitudinal da artéria femoral superficial e veia em um outro paciente. (Ver pranchas em cores.)

1. Qual é a anormalidade nesses dois diferentes pacientes com a mesma condição?
2. Qual é o significado desses achados?
3. A ecogenicidade do coágulo é um meio confiável de distinguir a trombose venosa profunda (TVP) aguda da crônica?
4. O diâmetro da veia é um meio confiável de distinguir a TVP aguda da crônica?

CASO 189

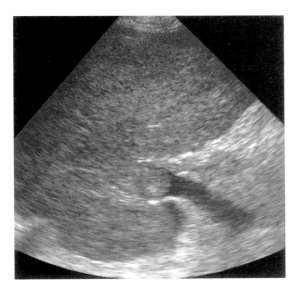
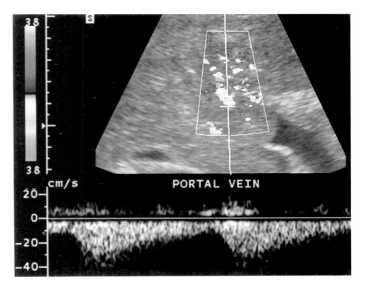

Imagem longitudinal em escala de cinza e imagem em Doppler colorido e formato de onda de Dopler pulsado da veia porta. (Ver pranchas em cores.)

1. Qual é o significado da luz da veia porta dilatada cheia de material ecogênico?
2. Qual é o significado da vascularização mostrada na imagem de Doppler colorido?
3. Qual é a etiologia mais provável para essa anormalidade?
4. É seguro fazer biópsia em uma anormalidade como essa?

RESPOSTAS

CASO 188

Trombose Venosa Profunda Crônica

1. Na imagem em escala de cinza, as paredes das veias normais são tão finas que podem ser visibilizadas como interfaces ecogênicas sem espessura mensurável. Nesse caso, a imagem em escala de cinza mostra uma parede que é facilmente reconhecível. No Doppler colorido, o fluxo venoso sangüíneo normal é visto como um canal único de cor estendendo-se de uma parede até a outra. Nesse caso, os múltiplos canais irregulares estão presentes na luz da veia.

2. Ambos os achados representam alterações crônicas de episódios prévios de trombose venosa profunda (TVP).

3. A trombose aguda tende a ser hipoecóica, e o trombo crônico tende a ser mais ecogênico. Entretanto, existe moderada quantidade de superposição, de modo que a ecogenicidade não é um meio útil de determinar a idade do coágulo.

4. A TVP aguda freqüentemente expande a luz da veia. A luz está geralmente contraída ou normal com a TVP crônica. Como com essa ecogenicidade, existe superposição suficiente entre a TVP aguda e crônica, de modo que o diâmetro da veia não é uma característica segura na diferenciação.

Referência

Cronan JJ, Leen V: Recurrent deep venous thrombosis: Limitations of US: *Radiology* 1989;170:739-742.

Referência cruzada

Ultrasound: THE REQUISITES, pp 483-485.

Comentário

Seguindo um episódio de TVP aguda, o coágulo pode se resolver de várias maneiras. No paciente com sorte, ele se resolverá completamente, e a veia irá retornar para a sua aparência e função normais. Isso ocorre em aproximadamente 60% dos pacientes, mais freqüentemente quando a trombose está inicialmente limitada. Em pacientes menos favorecidos, a reabsorção do coágulo deixa várias seqüelas que podem comprometer a função valvular e levar a uma síndrome pósflebítica. Uma seqüela é um espessamento excêntrico focal da parede da veia. Uma outra é o espessamento difuso da parede da veia, ocasionalmente com calcificação associada da parede. Uma terceira alteração é o desenvolvimento de canais irregulares dentro da luz da veia parcialmente recanalizada. Essas mudanças usualmente ocorrem e estabilizam-se dentro de seis meses do início da trombose. Uma vez que essas alterações crônicas podem ser difíceis de serem distinguidas de alterações agudas, alguns especialistas preconizam que seja realizada nova ultra-sonografia após 6 meses, a fim de se estabelecer nova linha de base. Esse tipo de comparação pode ser extremamente válido quando o paciente retorna com sintomas recorrentes e a questão a respeito de TVP aguda *versus* crônica é levantada.

CASO 189

Trombo Tumoral na Veia Porta

1. O material ecogênico dentro da veia porta indica trombose venosa. Quando a luz está expandida pelo trombo, é muito mais provável de ser um trombo tumoral do que um trombo benigno.

2. A detecção da vascularização interna dentro do trombo da veia porta indica que é um tecido bem vascularizado e não um trombo benigno. Isso representa um sinal de invasão tumoral da veia porta.

3. A causa mais comum de trombo tumoral na veia porta é o carcinoma hepatocelular. Outras possibilidades incluem doença metastática do fígado, colangiocarcinoma, tumor das células da ilhota do pâncreas.

4. A biópsia do trombo da veia porta é segura e pode simultaneamente estabelecer o diagnóstico bem como o estágio do tumor.

Referência

Dodd GD III, Memel DS, Baron RL, et al: Portal vein thrombosis in patients with cirrhosis: Does sonographic detection of intrathrombus flow allow differentation of benign and malignant thrombus? *AJR Am J Roentgenol* 1995;165:573.

Referência cruzada

Ultrasound THE REQUISITES, p. 24.

Comentário

Até 30% dos carcinomas hepatocelulares invadem as veias porta. O trombo começa nas veias periféricas e então cresce nas veias porta mais centrais. À medida que o trombo cresce em direção às veias portais centrais, ele arrasta seu suprimento arterial com ele. Por essa razão, o fluxo arterial no trombo tumoral ocorre usualmente em direção oposta assim como o fluxo venoso portal. Em alguns pacientes, é relativamente fácil ver os vasos sangüíneos internos no trombo tumoral ao Doppler colorido e se obter um sinal arterial ao Doppler pulsado. No entanto, em outros pacientes isso pode não ser possível. Conseqüentemente, a incapacidade de se detectar sinais de Doppler internos não necessariamente significa que o trombo seja benigno. Certos achados na escala de cinza podem ser úteis. O trombo tumoral freqüentemente expande a luz da veia porta, enquanto o trombo benigno raramente o faz. Além disso, o trombo tumoral pode conter espaços císticos pequenos, e isso é incomum com os trombos benignos.

Quando é necessário obter tecido diagnóstico em paciente com suspeita de carcinoma hepatocelular e trombo tumoral, é seguro biopsiar o trombo na veia porta. Em nossa instituição, isso é feito por aspiração com agulha fina, com uma agulha de tamanho 22 a 25.

CASO 190

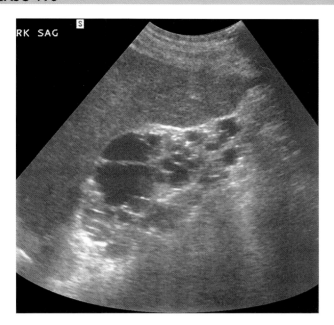
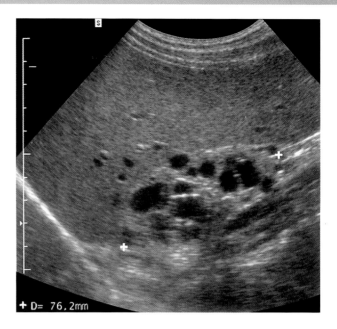

Imagens longitudinais do rim direito em dois pacientes.

1. Qual é a etiologia dos cistos nos rins desses pacientes?
2. Esses pacientes têm risco aumentado para tumores renais?
3. O transplante renal alterará a história natural dessa condição?
4. Os cistos são mais freqüentes em outros órgãos?

CASO 191

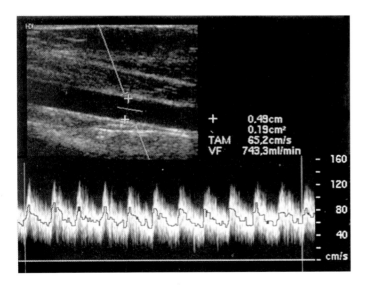

Medidas do volume de fluxo em paciente após a colocação de fístula arteriovenosa para hemodiálise.

1. Qual é o método padrão de medida do volume de fluxo sangüíneo usado no Doppler pulsado?
2. O que indica a linha no centro do formato de onda?
3. O que significa TAM?
4. Esse método funciona melhor em vasos com alto fluxo ou em vasos pequenos de baixo fluxo?

RESPOSTAS

CASO 190

Doença Cística Adquirida

1. Múltiplos cistos são vistos nos rins atróficos, ecogênicos. Isso é típico da doença cística adquirida.
2. A doença cística adquirida predispõe os pacientes a tumores renais.
3. O transplante melhora a história natural da doença cística adquirida.
4. Os cistos estão isolados nos rins. Outros órgãos não estão envolvidos.

Referência

Levine E, Slusher SL, Grantham JJ, Wetzel LH: natural history of acquired renal cystic disease in dialysis patients: A prospective longitudinal CT study. *AJR Am J Roentgenol* 1991;156:501-506.

Referência cruzada

Ultrasound: THE REQUISITES, pp 87-88.

Comentário

A doença cística adquirida é uma condição comumente vista em pacientes com insuficiência renal crônica. É especialmente prevalente em pacientes em diálise e aumenta com a duração da diálise. Após 3 anos de diálise, a incidência é de aproximadamente 80%. Acredita-se que a gênese dos cistos seja a hiperplasia do epitélio tubular, com resultante dilatação do néfron. A causa da hiperplasia epitelial não foi descoberta. O sucesso do tratamento da insuficiência renal com transplante tem mostrado a reversão do desenvolvimento desses cistos.

Uma das complicações da doença cística adquirida é a hemorragia para dentro dos cistos, para o espaço perinefrético ou para o espaço subcapsular. Essa hemorragia pode causar significativa morbidade e mesmo mortalidade. A outra complicação potencial é o desenvolvimento de carcinoma de células renais. A incidência do carcinoma renal é estimada em aproximadamente 10% dos pacientes com doença cística adquirida.

À ultra-sonografia, a aparência típica é de rins pequenos, ecogênicos com múltiplos cistos corticais. No processo inicial, os cistos são pequenos, e logo é difícil demonstrar todas as características clássicas de cistos simples. Com o tempo, os cistos tornam-se mais numerosos e maiores. De fato, a doença cística adquirida pode resultar em aumento global dos rins a ponto de eles serem confundidos com rins com doença policística renal.

O carcinoma de células renais pode ser reconhecido como uma massa sólida contrastada dos cistos adjacentes. Como o diagnóstico diferencial inclui cistos hemorrágicos, o uso do Doppler colorido pode ajudar, se a vascularização interna for detectada na massa. Embora a TC contrastada e a RM sejam superiores na detecção de câncer renal em pacientes com doença cística adquirida, a ultra-sonografia permanece como instrumento de resolução do problema válido, quando a TC e a RM forem inconclusivas.

CASO 191

Medida do Volume de Fluxo

1. Multiplicar a área transversal do vaso pela média da velocidade de fluxo.
2. A linha no centro do formato de onda é a média da velocidade de fluxo.
3. TAM indica média de tempo da velocidade média.
4. Esse método funciona melhor em vasos grandes com volumes de fluxo altos.

Referência

Taylor KJW, Holland S: Doppler US:Part I. Basic principles, instrumentation, and pitfalls. *Radiology* 1990;174:297-307.

Comentário

As medidas do volume de fluxo são possíveis com as técnicas do Doppler. Elas são calculadas pela multiplicação entre a velocidade e a área transversal do vaso. Na maior parte dos casos, a área do vaso é obtida medindo-se um diâmetro e usando a equação para área, assumindo que o vaso seja circular no corte transversal. A velocidade é obtida a partir de um formato de onda de Doppler pulsado com angulação corrigida. Em qualquer ponto no tempo, o formato de onda mostra uma variedade de velocidades do máximo ao mínimo. A fim de se evitar a superestimação do fluxo (ao se usar a velocidade máxima) ou subestimar o fluxo (ao se usar a velocidade mínima), deve-se multiplicar a área do vaso pela velocidade média. Um programa de computador interno é fornecido para que a velocidade média possa ser determinada a cada ponto do tempo. Também é importante notar que a velocidade de fluxo no vaso varia em diferentes partes da luz. Conseqüentemente, deve-se aumentar a janela de amostragem do Doppler de modo que se inclua o diâmetro integral da luz.

Se o fluxo for constante e não pulsátil, então uma única velocidade média obtida em qualquer ponto no tempo será adequada para a medida do volume de fluxo. Se o fluxo for pulsátil, tal como é o fluxo arterial nesse caso, então a velocidade média tem de ser a média ao longo do tempo para se obter uma velocidade média (TAM). É a TAM que é multiplicada pela área transversa para se calcular o volume de fluxo.

CASO 192

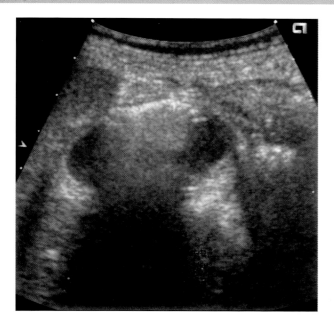 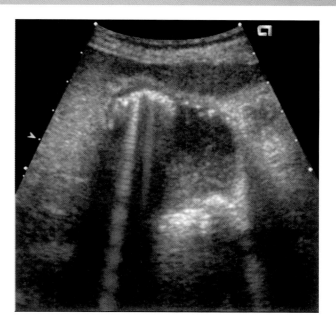

Imagens transversais da vesícula biliar.

1. Descreva os achados anormais.
2. Essa anormalidade é mais comum em homens ou em mulheres?
3. Essa é uma condição clínica ou cirúrgica?
4. Que outras anormalidades na vesícula biliar podem simular essa condição?

CASO 193

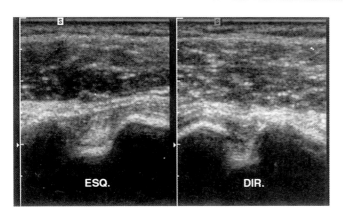 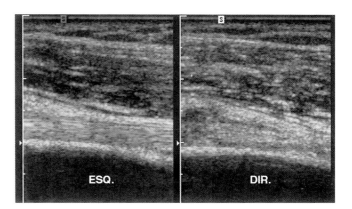

Imagens transversal e longitudinal do sulco do tendão do bíceps esquerdo e direito.

1. Descreva a anormalidade.
2. Esse diagnóstico é difícil de ser feito clinicamente?
3. Que cabeça do músculo bíceps está envolvida?
4. Existem outras condições que deveriam ser consideradas?

RESPOSTAS

CASO 192

Colecistite Enfisematosa

1. A primeira imagem mostra reflexão ecogênica ao longo da parede não pendente da vesícula biliar que determina uma sombra suja. A segunda imagem mostra um artefato em anel invertido originando-se da mesma área. Esses achados indicam ar e são consistentes com colecistite enfisematosa.
2. A colecistite enfisematosa é mais comum em homens, presumivelmente pela maior incidência de doenças vasculares em mulheres.
3. Essa condição representa uma forma grave de colecistite e deve ser tratada cirurgicamente, ou, se o paciente não for um candidato à cirurgia, por colecistostomia percutânea.
4. Outras causas de aumento da ecogenicidade na porção não pendente da parede incluem vesícula em porcelana e vesícula biliar cheia de cálculos.

Referência

Middleton WD: The gallbladder. In Goldberg BB (ed): *Diagnostic Ultrasound*. Baltimore, Williams & Wilkins, 1993, pp 116-142.

Referência cruzada

Ultrasound: THE REQUISITES, pp 44-45.

Comentário

A colecistite enfisematosa representa uma rara e avançada forma de colecistite complicada. Ela ocorre em pacientes mais idosos com doença vascular subjacente. Acredita-se que a infecção por organismos formadores de gás resulte em isquemia da vesícula biliar. Conseqüentemente, muitos desses pacientes têm diabete e muitos não têm cálculos biliares. O risco de perfuração está significativamente aumentado em pacientes com colecistite enfisematosa. Logo, a cirurgia deve ser realizada, a menos que haja contra-indicações à cirurgia. A drenagem por cateter percutâneo é uma alternativa, se o paciente não tolerar a cirurgia.

A aparência ultra-sonográfica da colecistite enfisematosa pode se superpor à da vesícula em porcelana e à da vesícula biliar completamente cheia de cálculos. Todas aparecem como refletores curvilíneos ecogênicos com sombra posterior. Na maioria dos casos, a sombra é suja na colecistite enfisematosa e limpa nas duas outras condições. Além disso, o gás em geral produz uma reflexão mais brilhante que a calcificação ou cálculos. Finalmente, o gás freqüentemente produz um artefato em anel invertido, e os cálculos e a calcificação não. Nesse caso, um artefato em anel invertido é visto na segunda imagem. Conseqüentemente o diagnóstico de colecistite enfisematosa pode ser feito com segurança.

CASO 193

Ruptura do Tendão do Bíceps

1. As imagens transversais mostram um sulco do tendão do bíceps vazio à direita. As imagens longitudinais mostram a falta de padrão fibrilar normal no sulco do bíceps.
2. Na maioria dos pacientes, o tendão e o ventre do músculo retraem-se e produzem uma protuberância na face anterior do braço, que é fácil de ser vista e palpada ao exame físico.
3. A cabeça longa está envolvida.
4. Além da ruptura do tendão, o diagnóstico diferencial de um sulco do tendão do bíceps vazio inclui deslocamento do tendão e efeitos anisotrópicos devidos à angulação incorreta do transdutor.

Referência

Middleton WD: Shoulder pain. In Bluth EI, Benson C, Arger P, et al. (eds): *The Practice of Ultrasonography*. New York, Thieme, 1999.

Referência cruzada

Ultrasound: THE REQUISITES, p 455.

Comentário

Os pacientes com síndrome do impacto do ombro podem ter sintomas relacionados ao manguito rotador, ao tendão do bíceps ou ambos. A origem desses sintomas pode ser difícil de distinguir clinicamente. Por essa razão, é importante examinar o bíceps em pacientes com suspeita de ruptura do manguito.

A ruptura do tendão do bíceps em geral é prontamente detectada ao exame físico, porque o ventre do músculo contraído forma abaulamento na porção superior do braço, que se torna mais proeminente quando o bíceps é fletido. Na ultra-sonografia, a ruptura do tendão do bíceps é uma das causas da imagem do sulco vazio. O deslocamento do tendão do bíceps é uma outra causa. Deve-se também estar ciente de que, se o transdutor não estiver orientado perpendicularmente ao tendão, as propriedades anisotrópicas do tendão fazem com que ele apareça hipoecóico, e o resultado é uma imagem de sulco vazio.

Em alguns casos, o tendão do bíceps rompido fica cicatrizado ao sulco do tendão ou imediatamente abaixo do sulco do tendão. Isso é referido como autotenodese e, nesses casos, há mínima ou nenhuma retração do ventre do músculo, e o diagnóstico é menos aparente ao exame físico. Na ultra-sonografia, o tendão aparece adelgaçado ao nível do sulco, mas há geralmente algumas fibras detectáveis, especialmente nas imagens longitudinais. Na maioria dos casos, o diagnóstico é ainda possível porque a porção intra-articular do bíceps está ausente.

CASO 194

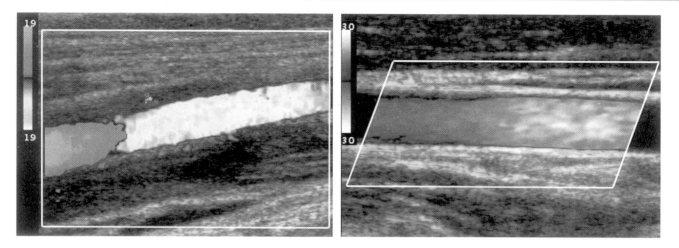

Imagem longitudinal da artéria femoral superficial e da artéria carótida comum. (Ver pranchas em cores.)

1. Assumindo que, em qualquer ponto no tempo, haja constantes velocidade de fluxo sangüíneo e direção ao longo da extensão desses vasos, por que a indicação de cores é diferente nos segmentos proximal e distal?
2. O pico da velocidade de fluxo sistólico pode ser determinado a partir dessas imagens?
3. Além da velocidade de fluxo sangüíneo, o que determina a graduação de cores?

CASO 195

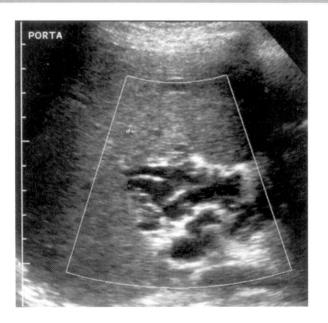 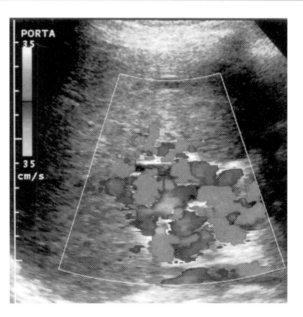

Imagens em escala de cinza e Doppler colorido da porta hepática. (Ver pranchas em cores.)

1. Qual é a causa dos múltiplos canais vistos na porta hepática?
2. O fluxo sangüíneo nesses vasos está orientado em direção ao fígado ou longe dele?
3. Esses vasos são arteriais ou venosos?
4. Elas se formam anteriormente ou posteriormente à veia porta e à artéria hepática?

RESPOSTAS

CASO 194

Efeito da Taxa de Formação de Imagens ao Doppler Colorido

1. Cada imagem leva um certo tempo para ser criada. Se a taxa de formação da imagem for de 10 imagens/s, cada imagem leva um décimo de segundo para ser gerada. A primeira imagem, da artéria femoral superficial, foi criada entre o tempo de fluxo sistólico anterógrado, produzindo um segmento vermelho, e o fluxo protodiastólico retrógrado, produzindo um segmento azul. A segunda imagem, da artéria carótida comum, foi criada entre o fim da diástole e o início da sístole, de modo que o segmento vermelho mais escuro do vaso reflete o fluxo diastólico mais lento e o segmento vermelho mais claro reflete o fluxo sistólico mais rápido.

2. As imagens de Doppler colorido são codificadas com base na velocidade média. Um formato de onda de Doppler pulsado é necessário para medir o pico da velocidade.

3. A graduação de cores é determinada pela mudança de freqüência média. Além da velocidade, a mudança de freqüência média é dependente do ângulo do Doppler, da freqüência transmitida e da quantidade de filtragem das mudanças de baixa freqüência.

Referência

Middleton WD: Color Doppler image optimization and interpretation. *Ultrasound Q* 1998;14:194-208.

Comentário

Ao se analisar as indicações de cores, é importante lembrar que há uma quantidade de tempo definido para gerar cada imagem em um exame em tempo real. Se a velocidade de fluxo ou a direção do fluxo em um vaso variar com o tempo, diferentes segmentos do vaso poderão ter diferentes indicações de cores, porque são geradas em diferentes pontos do tempo. Isso é freqüentemente visto em artérias onde há rápida mudança nas velocidades de fluxo entre a diástole e o pico sistólico.

Outro ponto importante a ser reconhecido é que, em qualquer lugar do tempo, há uma variação da mudança de freqüência dentro de cada ponto na imagem. Isso ocorre porque as células sangüíneas movem-se em diferentes velocidades e em direções levemente diferentes. Ao se olhar um formato de onda de Doppler, em qualquer ponto do tempo, é possível determinar mudança de freqüências máxima, mínima e média. A cor que é indicada para um ponto de imagem durante o exame de Doppler colorido depende da mudança de freqüência *média*. Em muitas aplicações clínicas (como ao se estimar a estenose carotídea), é importante medir a mudança de freqüência *máxima*. Isso não é possível usando-se o Doppler colorido convencional e pode ser feito apenas com a análise do formato de onda de Doppler pulsado.

CASO 195

Transformação Cavernosa da Veia Porta

1. Os canais vistos na porta hepática representam vasos colaterais que se desenvolveram por causa da trombose venosa porta.

2. O fluxo global nessas colaterais se dá em direção ao fígado (hepatópeto).

3. Esses vasos representam colaterais venosas.

4. As veias portas colaterais tipicamente formam-se anteriormente à veia porta e à artéria hepática.

Referência

Weltin G, Taylor KJW, Carter AR, Taylor CR: Duplex Doppler: Identification of cavernous transformation of the portal vein. *AJR Am J Roentgenol* 1985;144:999-1001.

Referência cruzada

Ultrasound: THE REQUISITES, pp 26-27.

Comentário

Em quadro de trombose venosa porta, as colaterais periportais freqüentemente formam e suprem o fluxo venoso do fígado. Se essas colaterais forem grandes o suficiente, podem ser vistas na escala de cinza e nas imagens de *power*-Doppler e Doppler colorido da porta hepática. Elas aparecem como múltiplos vasos tortuosos. Embora seja incomum, é possível ver colaterais periportais quando a veia porta está comprometida, mas não completamente trombosada.

Na maioria dos casos, a veia porta trombosada também é vista em um quadro de transformação cavernosa. No entanto, se a veia porta trombosada for fina e fibrosada, ou se estaria preenchida por um trombo isoecóico em relação ao fígado adjacente, pode ser difícil de identificá-la e/ou reconhecê-la. Se o trombo da veia porta não for apreciado, e existir uma colateral periportal única, essa colateral pode ser confundida com uma veia porta principal pérvia. Uma forma de se evitar esse erro é olhar a relação do vaso com a artéria hepática. A veia porta normal passa profundamente à artéria hepática. As colaterais periportais passam anteriormente à artéria hepática. Outra armadilha potencial na interpretação acurada de transformação cavernosa é artéria hepática tortuosa e aumentada. O aumento da artéria usualmente ocorre em um quadro de cirrose e hipertensão porta e pode ser distinguido de colaterais venosas pela análise do formato de onda do Doppler. Na maioria dos casos, as colaterais formam-se no ligamento hepatoduodenal. Recentemente, foram observados casos em que as colaterais formavam-se na parede do ducto biliar comum, produzindo acentuado espessamento da parede do ducto.

CASO 196

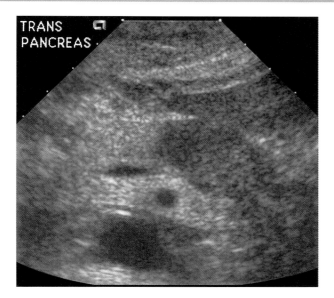
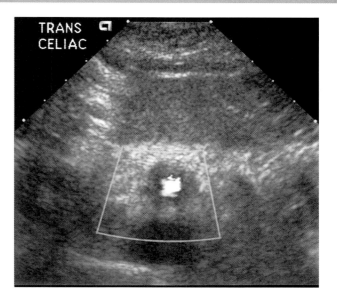

Imagens transversais do pâncreas e do tronco celíaco. (Ver pranchas em cores.)

1. Descreva as anormalidades.
2. Esse paciente deveria consultar um cirurgião?
3. Que outros lugares deveriam ser avaliados pela ultra-sonografia enquanto o paciente estiver sendo examinado?
4. Qual é a melhor forma de se estabelecer o diagnóstico?

CASO 197

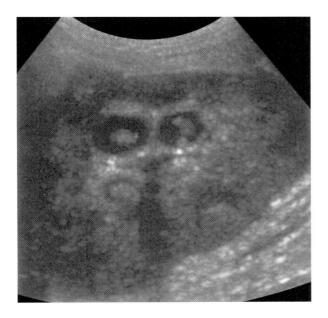
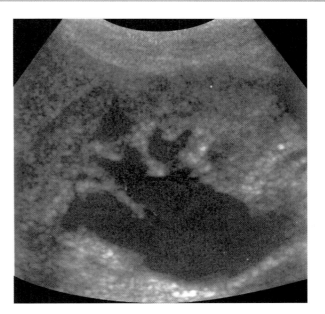

Imagens longitudinais do rim em obliqüidades levemente diferentes.

1. Qual é o diagnóstico diferencial de massas de tecidos moles sem sombra acústica nos cálices renais?
2. Qual é o diagnóstico mais provável nesse caso?
3. Esse achado exige avaliação adicional?
4. Com que freqüência esse achado é visto na ausência de hidronefrose?

RESPOSTAS

CASO 196

Invasão Vascular pelo Carcinoma Pancreático

1. A primeira imagem mostra massa hipoecóica na junção do corpo e da cauda do pâncreas. A segunda imagem mostra massa de tecidos moles concêntrica circundando o tronco celíaco. Esses achados são consistentes com carcinoma pancreático envolvendo o tronco celíaco.
2. Por causa do envolvimento renal, esse paciente não é candidato à cirurgia.
3. Outros sítios de metástases que poderiam determinar irressecabilidade incluem o fígado e o peritônio.
4. As biópsias podem ser realizadas guiadas por ultra-sonografia endoscópica, ultra-sonografia percutânea ou por TC.

Referência

E Angeli, M Venturini, A Vanzulli: Color Doppler imaging in the assessment of vascular involvement by pancreatic carcinoma. *AJR Am J Roentgenol* 1997;168:193-197.

Referência cruzada

Ultrasound: THE REQUISITES, pp 135-136.

Comentário

Os pacientes com adenocarcinoma de pâncreas freqüentemente se apresentam com icterícia ou com dor abdominal não específica. Por causa da apresentação deles, muitos desses pacientes são inicialmente examinados com ultra-sonografia. Uma vez que o tumor é detectado, o próximo passo na avaliação do paciente é determinar a ressecabilidade do tumor. Fatores comuns que conferem irressecabilidade a um tumor incluem metástases hepáticas, invasão dos vasos peripancreáticos e disseminação ao peritônio. A ultra-sonografia é capaz de detectar todos esses modos de metástases.

Os vasos mais freqüentemente invadidos incluem a artéria mesentérica superior, o tronco celíaco e seus ramos e as veias porta, esplênica e mesentérica superior. Normalmente as artérias peripancreáticas são circundadas por um tecido fibroadiposo, ecogênico e denso. A invasão das artérias é indicada quando um tecido ecogênico é interrompido por um tecido de partes moles hipoecóico. O envolvimento completo da artéria por tecidos moles é essencialmente diagnóstico de invasão e torna o paciente irressecável. O envolvimento de menos de 360 graus é menos confiável, mas no entanto reduz significativamente a chance de ressecção com margens cirúrgicas livres. A invasão venosa é mais difícil de ser detectada porque as veias normalmente estão em contato direto com o pâncreas, sem gordura interposta. A trombose e o estreitamento das veias peripancreáticas são sinais de invasão venosa. O desenvolvimento de colaterais venosas peripancreáticas é um sinal secundário de obstrução venosa.

CASO 197

Proeminência das Pontas das Papilas

1. Coágulos sangüíneos, papilas descamadas, bolas fúngicas, carcinoma de células transicionais, malacoplaquia, leucoplaquia, colesteatoma e proeminência das pontas das papilas podem potencialmente causar defeitos nos cálices sem determinar sombra.
2. O fato de as lesões serem vistas em múltiplos cálices e parecerem semelhantes é muito típico de proeminência das pontas das papilas.
3. Essa aparência é tão característica de proeminência das pontas das papilas que nenhuma avaliação adicional é necessária.
4. As pontas das papilas aparecem mais proeminentes porque o cálice está levemente distendido pela hidronefrose. Esse achado quase nunca é visto na ausência de hidronefrose.

Referência

Dillard JP, Talner LB, Pinckney L: Normal renal papillae simulating calyceal filling defects on sonography. *AJR Am J Roentgenol* 1987;148:895-896.

Referência cruzada

Ultrasound: THE REQUISITES, pp 94-96.

Comentário

As pirâmides renais normais têm forma de cone, com o ápice do cone orientado na direção do cálice. O ápice arredondado, ou ponta da papila, protrai em direção ao cálice, produzindo uma aparência típica, tipo taça, vista em urografias endovenosas. Em uma situação normal, os ângulos dos fórnices caliceais são agudos, e não há urina suficiente nos cálices para tornar o contorno das pontas das papilas visíveis. Entretanto, em um quadro de hidronefrose, o cálice pode se distender com urina, e a ponta da papila pode se tornar circundada por urina nos fórnices caliceais. Quando vista em um eixo longo, a morfologia da ponta da papila é geralmente visível, e sua origem é reconhecível. Quando vista em um eixo curto, a ponta da papila pode estimular defeito de enchimento patológico no sistema coletor. Essa armadilha é muito incomum em rins nativos e levemente mais comum em rins transplantados.

Achados característicos incluem a aparência similar vista em vários cálices e a presença de hidronefrose leve a moderada. Obter imagens em vários ângulos pode ajudar a distinguir essa armadilha de verdadeiros defeitos de enchimento, mas a simples consciência dessa armadilha é, em geral, suficiente para se evitarem interpretações errôneas.

CASO 198

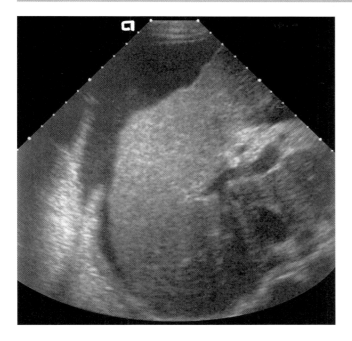

Corte transversal do fígado.

1. Que artefato está demonstrado nessa imagem?
2. O que causa essa aparência?
3. Esse achado é visto na ausência de ascite?

CASO 199

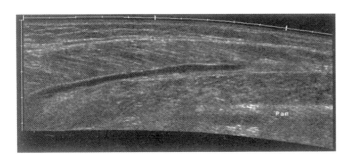
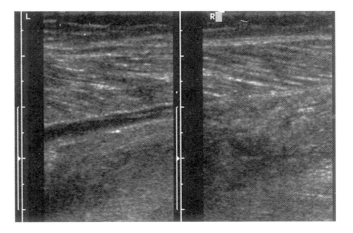

Imagem longitudinal em campo estendido da panturrilha esquerda e imagens duplas dos músculos gastrocnêmio e solar esquerdo e direito.

1. Qual é a perna anormal?
2. Qual é o diagnóstico mais provável?
3. Que músculo está afetado?
4. Com que condições essa anormalidade freqüentemente se confunde clinicamente?

RESPOSTAS

CASO 198

Artefato de Duplicação Diafragmática

1. Ambas as imagens mostram duplicação do diafragma por artefato.
2. Esse artefato é causado pela refração do som entre a superfície do fígado e a ascite.
3. Na ausência de ascite, haveria tecidos moles ao redor do fígado e a refração não ocorreria, então esse artefato não seria visto.

Referência

Middleton WD, Melson GL: Diaphragmatic discontinuity associated with perihepatic ascites: A sonographic refractive artifact. *AJR Am J Roentgenol* 1988;151:709-711.

Referência cruzada

Ultrasound: THE REQUISITES, pp 112-115.

Comentário

O assunto refração do som na linha média do abdome foi abordado em um caso prévio (caso 179). Esse caso é um exemplo em que o som é refratado em uma interface oblíqua entre uma estrutura sólida (o fígado), na qual o som passa mais rapidamente, e o líquido (ascite), no qual o som passa mais lentamente. Interfaces como essa agem como uma lente acústica e fazem com que as ondas sonoras se inclinem. De acordo com a lei de Snell, o ângulo de incidência no primeiro tecido dividido pela velocidade do som no primeiro tecido é igual ao ângulo de transmissão no segundo tecido dividido pela velocidade do som no segundo tecido.

Quando um pulso de ultra-som é transmitido, o computador assume que ele passa em uma linha reta e que todas as reflexões originam-se daquela linha. Quando a onda sonora é inclinada, as reflexões não mais se originam da linha de transmissão original, então o computador desloca todos aqueles ecos ao longo da linha na qual ele assume que o som esteja passando. Conseqüentemente, o resultado da refração é o deslocamento de estruturas. De fato, estruturas tornam-se duplicadas primeiramente porque elas são insonadas por uma onda sonora que não está inclinada e, em um segundo tempo, por uma onda sonora que foi inclinada. Portanto, o computador pensa que os ecos estão se originando de dois diferentes locais.

A refração causa artefatos de duplicação onde as estruturas duplicadas estão localizadas umas ao lado das outras, em uma mesma profundidade da imagem. Outro artefato de duplicação comum é o causado pelas imagens em espelho, e, nesse caso, o artefato de duplicação está sempre mais profundo na imagem do que a estrutura original.

CASO 199

Ruptura Muscular e Hematoma

1. A separação anormal dos músculos gastrocnêmio e solar é observada no lado esquerdo. O lado direito é normal.
2. Os achados são típicos de ruptura do músculo gastrocnêmio em sua inserção na aponeurose com o solar.
3. Esse achado é referido às vezes como perna de tenista e ocorre na porção distal da cabeça medial do gastrocnêmio.
4. Os pacientes com essa condição são encaminhados para fazer exames de imagem a fim de descartar trombose venosa profunda ou ruptura de cisto de Baker.

Referência

Bianchi S, Martinoli C, Abdelwahab IF, et al: Sonographic evaluation of tears of the gastrocnemius medial head ("tennis leg"). *J Ultrasound Med* 1998;17:157-162.

Referência cruzada

Ultrasound: THE REQUISITES, pp 112-115.

Comentário

As rupturas da cabeça medial do músculo gastrocnêmio são um problema comum em atletas amadores na meia-idade, que são fisicamente ativos. Essa ruptura é às vezes referida como perna de tenista. Ela ocorre quando o joelho é estendido (produzindo o estiramento do gastrocnêmio) e os músculos da panturrilha são contraídos vigorosamente. Essa lesão geralmente resulta em dor aguda e edema da panturrilha. A dor está geralmente localizada na face medial da porção média da panturrilha. Embora a história e os achados clínicos sejam geralmente característicos, outras anormalidades são em geral consideradas. Os exames de imagem são, portanto, úteis para estabelecer o diagnóstico definitivo e determinar a extensão da lesão.

O músculo gastrocnêmio normal insere-se na aponeurose localizada entre o gastrocnêmio e o solear. Normalmente, as fibras do gastrocnêmio podem ser visibilizadas, estendendo-se diretamente a essa aponeurose. Uma ruptura é diagnosticada pela identificação de hematoma entre as fibras musculares e a aponeurose. Se essa lesão for examinada na fase aguda, o hematoma pode aparecer hiperecóico. No entanto, com o tempo, o coágulo sangüíneo começa a lisar, e o hematoma desenvolve áreas de liquefação. Finalmente, o hematoma converte-se em uma coleção líquida de aparência simples. Essa evolução leva vários dias a semanas para ocorrer.

Uma vez que o diagnóstico correto tenha sido estabelecido, esses pacientes em geral são manejados de forma conservadora, com vários graus e durações de repouso e imobilização.

CASO 200

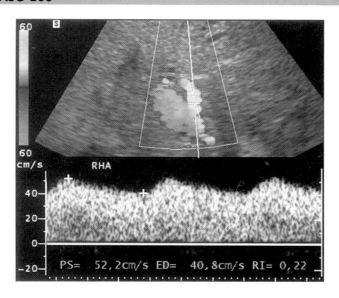
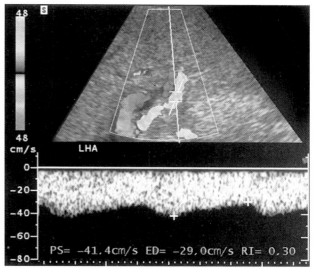

Formato de onda de Doppler pulsado da porção intra-hepática da artéria hepática direita e da artéria hepática esquerda em paciente com transplante hepático. (Ver pranchas em cores.)

1. O que esses dois formatos de onda têm em comum?
2. O que mais é anormal a respeito da artéria hepática esquerda?
3. Qual o exame que você recomendaria a seguir?
4. O que você esperaria ver na colangiografia?

CASO 201

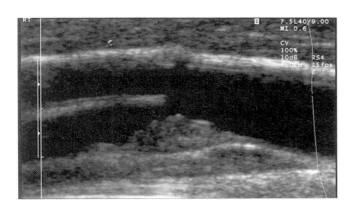
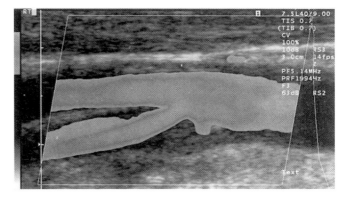

Imagem longitudinal em escala de cinza e *power*-Doppler da bifurcação carotídea. (Ver pranchas em cores.)

1. Descreva as anormalidades.
2. Quanto o ultra-som é bom em fazer esse diagnóstico?
3. Qual é o significado desse achado?
4. Como aparece a hemorragia dentro da placa?

RESPOSTAS

CASO 200

Trombose da Artéria Hepática Pós-Transplante de Fígado

1. Ambas as artérias demonstram um padrão obtuso *(parvus-tardus)* com redução dos índices de resistência.
2. O fluxo na artéria hepática esquerda está reverso, indicando que ela está servindo como colateral.
3. O próximo exame deveria ser uma arteriografia. Esse exame foi realizado e confirmou trombose completa da artéria hepática com reconstituição da artéria hepática esquerda através da artéria gástrica esquerda.
4. Uma vez que os ductos biliares no fígado transplantado são dependentes do suprimento arterial hepático, a trombose arterial causa isquemia biliar e pode produzir estreitamentos ou necrose completa dos ductos.

Referência

Wachsberg RH: Sonography of liver transplants. *Ultrasound Q* 1998;14(2):76-94.

Referência cruzada

Ultrasound: THE REQUISITES, pp 30-31.

Comentário

A estenose ou trombose da artéria hepática é a complicação vascular mais comum após um transplante hepático. Ocorre em aproximadamente 10% dos casos. A estenose significativa da artéria hepática e a trombose da artéria hepática com fluxo colateral podem ser detectadas com o exame de Doppler ao se notar um formato de onda arterial obtuso distal à estenose. Isso pode ser quantificado de vários modos. O mais fácil é medir o índice de resistência. Se o índice de resistência for menor que 0,4, o formato de onda deve ser considerado muito obtuso, e um diagnóstico de estenose ou trombose da artéria hepática deve ser feito. Se o índice de resistência for entre 0,4 e 0,5, então a estenose/trombose da artéria hepática deve ser considerada. Se o índice de resistência estiver acima de 0,5, então a estenose/trombose da artéria hepática é muito improvável. A estenose, a trombose ou o fluxo severamente reduzido podem também causar incapacidade de se detectar fluxo. Note, entretanto, que a falta de fluxo detectável pode também ser devida a fatores técnicos. Portanto, se o exame for difícil ou limitado de alguma forma, a incapacidade de se confirmar o fluxo arterial deve ser correlacionada atentamente a parâmetros clínicos. Se o exame não for limitado e nenhum fluxo for detectado, então deve ser sugerido comprometimento arterial.

CASO 201

Placa Carotídea Ulcerada

1. A imagem em escala de cinza mostra uma placa hipoecóica na origem da artéria carótida interna. O exame com *power*-Doppler mostra uma área de fluxo sangüíneo estendendo-se à porção média da placa. Esses achados são típicos de placa ulcerada.
2. O ultra-som não é muito sensível na detecção de ulceração da placa.
3. A ulceração indica risco aumentado de êmbolos, independente do grau de estenose.
4. A hemorragia dentro da placa aparece com uma área hipoecóica focal na placa ou como áreas de heterogenicidade.

Referência

Bluth EI: Evaluation and characterization of carotid plaque. *Semin US CT MRI* 1997;18:57-65.

Referência cruzada

Ultrasound: THE REQUISITES, pp 476-477.

Comentário

Algumas placas que produzem mínima estenose podem ainda produzir sintomas clínicos ao servirem como fonte de êmbolos. Isso ocorre quando a superfície íntima da placa quebra-se e expõe a placa ao sangue intraluminal. Um dos primeiros estágios nesse processo é o desenvolvimento de hemorragia intraplaca. A detecção da hemorragia dentro da placa à ultra-sonografia é controversa. Alguns acreditam que a resolução ultra-sonográfica é, em geral, insuficiente para identificar a hemorragia dentro da placa. Outros acreditam que a hemorragia dentro da placa é vista de forma segura como áreas focais de redução da ecogenicidade, enquanto placas estáveis (isto é, placas que não se quebram e produzem êmbolos) aparecem homogêneas.

A ulceração da placa também aparece como uma área focal de redução da ecogenicidade. No Doppler colorido ou *power*-Doppler, a ulceração aparece como defeito na placa que se comunica com o lúmen e tem fluxo interno detectável. Com grandes úlceras, um padrão em redemoinho de fluxo é visto. Embora algumas úlceras sejam certamente detectáveis com o Doppler colorido, muitas úlceras não o são. De fato, muitas úlceras que não são dadas como patológicas não são nem mesmo detectáveis pela arteriografia. Parcialmente por causa das limitações na detecção da ulceração e na caracterização das placas, o principal ponto do exame de Doppler carotídeo é a identificação e estimativa do grau de estenose.

CASO 202

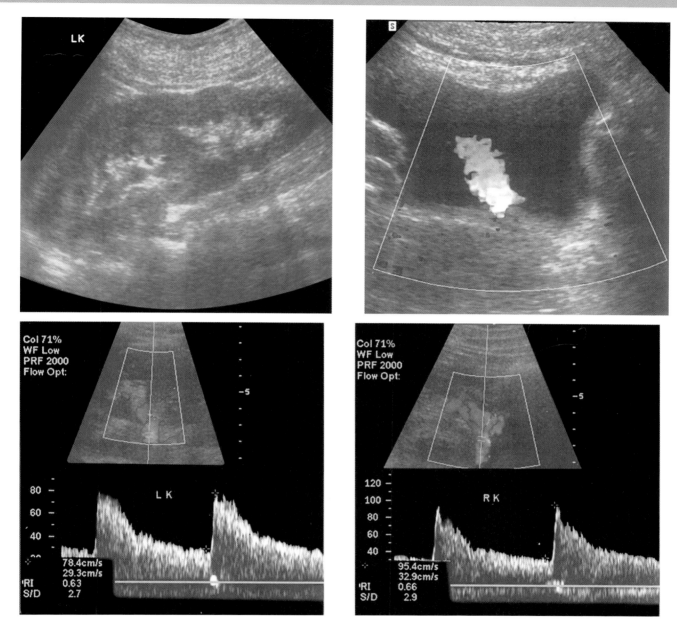

Paciente grávida com cálculo ureteral esquerdo (a mesma paciente mostrada no caso 27). Essas figuras incluem uma imagem longitudinal do rim esquerdo, uma imagem transversal de Doppler colorido da bexiga e formatos de onda de Doppler pulsado do rim esquerdo e direito.

1. Qual é o índice de resistência normal para a artéria intra-renal?
2. As medidas do índice de resistência são um meio de determinar a presença ou ausência de obstrução urinária?
3. O que está sendo mostrado na imagem de Doppler colorido da bexiga?
4. Em um quadro de obstrução urinária aguda de alto grau, o que se torna anormal antes, as medidas do índice de resistência ou os jatos ureterais?

CASO 202

Obstrução Urinária

1. Um índice de resistência normal varia entre 0,5 e 0,7.

2. Esse é um assunto controverso, mas as medidas dos índices de resistência parecem ter limitações significativas na avaliação da obstrução urinária.

3. A imagem de Doppler colorido mostra um jato ureteral originando-se do orifício ureteral esquerdo.

4. Os jatos ureterais tornam-se anormais antes que o índice de resistência torne-se anormal.

Referências

Baker S, Middleton WD: In vivo color Doppler sonographic analysis of ureteral in normal volunteers: Importance of the relative specific gravity of urine in the ureter and bladder. *AJR Am J Roentgenol* 1992;159:773-775.

Burge JH, Middleton WD, McClennan BL, Hildeboldt CF: Ureteral jets in healthy subjects and in patients with unilateral ureteral calculi: Comparison with color Doppler ultrasound. *Radiology* 1991;180:437-442.

Koelliker SL, Cronan JJ: Acute urinary tract obstruction: imaging update. *Urol Clin North Am* 1997;24:571-582.

Referência cruzada

Ultrasound: THE REQUISITES, pp 77-81.

Comentário

Na ultra-sonografia, a detecção da obstrução urinária depende primariamente da identificação da hidronefrose. Infelizmente, a obstrução do trato urinário não é sinônimo de hidronefrose. Por essa razão, razoável esforço tem sido dirigido para o desenvolvimento de meios que ajudem a distinguir rins que estejam obstruídos mas não hidronefróticos de rins que estejam hidronefróticos mas não obstruídos.

Um meio relativamente direto de se observar isso é monitorizar o fluxo de urina nos ureteres e na bexiga. Isso pode ser feito de uma maneira quantitativa ao se enxergar os jatos ureterais. Por muitos anos, soube-se que o ultra-som em escala de cinza era capaz de identificar fluxos ecogênicos de urina entrando periodicamente na bexiga pelos orifícios ureterais. No entanto, a detecção dos jatos ureterais na imagem em escala de cinza é intermitente e freqüentemente sutil, e os jatos ureterais nunca foram usados para analisar obstrução urinária. Quando o Doppler colorido tornou-se disponível, os jatos ureretais tornaram-se muito mais facilmente reconhecíveis, e tornou-se possível obter informação útil da análise dos jatos ureterais. Em particular, os estudos mostraram que os jatos ureterais eram eliminados em obstruções de graus moderado a alto, e uma característica útil dos jatos ureterais é que eles desaparecem imediatamente em um quadro de obstrução e reaparecem imediatamente quando a obstrução é aliviada. Uma limitação é a de que obstruções parciais, de baixo grau, podem não causar uma mudança detectável nos jatos ureterais.

Para se analisar os jatos ureterais, eles devem ser detectáveis. Por essa razão, é importante notar que os jatos ureterais são detectados apenas quando existe uma diferença de densidade entre a urina na bexiga e a urina nos ureteres. Esse é geralmente o caso, porque a densidade da urina na bexiga é uma média da densidade da urina que se acumulou com o tempo e conseqüentemente é levemente diferente da densidade da urina saindo do ureter em qualquer ponto do tempo. No entanto, quando o paciente está bem hidratado e esvazia a bexiga imediatamente antes do exame, haverá urina diluída tanto na bexiga como nos ureteres, e os jatos poderão não ser vistos mesmo quando existir diurese muito ativa. Conseqüentemente, os pacientes devem ser instruídos a evitar o esvaziamento completo da bexiga antes da análise dos jatos ureterais.

A análise do Doppler do fluxo sangüíneo renal é outra forma de estudar a disfunção renal. Isso é geralmente feito pela mensuração do índice de resistência dos formatos de onda arterial intra-renal. Muitas doenças renais subjacentes diferentes afetarão o valor do índice de resistência. A obstrução urinária não é uma exceção. Isso provavelmente deve-se à liberação de substâncias vasoativas que causam vasoconstrição. Uma vez que o fluxo diastólico é afetado em uma extensão maior que o fluxo sistólico, o efeito pode ser identificado ao se notar aumento nas medidas do índice de resistência. Estudos têm mostrado que o melhor valor de se usar como limite superior da normalidade para o índice de resistência é 0,70. Em um quadro clínico de suspeita de obstrução ureteral unilateral, um valor de índice de resistência maior que 0,70 no lado afetado deve levantar a suspeita de obstrução, mesmo que não haja na escala de cinza evidência de hidronefrose. Se existir doença parenquimatosa renal subjacente que cause elevação bilateral do índice de resistência, então a assimetria do índice de resistência maior que 0,08 a 0,10 deve logo aumentar a consideração de obstrução unilateral.

Elevação unilateral do índice de resistência pode ser útil, mas é importante notar que o índice de resistência pode permanecer elevado por tempo variável após a obstrução ter sido aliviada. Um índice de resistência normal não é muito útil e não deve ser usado como um meio de excluir obstrução. Parte do problema é que, em um quadro de obstrução aguda, leva mais tempo para que o índice de resistência torne-se anormal. Além disso a obstrução parcial pode não causar uma anormalidade no valor do índice de resistência.

CASO 203

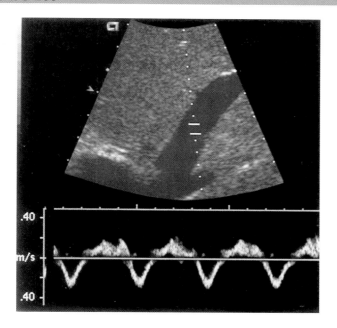
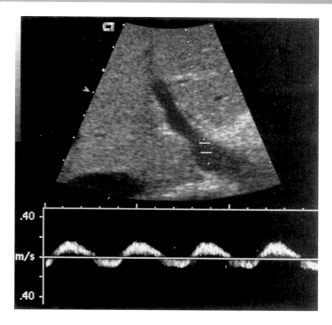

Imagens em escala de cinza e formatos de onda de Doppler pulsado acompanhantes da veia hepática e da veia porta.

1. O que está errado com o formato de onda venoso hepático?
2. O que isso indica?
3. O que está errado com o formato de onda venoso porta?
4. O que isso indica?

CASO 204

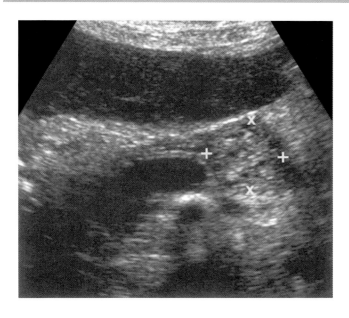
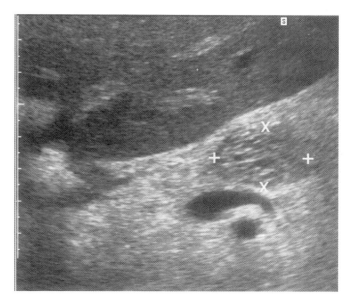

Imagens do pâncreas em dois pacientes.

1. Descreva a anormalidade vista nesses pacientes.
2. Essa lesão é mais provavelmente benigna ou maligna?
3. Que tipo de líquido você esperaria aspirar?
4. Esse paciente deve ter 20 ou 60 anos de idade?

RESPOSTAS

CASO 203

Congestão Hepática Passiva

1. O formato de onda da veia hepática mostra inversão do pulso sistólico normalmente anterógrado de modo que existe apenas um pulso anterógrado, o qual ocorre durante a diástole.
2. A inversão do pico sistólico indica a presença de regurgitação tricúspide.
3. O formato de onda porta é anormalmente pulsátil.
4. A pulsatilidade da veia porta a esse grau indica congestão passiva.

Referências

Abu-Yousef MM: Duplex Doppler sonography of the hepatic vein in tricuspid regurgitation. *AJR Am J Roentgenol* 1991;156:79-83.

Duerinckx A, Grant E, Perrella R, et al: The pulsatile portal vein: Correlation of duplex Doppler with right atrial pressures. *Radiology* 1990;176:655-658.

Gallix BP, Taourel P, Dauzat M, et al: Flow pulsatility in the portal venous system: A study of Doppler sonography in healthy adults. *AJR Am J Roentgenol* 1997;169:141-144.

Referência cruzada

Ultrasound: THE REQUISITES, pp 29-30.

Comentário

A aparência normal do formato de onda da veia hepática foi descrita em um caso prévio (caso 112). Relembre que deveria haver fluxo anterógrado para fora do fígado em todas as vezes, exceto durante a contração do átrio direito. De fato, o fluxo anterógrado é dividido em um componente sistólico, o qual é geralmente maior, e um componente diastólico, o qual é geralmente menor. Nesse caso, há apenas um componente anterógrado. Durante a maior parte do ciclo cardíaco, existe fluxo retrógrado nas veias hepáticas. Isso significa que o efluxo venoso efetivo do fígado está reduzido. Conseqüentemente, os sinusóides hepáticos tornam-se congestos.

No fígado normal, o sistema venoso porta está isolado das pulsações do átrio direito pelo parênquima hepático. Logo, o formato de onda da veia porta está normalmente achatado, com mínima pulsatilidade. No entanto, quando os sinusóides tornam-se congestos, as pulsações do átrio direito podem ser transmitidas para a veia porta, e o formato de onda da veia porta torna-se pulsátil. É importante notar que algum grau de pulsatilidade da veia porta pode ser normal. Isso é especialmente verdade em pacientes magros e saudáveis. O ponto no qual uma veia porta pulsátil deve ser considerada anormal não está precisamente definido. No entanto, se a velocidade máxima cair abaixo de zero, então a possibilidade de disfunção de câmaras cardíacas direitas deverá ser considerada.

CASO 204

Cistoadenoma Seroso Microcístico do Pâncreas

1. Ambas as imagens mostram uma massa de aparência predominantemente sólida, mas que contém múltiplos pequeninos espaços císticos. Isso é uma aparência típica de cistoadenomas (serosos) microcísticos.
2. Essas são lesões benignas, sem nenhum potencial maligno.
3. O líquido do cisto é seroso, rico em glicogênio.
4. A lesão é tipicamente vista em mulheres idosas.

Referência

Buck JL, Hayes WS: Microcystic adenoma of the pancreas. *Radiographics* 1990;10:313-322.

Referência cruzada

Ultrasound: THE REQUISITES, pp 137-139.

Comentário

As neoplasias serosas microcísticas do pâncreas são lesões benignas que consistem de múltiplos pequenos espaços císticos. Os cistos individualmente variam de menos de 1 mm para 20 mm de diâmetro. Em um corte seccional, eles têm uma aparência esponjosa ou de favos de mel. O líquido cístico, e particularmente o citoplasma celular, é rico em glicogênio. Esses cistos podem conter uma cicatriz central estrelada, e uma calcificação central ocorre em mais de 40% das lesões. Não há nenhuma predileção significativa por qualquer parte do pâncreas. É incomum para esses tumores produzirem sintomas ou causarem obstrução dos ductos biliares ou pancreático, a menos que sejam muito grandes. Junto com as neoplasias císticas mucinosas, eles correspondem a aproximadamente 10% dos cistos pancreáticos.

Na ultra-sonografia, a lesão usualmente aparece sólida com algumas pequenas áreas císticas. Dependendo do tamanho dos espaços císticos internos e do número de interfaces refletoras entre os cistos, a lesão pode variar em ecogenicidade de hiperecóica para hipoecóica. Em alguns casos, a aparência é de uma massa cística composta de múltiplos cistos pequenos. A cicatriz central é raramente vista na ultra-sonografia. Não é incomum que a lesão apareça muito cística na TC e muito sólida na ultra-sonografia. Essa combinação deve sugerir o diagnóstico de cistoadenoma seroso microcístico. Esses tumores são tipicamente muito vascularizados, e isso ocasionalmente se reflete nos exames de Doppler colorido.

CASO 205

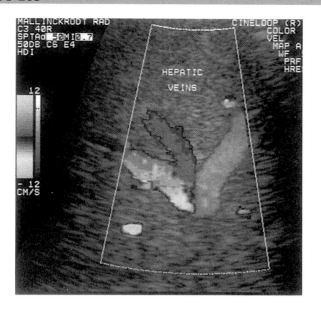
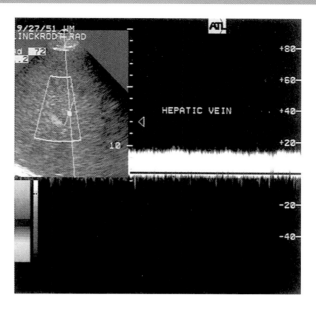

Imagem de Doppler colorido dos ramos da veia hepática e formato de onda de Doppler pulsado de umas dessas veias. (Ver pranchas em cores.)

1. Quanto a ultra-sonografia é sensível para estabelecer o diagnóstico da condição mostrada nesse caso?
2. O que acontece ao fluxo venoso portal na condição mostrada aqui?
3. O fluxo venoso portal é normalmente hepatófugo ou hepatópeto?
4. O que causa o achatamento de formato de onda venoso porta?

CASO 206

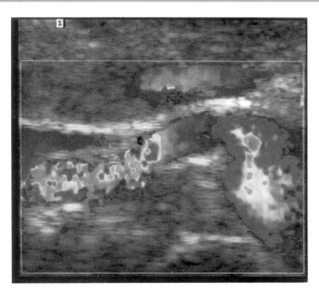
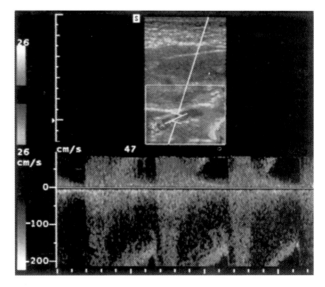

Imagem transversal de Doppler colorido magnificado e formato de onda de Doppler pulsado da artéria renal direita. (Ver pranchas em cores.)

1. O que é essa anormalidade?
2. Esse é o sítio mais comum de estenose da artéria renal?
3. Esse paciente é mais provavelmente masculino ou feminino?
4. Qual é o tratamento de escolha para essa condição?

RESPOSTAS

CASO 205

Trombose da Veia Hepática

1. A ultra-sonografia é um meio relativamente sensível de diagnosticar a trombose da veia hepática, e um meio razoável de começar a avaliação por imagens. No entanto, existem casos em que as veias hepáticas não são bem vistas ao ultra-som (por exemplo, os fígados cirróticos em estágio terminal e os fígados extremamente grandes), e modalidades alternativas como RM podem se fazer necessárias.

2. A trombose da veia hepática é uma das causas pós-hepáticas de hipertensão porta. Conseqüentemente, todos os sinais de hipertensão porta podem ocorrer.

3. O fluxo venoso hepático normal é hepatófugo (para fora do fígado). Nesse caso, o fluxo em um dos ramos é hepatópeto (em direção ao fígado).

4. Qualquer coisa que isole a veia hepática do átrio direito pode causar a depressão da pulsatilidade venosa normal. As possibilidades incluem trombose da veia hepática, bandas na veia cava inferior ou veia hepática, compressão extrínseca e invasão tumoral. A cirrose pode causar a depressão da pulsatilidade venosa normal porque os nódulos regenerativos comprimem as veias hepáticas e causam estreitamentos.

Referência

Kane R, Eustace S: Diagnosis of Budd-Chiari syndrome: Comparison between sonography and MR angiography. *Radiology* 1995;195:117-121.

Referência cruzada

Ultrasound: THE REQUISITES, pp 27-29.

Comentário

A trombose da veia hepática pode ser tanto benigna quanto devida a um trombo tumoral. O trombo benigno aparece como um trombo de qualquer outro lugar do corpo. Ele pode variar de hiperecóico para anecóico. Em um quadro agudo, a trombose da veia hepática extensa pode se manifestar como síndrome de Budd-Chiari com falência hepática, aumento do fígado e ascite volumosa. Nesses casos, a visibilização das veias hepáticas pode ser muito difícil. Em casos crônicos, as veias hepáticas podem ser pequenas e fibróticas e difíceis de serem vistas. Assim, é importante observar as conseqüências hemodinâmicas da trombose venosa hepática, além de olhar para a trombose venosa em si.

Como a trombose venosa hepática isola a veia hepática do átrio direito, as flutuações de pressão no átrio direito não são transferidas para as porções patentes da veia hepática. Conseqüentemente, o formato de onda da veia hepática perde sua pulsatilidade e torna-se monofásica. Uma vez que o fluxo venoso hepático de segmentos obstruídos não pode fluir para a veia cava inferior de modo normal, ele procura caminhos colaterais, usualmente através de veias hepáticas não obstruídas (tais como as veias hepáticas acessórias) ou através das veias subcapsulares. Em ambos os casos, há segmentos de veias hepáticas em que o fluxo é reverso à medida que ele passa em direção à colateral. Isso produz a aparência típica mostrada nesses casos, em que um ramo da veia hepática está fluindo em direção hepatófugo e uma veia comunicante está fluindo na direção hepatópeto.

CASO 206

Displasia Fibromuscular

1. A imagem em Doppler colorido mostra fluxo muito desordenado localizado na porção média da artéria renal direita. O formato de onda do Doppler mostra velocidade aumentada, com sinal arterial distorcido do lado negativo da linha de base ao lado positivo da linha de base.

2. Esse não é um local comum de estenose. Geralmente, o estreitamento é mais próximo da origem da artéria renal.

3. A displasia fibromuscular da artéria renal é mais comum em mulheres.

4. A angioplastia é o tratamento de escolha.

Referência

Luscher TF, Lie JT, Stanson AW, et al: Arterial fibromuscular dysplasia. *Mayo Clin Proc* 1987;62:931-952.

Referência cruzada

Genitourinary Radiology: THE REQUISITES, p 395.

Comentário

A displasia fibromuscular pode afetar a íntima, a média ou a adventícia da artéria. A fibroplasia medial é o tipo mais comum em adultos. Após a aterosclerose, a displasia fibromuscular é a causa mais comum de hipertensão renovascular. Ela ocorre mais freqüentemente em mulheres de meia-idade. Ao contrário da aterosclerose, a displasia fibromuscular afeta a porção média e distal da artéria renal e poupa o segmento proximal. Pode se estender até ramos dos vasos.

A clássica aparência de "contas de rosário" vista na angiografia é produzida por sulcos fibromusculares alternando-se com áreas de afinamento da parede arterial e formação de aneurismas. A angioplastia percutânea é muito efetiva na restauração da pressão sangüínea normal do paciente.

As alterações morfológicas na artéria quase nunca são vistas ao ultra-som. Entretanto, como nesse caso, o fluxo desordenado pode ser detectado como uma heterogenicidade acentuada na indicação de cores do exame de Doppler colorido. Esse caso é incomum, porque o paciente era muito magro e poderia ser examinado com o transdutor linear, permitindo uma resolução não usualmente vista. Por causa da localização da lesão, a displasia fibromuscular da artéria renal é mais difícil de ser detectada com o exame de Doppler do que é a aterosclerose. Quando se trata de mulheres adultas jovens sem história de doença vascular ou hipertensas de meia-idade, é muito importante visibilizar a porção média da artéria renal.

CASO 207

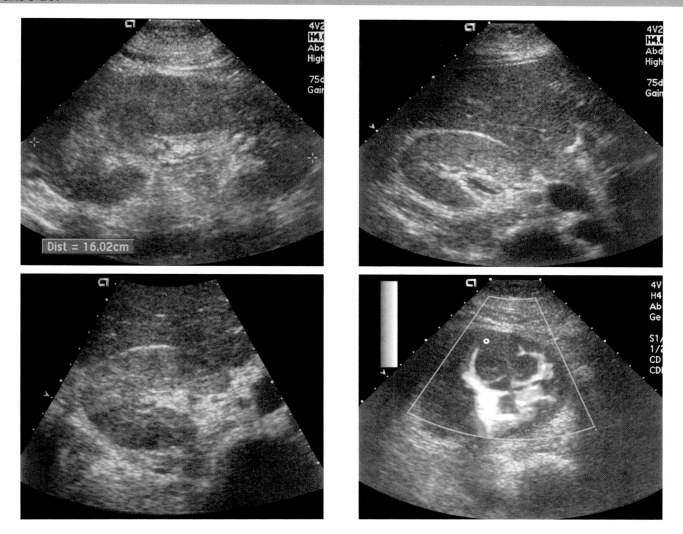

Imagens em escala de cinza longitudinal e transversal e imagem transversal de *power*-Doppler potente do rim em um paciente com dor no flanco.

1. Descreva as anormalidades.
2. Quanto o ultra-som é útil para fazer esse diagnóstico?
3. Qual é o papel do ultra-som no manejo desses pacientes?

CASO 207

Pielonefrite

1. O rim está aumentado (16 cm), há espessamento da pelve renal, área não homogênea de aumento da ecogenicidade e uma área focal de redução da vascularização vista ao *power*-Doppler. Esses achados são típicos de pielonefrite.

2. Muitos pacientes com pielonefrite têm rins ultra-sonograficamente normais. O ultra-som não é bom meio de fazer o diagnóstico.

3. Uma vez que o ultra-som não é sensível para diagnosticar pielonefrite, seu papel é mais o de procurar complicações em pacientes que não estejam respondendo ao tratamento.

Referência

Baumgarten DA, Baumgarten BR: Imaging and radiologic management of upper urinary tract infections. *Urol Clin North Am* 1997;24:545-569.

Referência cruzada

Ultrasound: THE REQUISITES, pp 99-100.

Comentário

A pielonefrite geralmente se origina como resultado da ascensão de infecção da bexiga ou, menos comumente, de uma via hematogênica. Em adultos, a pielonefrite geralmente é diagnosticada clinicamente, os pacientes são tratados com antibióticos e os sintomas melhoram dentro de 48 a 72 horas. Nesse grupo de pacientes, a imagem radiológica não é necessária. No entanto, os pacientes com pielonefrite podem ser examinados com métodos de imagem por outras razões ou mesmo antes de um adequado diagnóstico clínico. Conseqüentemente, a aparência na ultra-sonografia deveria ser reconhecida, quando encontrada.

Ao ultra-som, o achado mais comum é geralmente o espessamento leve do urotélio da pelve renal, do ureter ou do sistema coletor intra-renal. Em geral, é um achado sutil e tipicamente não visto, a menos que uma pesquisa direcionada seja feita. Normalmente, a parede do sistema coletor é visibilizada como uma linha brilhante única que representa a reflexão entre a superfície da parede e a urina adjacente no lúmen. Quando a parede torna-se espessa, a substância da parede pode ser vista como uma camada hipoecóica adjacente à superfície refletora normal. Isso produz uma aparência em camadas, com uma camada central brilhante e uma camada periférica hipoecóica. A esse respeito, o urotélio espessado aparece semelhante ao espessamento das paredes do ducto biliar (caso 156). Além da infecção, os cálculos no ureter ou na pelve renal podem causar espessamento da parede, assim como *stents*. O espessamento do urotélio pode também aparecer após crises de obstrução pela redundância da parede. Em rins transplantados, a rejeição e a isquemia são causas adicionais.

Outros achados vistos com pielonefrite incluem aumento do rim, áreas não uniformes de aumento ou redução da ecogenicidade (freqüentemente, de certa forma, cuneiforme), perda da ecogenicidade do seio central, perda da diferenciação corticomedular e pequeninas quantidades de líquido perinefrético usualmente mais bem vistas ao redor dos pólos do rim. O Doppler colorido pode mostrar áreas de redução da perfusão, que correspondem a áreas de menor impregnação nos exames de TC. Todos esses achados são mais difíceis de serem vistos em adultos do que em crianças.

CASO 208

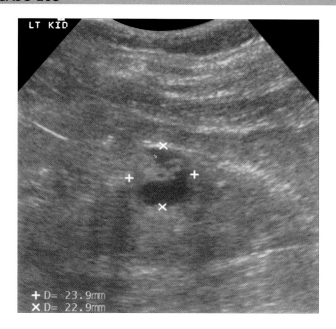
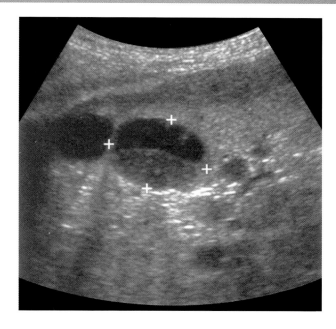

Imagens do rim em dois pacientes.

1. Descreva as massas renais mostradas nessas imagens.
2. Qual é o diagnóstico diferencial?
3. Qual seria o diagnóstico mais provável, se esses pacientes também tivessem feocromocitomas?
4. O que mais pode ser feito pela ultra-sonografia para auxiliar no diagnóstico diferencial?

CASO 209

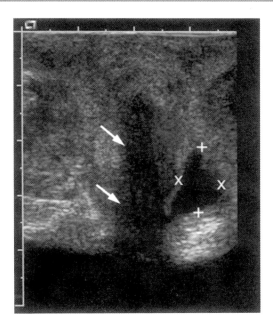
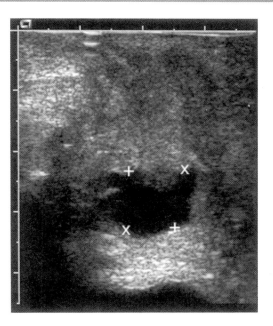

Imagens transperineais da uretra. A primeira imagem está em plano coronal e a segunda imagem, em plano sagital imediatamente à esquerda da linha média.

1. Qual é o diagnóstico diferencial?
2. Para o que estão apontando as setas?
3. A parede dessa lesão está alinhada com o quê?
4. Essas anormalidades são mais comumente vistas em homens ou em mulheres?

RESPOSTAS

CASO 208

Cistos Renais Complexos

1. Ambas as massas são predominantemente císticas, mas contêm significativos componentes internos de aparência sólida.

2. As possibilidades primárias incluem cistos hemorrágicos e carcinoma cístico de células renais. As massas císticas complexas podem também ser devidas a cistos infectados ou abscessos, nefroma cístico multilocular, aneurismas parcialmente trombosados, cistos equinocócicos ou urinomas.

3. A presença de massas renais complexas e feocromocitomas sugere doença de von Hippel-Lindau e carcinoma de células renais.

4. O exame de Doppler colorido indicaria carcinoma cístico de células renais se a vascularização fosse vista nos componentes sólidos. Esse era o caso na primeira imagem. Se o componente sólido fosse móvel quando o paciente mudasse de posição, então o diagnóstico seria de um cisto hemorrágico com coágulo móvel. Esse era o caso na segunda imagem.

Referência

Kawashima A, Goldman SM, Sandler CA: The indeterminate renal mass. *Radiol Clin North Am* 1996;34:997-1015.

Referência cruzada

Ultrasound: THE REQUISITES, pp 81-84.

Comentário

Os cistos renais benignos são a lesão mais comum detectada incidentalmente durante ultra-sonografias abdominais. Quando os cistos têm luz anecóica, parede posterior bem definida e produzem reforço acústico posterior, eles não requerem investigação adicional. Um número limitado de septações finas também não exige avaliação adicional. No entanto, quando eles têm parede irregular ou espessa, septações espessas ou elementos sólidos óbvios semelhantes àqueles vistos nessas imagens, os cistos não devem ser considerados simples e a avaliação adicional faz-se necessária. Como mencionado na resposta à questão 4, procurar por movimento ou vascularização pode ajudar na caracterização adicional. Os agentes de contraste endovenosos ultra-sonográficos irão quase sempre ajudam a excluir muitas dessas lesões, ao se detectar presença ou ausência de componentes que contrastam similarmente aos princípios usados com a TC ou a RM.

Nesse caso, a primeira imagem foi de um carcinoma cístico de células renais. Aproximadamente 15% dos carcinomas de células renais têm componentes císticos significativos ou são predominantemente císticos. Alterações císticas podem ser devidas a hemorragia ou necrose (freqüentemente vistas em lesões maiores) ou a elementos císticos verdadeiros.

CASO 209

Divertículo Uretral

1. O diagnóstico diferencial é divertículo uretral ou abscesso periuretral.

2. As setas estão apontando para a uretra.

3. A parede está alinhada com o tecido fibroso, não com o urotélio.

4. Os divertículos uretrais são muito mais comuns em mulheres.

Referência

Siegel C, Middleton WD, Teefey SA, et al: Sonography of the female urethra. *AJR Am J Roentgenol* 1998;170:1269-1272.

Referência Cruzada

Genitourinary Radiology: THE REQUISITES, pp 244-245.

Comentário

Essas imagens são obtidas por via transperineal. Elas mostram uma coleção líquida posterior à uretra. Essa é a localização mais comum para divertículo uretral. Esses divertículos freqüentemente dissecam ao redor das porções lateral esquerda e direita da uretra.

Acredita-se que a maioria dos divertículos uretrais femininos desenvolva-se a partir de uma glândula parauretral infectada que erode na uretra e mantém um colo persistentemente patente entre a uretra e a cavidade. Como essas lesões não contêm elementos da parede da uretra, elas são realmente pseudodivertículos.

A ultra-sonografia é excelente método de avaliação de mulheres com suspeita de divertículos uretrais. A ultra-sonografia é mais bem tolerada do que a uretrografia, e é tão acurada quanto está. De fato, o ultra-som também visibiliza as lesões periuretrais que não se comunicam com a uretra e, a esse respeito, é superior à uretrografia. A RM com sonda transvaginal ou transretal é também um excelente método de avaliação de pacientes com suspeita de divertículos uretrais.

CASO 210

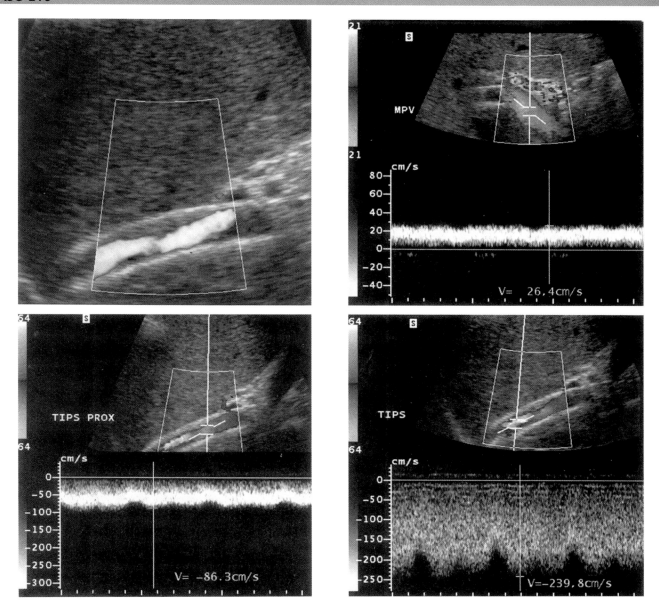

Imagem de *power*-Doppler de um *shunt* (derivação) TIPS seguido por uma série de imagens de Doppler colorido e formatos de onda de Doppler pulsado da veia porta principal, *stent* proximal e *stent* médio. (Ver pranchas em cores.)

1. Quais são os achados importantes nesses exames?
2. O que acontece à velocidade da veia porta após uma derivação TIPS com sucesso?
3. O que acontece com o fluxo na veia porta direita e esquerda após uma derivação TIPS com sucesso?
4. Qual é o significado de uma ambigüidade no Doppler colorido focal em um *stent* TIPS?

227

CASO 210

Estenose de um *Stent* TIPS

1. A imagem de *power*-Doppler mostra preenchimento de cor incompleto do *stent* devido a um tecido hipoecóico ao longo da parede do *stent*. O formato de onda da veia porta mostra velocidade anormalmente baixa na veia porta principal (menos de 30 cm/s). Os formatos de onda do *stent* demonstram velocidade aumentada no meio de *stent* (maior que 190 cm/s) e uma discrepância de velocidades na porção média e proximal do *stent* (diferença de velocidade de mais de 100 cm/s é anormal).
2. Normalmente, a velocidade da veia porta aumenta após a colocação de um derivação TIPS.
3. Usualmente, o fluxo nas veias porta direita e esquerda é revertido após os TIPS, de modo que o fluxo sangüíneo é direcionado em direção ao *stent*.
4. A ambigüidade focal em um TIPS freqüentemente identifica o local do pico de velocidade.

Referências

Feldstein VA, Patel MD, LaBerge JM: TIPS shunts: Accuracy of Doppler US in determination of patency and detection of stenoses. *Radiology* 1996;201:141-147.

Kanterman RY, Darcy MD, Middleton WD, et al: Doppler sonographic findings associated with transjugular intrahepatic portosystemic shunt (TIPS) malfunction. *AJR Am J Roentgenol* 1997;168:467-472.

Referência cruzada

Ultrasound: THE REQUISITES, pp 31-32.

Comentário

As derivações portosistêmicas intra-hepáticas transjugulares (TIPS) tornaram-se um tratamento bem aceito da hipertensão porta e de suas complicações. Embora a taxa de sucesso técnico da colocação de derivações TIPS seja maior de 90%, algumas complicações podem causar a disfunção da derivação. Essas incluem a estenose do *stent* ou a trombose da veia hepática e da derivação. A taxa de patência primária em 1 ano é de 25 a 60%. Entretanto, com a intervenção radiológica, a taxa de patência em 1 ano aumenta para aproximadamente 85%. Por causa disso, há muito incentivo para a monitorização de *stents* de modo que a estenose possa ser detectada e tratada precocemente, antes do desenvolvimento de sintomas clínicos. Embora o uso da ultra-sonografia como teste de rastreamento em uma população de pacientes seja controverso, múltiplos centros têm mostrado que o exame de Doppler pode ser um meio efetivo de seguimento de pacientes após os TIPS.

Normalmente, a velocidade da veia porta aumenta após a colocação de TIPS. Esperamos que a velocidade da veia porta após a colocação de TIPS seja maior que 30 cm/s. Velocidades menores devem levantar a suspeita de estenose. A velocidade de fluxo no TIPS deve ser rápida. Em nossa experiência, a variação normal da velocidade no *stent* é de 90 a 190 cm/s. Velocidades maiores e menores devem levantar a suspeita de estenose. Na área da estenose, as velocidades aumentam. Esse aumento pode às vezes ser detectado como uma área focal de ambigüidade colorida no *stent* no exame de Doppler colorido. Tais áreas devem ser mostradas com Doppler pulsado de modo que as velocidades possam ser medidas a partir do formato de onda. Outro sinal de estenose do TIPS é uma mudança na direção do fluxo na veia porta direita e/ou esquerda em direção ao *stent* (hepatófugo) a fora do *stent* (hepatópeto). Essa mudança na direção do fluxo tende a ser um achado tardio.

É difícil confiar em um único parâmetro para fazer o diagnóstico de estenose do TIPS. Por exemplo, a velocidade da veia porta de 28 cm/s não seria uma indicação de venografia, a menos que outras anormalidades estivessem presentes. Do mesmo modo, uma velocidade máxima levemente elevada no *stent* ou uma leve depressão da velocidade mínima no *stent* não seriam indicações de venografia, se fossem anormalidades isoladas. No entanto, consideramos que a combinação dos resultados de múltiplos parâmetros é efetiva na predição da necessidade de venografia e de intervenção. É válido notar que alguns centros têm tido sucesso na predição de estenoses pela medida apenas da velocidade mínima no *stent*. Esses grupos concluíram que uma velocidade no *stent* menor que 50 a 60 cm/s é um sinal de falência do *stent*.

CASO 211

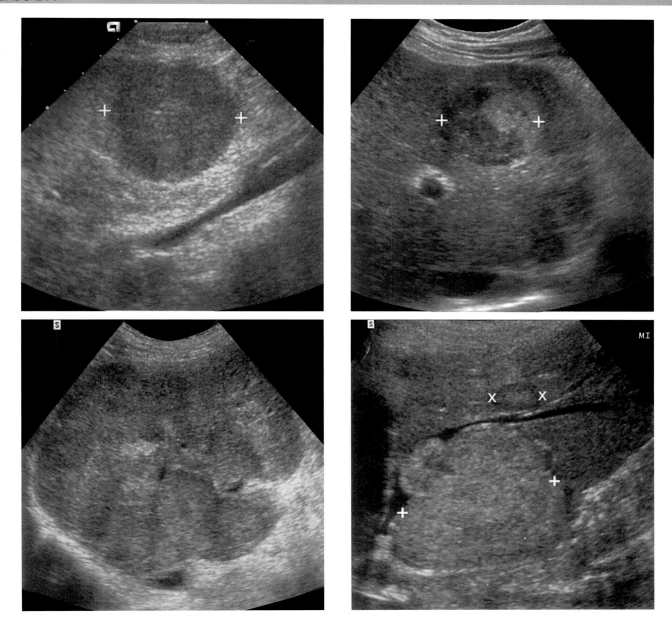

Imagens do fígado em quatro pacientes com a mesma condição.

1. Quais são os diagnósticos mais prováveis nesses pacientes?
2. Que imagem permite que você sugira mais fortemente um diagnóstico ao invés de outro?
3. Que história esses pacientes provavelmente têm?
4. Com o que você esperaria que essas lesões se parecessem ao Doppler colorido?

CASO 211

Carcinoma Hepatocelular

1. As possibilidades mais freqüentes são doença metastática e carcinoma hepatocelular.
2. A última imagem mostra um tumor invadindo a veia hepática adjacente. Esse comportamento é mais consistente com carcinoma hepatocelular do que com doença metastática.
3. Todos esses pacientes tinham história de cirrose ou de hepatite.
4. O carcinoma hepatocelular é geralmente uma lesão hipervascularizada com padrão vascular caótico, desorganizado. A habilidade de se detectar e visibilizar a vascularização no Doppler colorido depende da localização da lesão. Lesões superficiais são examinadas com mais sucesso com o Doppler colorido do que as lesões profundas. Os agentes de contraste endovenosos ultra-sonográficos melhoram a análise ultra-sonográfica da vascularização em carcinomas hepatocelulares.

Referência

El-Serag HB, Mason AC: Rising incidence of hepatocellular carcinoma in the United States. *N Engl J Med* 1999;340:745-750.

Referência cruzada

Ultrasound: THE REQUISITES, pp 12-14.

Comentário

O carcinoma hepatocelular é a quarta causa mais comum de câncer no mundo, e sua incidência está aumentando nos Estados Unidos. Ele afeta pacientes com hepatopatia crônica subjacente. As causas mais comuns são cirrose alcoólica e hepatite crônica B e C. A cirrose desenvolve-se durante os primeiros 10 anos após a transmissão em 20% dos pacientes com hepatite crônica pelo vírus C. Assim que a cirrose ocorre, o carcinoma hepatocelular desenvolve-se em uma taxa de 1 a 4% ao ano em pacientes com infecção crônica pelo vírus C. Na cirrose, acredita-se que os nódulos regenerativos sofram alterações displásicas e que os nódulos displásicos progridam para hepatocarcinoma. Em pacientes com hepatopatia terminal submetidos a transplante hepático, esse processo displásico progressivo resulta em hepatocarcinoma em aproximadamente 25% dos pacientes com hepatites B e C e em 10% dos pacientes com cirrose alcoólica. O carcinoma hepatocelular é especialmente comum na Ásia e na África abaixo do Saara, por causa da alta incidência de hepatites B e C. Outras causas predisponentes são hemocromatose, trematódeos (N. do T.: p. ex., esquistossomose) hepáticos, exposição a aflotoxinas, doença de Wilson e uso de esteróides anabolizantes.

Como mostram as imagens nesse caso, a aparência ultra-sonográfica do hepatocarcinoma é muito variável. As lesões podem ser hipoecóicas (primeira imagem) ou hiperecóicas (grande lesão na última imagem). Algumas terão uma aparência em alvo (pequena lesão na última imagem). Grandes lesões são muito freqüentemente heterogêneas. Ocasionalmente, as lesões serão mistas, com áreas nodulares organizadas de aumento da ecogenicidade em um fundo de redução da ecogenicidade (segunda imagem), ou vice-versa. A calcificação e as alterações císticas ocorrem mas são distintamente não usuais. Como o parênquima do fígado cirrótico pode atenuar o feixe de ultrasom mais que o tumor, o reforço da transmissão ocasionalmente é visto posteriormente ao hepatoma.

O padrão do carcinoma hepatocelular também varia e depende da população de pacientes sendo examinados. Em grupos de pacientes que estão sendo rastreados, os tumores são detectados quando ainda relativamente pequenos e solitários. Em populações não rastreadas, os tumores tendem a ser maiores e são freqüentemente multifocais. Um padrão visto freqüentemente em pacientes não rastreados é o de uma grande massa dominante com múltiplas lesões satélites menores (última imagem). O padrão final é uma aparência infiltrativa difusa que pode afetar segmentos inteiros e lobos do fígado (terceira imagem). Em muitos casos, as lesões que infiltram grandes porções do fígado são mais difíceis de serem detectadas pela ultra-sonografia do que lesões menores.

A invasão da veia porta visível ultra-sonograficamente é também comum com massas maiores (ver caso 189). Acredita-se que muitas das lesões satélites sejam metástases que se originam de uma tendência do hepatoma de invadir as veias porta. A invasão da veia hepática também ocorre (última imagem), mas é menos comum do que a invasão da veia porta.

Na maioria dos pacientes, a chave para o diagnóstico de hepatoma é a história clínica de hepatopatia crônica. Os níveis elevados de alfafetoproteína podem sugerir o diagnóstico, mas resultados falsos negativos são comuns, particularmente com tumores pequenos. Os resultados falsos positivos também são vistos em pacientes com cirrose não complicada e durante surtos de hepatite. Em paciente cirrótico, o carcinoma hepatocelular deve ser a consideração primária sempre que uma massa sólida no fígado for detectada pela ultra-sonografia. Na minha instituição, tais pacientes são submetidos à TC e, na maioria dos casos, subseqüentemente, à biópsia hepática percutânea guiada por ultra-som. Minha abordagem é começar com a aspiração com agulha fina, usando uma agulha tamanho 25. Com citopatologistas experientes, pode ser oferecido um diagnóstico em aproximadamente 50% dos casos. Se a aspiração com agulha fina não for diagnóstica, procedo imediatamente a uma biópsia central usando agulhas tamanho 18 a 20. Muitos radiologistas não fazem a aspiração com agulha fina para o carcinoma hepatocelular, mas partem já inicialmente para as biópsias centrais.

ÍNDICE DE CASOS

1. Rins Normais, 3-4
2. Lama Biliar, 3-4
3. Angiomiolipoma, 5-6
4. Anatomia Normal do Fígado, 5-6
5. Anatomia Normal do Ducto Biliar Comum, 7-8
6. Derrame Pleural, 7-8
7. Anatomia Normal do Escroto, 9-10
8. Anatomia Peripancreática Normal, 11-12
9. Hidronefrose, 11-12
10. Anatomia Normal do Fígado e da Vesícula Biliar, 13-14
11. Lesões Hepáticas em Alvo, 13-14
12. Anatomia Normal do Ombro, 15-16
13. Espessamento da Parede da Vesícula Biliar, 15-16
14. Anatomia Venosa Hepática Normal, 17-18
15. Variações da Relação entre a Artéria Hepática Direita e o Ducto Biliar, 17-18
16. Anatomia Normal da Tireóide, 19-20
17. Próstata Normal, 19-20
18. Ruptura Completa do Tendão Calcâneo, 21-22
19. Orquite, 21-22
20. Carcinoma de Células Transicionais da Bexiga, 23-24
21. Esplenomegalia, 23-24
22. Cisto de Ducto Tireoglosso, 25-26
23. Formatos de Onda de Alta Resistência, 25-26
24. Cistos Ganglionares do Punho, 27-28
25. Apendicite Aguda, 27-28
26. Curva de Compensação da Distância do Ganho, 29-30
27. Aneurisma de Aorta Abdominal, 29-30
28. Metástases Hepáticas, 31-32
29. Ascite, 31-32
30. Cálculos Renais, 33-34
31. Cistos Testiculares, 33-34
32. Artefato de Ambigüidade na Imagem Doppler, 35-36
33. Corpo Estranho, 35-36
34. Hiperplasia Nodular da Tireóide, 37-38
35. Defeito Juncional do Parênquima, 37-38
36. Adenocarcinoma de Pâncreas, 39-40
37. Epididimite, 39-40
38. Cálculo Ureteral Distal, 41-42
39. Trombose Venosa Profunda no Membro Inferior, 41-42
40. Bifurcação Carotídea Normal, 43-44
41. Seminoma de Testículo, 43-44
42. Doença Policística Renal Autossômica Dominante, 45-46
43. Colecistite Aguda, 47-48
44. Tumores de Células Germinativas Mistos, 47-48
45. Dilatação da Via Biliar Extra-Hepática, 49-50
46. Cistos Renais, 49-50
47. Pseudocistos Pancreáticos, 51-52
48. Taxa de Quadros (Frame) e Resolução, 51-52
49. Hemangioma Hepático, 53-54
50. Ruptura do Cisto de Baker, 55-56
51. Dilatação dos Ductos Biliares Intra-Hepáticos, 55-56
52. Hidrocele, 57-58
53. Adenoma de Paratireóide, 57-58
54. Coledocolitíase, 59-60
55. Infiltração Gordurosa do Fígado, 59-60
56. Parâmetros Técnicos Importantes na Produção de Sombra de Pequenos Cálculos Biliares, 61-62
57. Doença no Parênquima Renal, 63-64
58. Espermatocele, 63-64
59. Pancreatite Aguda, 65-66
60. Lama Tumefeita (Bola de Lama), 65-66
61. Varicocele, 67-68
62. Direção do Feixe e Indicação das Cores, 67-68
63. Pseudo-Aneurisma Pós-Cateterização, 69-70
64. Infarto Esplênico, 69-70
65. Artéria Hepática Direita Substituída, 71-72
66. Cálculos Biliares Flutuantes, 71-72
67. Vesícula em Porcelana, 75-76
68. Tendinite Calcificada do Manguito Rotador, 75-76
69. Pólipos Adenomatosos da Vesícula Biliar, 77-78
70. Pólipos de Colesterol da Vesícula Biliar, 77-78
71. Artefato Imagem em Espelho, 79-80
72. Câncer da Vesícula Biliar, 79-80
73. Estenose Carotídea de Alto Grau, 81-82
74. Comparação do Doppler Colorido com o power-Doppler, 81-82
75. Hematoma na Bainha do Reto, 83-84
76. Comparação dos Transdutores de Ordenação Fásica e Odenação Curva, 83-84
77. Relação Normal da Cauda do Pâncreas com o Baço, 85-86
78. Lesões Esplênicas Focais, 85-86
79. Torção de Testículo, 87-88
80. Roubo da Subclávia, 89-90
81. Neuroma de Morton, 89-90
82. Metástases Hepáticas Parcialmente Calcificadas, 91-92
83. Linfocele de Transplante Renal, 91-92
84. Artefato de Imagem em Espelho na Imagem de Doppler, 93-94
85. Tenossinovite, 93-94
86. Carcinoma Papilar da Tireóide, 95-96
87. Linfoadenopatia Inguinal, 95-96
88. Variação Normal da Cabeça Pancreática, 97-98
89. Cisto da Túnica Albugínea, 97-98
90. Carcinoma de Células Renais, 99-100
91. Cirrose, 101-102
92. Obstrução da Veia Subclávia, 101-102
93. Colateral Veia Umbilical, 103-104
94. Baços Acessórios, 103-104
95. Adenoma de Paratireóide Ectópico, 105-106
96. Câncer de Próstata, 105-106
97. Estenose de Baixo Grau da Artéria Carótida Interna, 107-108
98. O Efeito do Ajuste de Potência nas Imagens de Doppler Colorido, 107-108
99. Hematoma Hepático Subcapsular, 109-110
100. Anisotropia do Tendão Normal, 109-110
101. Ar Intrabiliar, 111-112
102. Fasciite Plantar, 111-112
103. Trombo Tumoral da Veia Renal e da Veia Cava Inferior, 113-114
104. Efeito da Escala do Doppler na Sensibilidade Doppler, 115-116
105. Vibração do Tecido, 115-116
106. Complexo Parede-Eco-Sombra, 117-118
107. Abscesso Hepático, 117-118
108. Trombose da Veia Porta, 119-120
109. Linfoma, 119-120
110. Cálculos Impactados no Colo da Vesícula Biliar, 121-122
111. Nefrocalcinose Medular, 121-122
112. Formato de Onda Normal da Veia Hepática, 123-124

113	Neoplasia Pancreática Mucinosa Macrocística, 123-124	
114	Abscesso Testicular, 125-126	
115	Artéria Hepática Esquerda Acessória, 125-126	
116	Ambigüidade, 127-128	
117	Fluxo Reverso da Veia Porta, 127-128	
118	Cálculos nos Ductos Biliares Intra-Hepáticos, 129-130	
119	Intussuscepção, 129-130	
120	Cisto Prostático, 131-132	
121	Tumor de Célula de Leydig, 131-132	
122	Testículos Ectópicos (que não desceram), 133-134	
123	Abscesso Renal, 133-134	
124	Mudanças na Graduação de Cor, 135-136	
125	Uso do Filtro de Parede para Suprimir a Movimentação dos Tecidos, 135-136	
126	Tumor das Células da Ilhota do Pâncreas, 137-138	
127	Medidas de Doppler Espectral, 137-138	
128	Ruptura Completa do Manguito Rotador, 139-140	
129	Infiltração Gordurosa do Fígado Focal, 139-140	
130	Fístula Arteriovenosa Femoral, 141-142	
131	Artefatos em Anel Invertido, 143-144	
132	Hidroceles Complexas, 143-144	
133	Microlitíase Testicular Clássica, 145-146	
134	Nefroma Cístico Multilocular, 145-146	
135	Formatos de Onda Arterial de Baixa Resistência com e sem Alargamento Espectral, 147-148	
136	Infiltração Gordurosa com Preservação Focal, 147-148	
137	Pancreatite Crônica, 149-150	
138	Imagem Harmônica do Tecido, 149-150	
139	Relação da Acurácia do Cálculo da Velocidade com o Ângulo Doppler, 151-152	
140	Formato de onda *Parvus-Tardus*, 151-152	
141	Colangiocarcinoma, 153-154	
142	Cálculos Biliares, 153-154	
143	Hepatite, 157-158	
144	Sarcoidose Esplênica, 157-158	
145	Hiperplasia Nodular Focal no Fígado, 159-160	
146	Tireoidite de Hashimoto, 159-160	
147	Massas Adrenais, 161-162	
148	Doença de Peyronie, 161-162	
149	Ruptura Completa do Manguito Rotador, 163-164	
150	Carcinoma de Células de Transição, 163-164	
151	Laceração Hepática e Hemoperitônio, 165-166	
152	Metástases Peritoneais, 165-166	
153	Vascularização Normal dos Testículos, 167-168	
154	Oclusão Completa da Artéria Carótida Interna, 167-168	
155	Doença de von Hippel-Lindau, 169-170	
156	Espessamento da Parede do Ducto Biliar, 169-170	
157	Exames Intra-Operatórios de Tumor das Células da Ilhota Pancreática, 171-172	
158	Artefato do Lobo Lateral, 171-172	
159	Doença de Caroli, 173-174	
160	Variação da Normalidade: Lobo Hepático Esquerdo em cima do Baço, 173-174	
161	Espessamento da Parede Gástrica, 175-176	
162	Tumor de Células Gigantes da Bainha do Tendão, 175-176	
163	Colecistite Gangrenosa, 177-178	
164	Ectasia Tubular da Rede Testicular, 177-178	
165	Aumento da Velocidade na Artéria Renal devido à Estenose Arterial, 179-180	
166	Oclusão da Carótida Comum, 179-180	
167	Pseudo-Aneurisma Pós-Traumático Renal e Fístula Arteriovenosa, 181-182	
168	Cisto Hidático, 183-184	
169	Esplenose, 183-184	
170	Efeito da Prioridade da Cor nas Imagens de Doppler Colorido, 185-186	
171	Fluxo Reverso na Veia Coronariana, 185-186	
172	Rim em Ferradura, 187-188	
173	Cisto Epidermóide, 187-188	
174	Trombose da Veia Renal, 189-190	
175	Efeito da Freqüência Transmitida na Sensibilidade do Doppler, 189-190	
176	Ruptura Parcial do Manguito Rotador, 191-192	
177	Tireoidite Subaguda, 191-192	
178	Rim de Page, 193-194	
179	Artefato de Refração da Linha Média, 193-194	
180	Formato de Onda Arterial Intra-Renal Deprimida em Razão de Estenose da Artéria Renal, 195-196	
181	Deslocamento do Tendão do Bíceps, 195-196	
182	Efeito da Direção do Feixe na Sensibilidade do Doppler, 197-198	
183	Fluxo Helicoidal, 197-198	
184	Variantes dos Vasos Renais, 199-200	
185	Ruptura Parcial Longitudinal do Tendão, 199-200	
186	Adenomiomatose de Vesícula Biliar, 201-202	
187	Hidronefrose Simulando Cistos Peripélvicos, 201-202	
188	Trombose Venosa Profunda Crônica, 203-204	
189	Trombo Tumoral na Veia Porta, 203-204	
190	Doença Cística Adquirida, 205-206	
191	Medida do Volume de Fluxo, 205-206	
192	Colecistite Enfisematosa, 207-208	
193	Ruptura do Tendão do Bíceps, 207-208	
194	Efeito da Taxa de Formação de Imagens ao Doppler Colorido, 209-210	
195	Transformação Cavernosa da Veia Porta, 209-210	
196	Invasão Vascular pelo Carcinoma Pancreático, 211-212	
197	Proeminência das Pontas das Papilas, 211-212	
198	Artefato de Duplicação Diafragmática, 213-214	
199	Ruptura Muscular e Hematoma, 213-214	
200	Trombose da Artéria Hepática Pós-Transplante de Fígado, 215-216	
201	Placa Carotídea Ulcerada, 215-216	
202	Obstrução Urinária, 217-218	
203	Congestão Hepática Passiva, 219-220	
204	Cistoadenoma Seroso Microcístico do Pâncreas, 219-220	
205	Trombose da Veia Hepática, 221-222	
206	Displasia Fibromuscular, 221-222	
207	Pielonefrite, 223-224	
208	Cistos Renais Complexos, 225-226	
209	Divertículo Uretral, 225-226	
210	Estenose de um *Stent* TIPS, 227-228	
211	Carcinoma Hepatocelular, 229-230	

ÍNDICE REMISSIVO

Abscesso(s)
  hepático, 118
  testicular, 126
  renal, 134
Adenocarcinoma(s)
  de pâncreas, 40
Adenoma(s)
  de paratireóide, 58
  ectópico, 106
    de paratireóide, 106
Adenomiomatose
  de vesícula, 202
    biliar, 202
Ambigüidade, 128
  artefato de, 36
    na imagem, 36
      Doppler, 36
Anatomia(s)
  peripancreática, 12
    normal, 12
  venosa, 18
    hepática, 18
      normal, 18
Aneurisma(s)
  de aorta, 30
    abdominal, 30
Angiomiolipoma(s), 6
Anisotropia
  do tendão, 110
    normal, 110
Aorta
  adominal, 30
    aneurisma de, 30
Apendicite
  aguda, 28
Aquiles
  tendão de, 22
Ar(es)
  intrabiliar, 112
Artefato(s)
  de ambigüidade, 36
    na imagem Doppler, 36
  de imagem, 80, 94
    em espelho, 80, 94
      na iamgem, 94
        de Doppler, 94
  em anel invertido, 144
  do lobo, 172
    temporal, 172
  de refração, 194
    da linha média, 194
  de duplicação, 214
    diafragmática, 214
Artéria(s)
  hepática, 18, 72, 126
    variações da, 18
    direita, 72
      substituída, 72
    esquerda, 126
      acessória, 126
    trombose da, 216
      pós-transplante, 216
      de fígado, 216
  carótida, 108, 168
    interna, 108, 168
      estenose da, 108
        de baixo grau, 108
      oclusão da, 168
        completa, 168
  renal, 180, 196
    velocidade na, 180
      aumento da, 180
        por estenose arterial, 180
    estenose da, 196
Ascite, 32

Baço
  e cauda, 86
    do pâncreas, 86
  acessórios, 104
Bainha
  do reto, 84
    hematoma na, 84
  do tendão, 176
    células da, 176
      gigantes, 176
        tumor de, 176
Baker
  cisto de, 56
Bexiga
  células da, 24
    transicionais, 24
      carcinoma de, 24
Bíceps
  tendão do, 196, 208
    deslocamento do, 196
    ruptura do, 208
Bifurcação(ões)
  carotídea, 44
    normal, 44

Cabeça
  pancreática, 98
    variação da, 98
      normal, 98
Cálculo(s)
  renais, 34
  ureteral, 42
    distal, 42
  biliares, 62, 72, 154
    pequenos, 62
      sombra de, 62
      produção de, 62
    flutuantes, 72
    impactados, 122
      no colo, 122
        da vesícula, 122
          biliar, 122
    nos ductos, 130
      biliares, 130
        intra-hepáticos, 130
  da velocidade, 152
    com ângulo Doppler, 152
      acurária do, 152
Câncer(es)
  da vesícula, 80
    biliar, 80
  de próstata, 106
Carcinoma(s)
  de células, 24
    transicionais, 24
      da bexiga, 24
    renais, 100
    de transição, 164
  papilar, 96
    da tireóide, 96
  pancreático, 212
    invasão pelo, 212
      vascular, 212
  hepatocelular, 230
Caroli
  doença de, 174
Cateterização
  pseudo-aneurisma após, 70
Célula(s)
  transicionais, 24
    da bexiga, 24
      carcinoma de, 24
  germinativas, 48
    mistos, 48
      tumores de, 48
  renais, 100
    carcinoma de, 100
  de Leydig, 132
    tumor de, 132
  da ilhota, 138, 172
    do pâncreas, 138
      tumor das, 138
    pancreática, 172
      tumor das, 172
        exames intra-operatórios de, 172
  de transição, 164
    carcinoma de, 164
  gigantes, 176
    da bainha, 176
      do tendão, 176
        tumor de, 176
Cisto(s)
  de ducto, 26
  tireoglosso, 26
  ganglionares, 28
  do punho, 28
  testiculares, 34

233

renais, 50, 226
      complexos, 226
      de Baker, 56
      ruptura do, 56
      da túnica, 98
      albugínea, 98
      prostático, 132
      hidático, 184
      epidermóide, 188
      peripélvicos, 202
         hidronefrose e, 202
Cistoadenoma(s)
   seroso, 220
      microcístico, 220
         do pâncreas, 220
Colangiocarcinoma, 154
Colateral(ais)
   veia, 104
      umbilical, 104
Cirrose, 102
Colecistite
   aguda, 48
   gangrenosa, 178
   enfisematosa, 208
Coledocolitíase, 60
Colesterol
   pólipos de, 78
      da vesícula, 78
         biliar, 78
Colo
   da vesícula, 122
      biliar, 122
         cálculos no, 122
            impactados, 122
Compensação
   da distância pelo ganho, 30
      curva de, 30
Complexo(s)
   parede-eco-sombra, 118
Congestão(ões)
   hepática, 220
      passiva, 220
Corpo(s)
   estranho, 36
Curva(s)
   de compensação, 30
      da distância pelo ganho, 30

Defeito(s)
   funcional, 38
      do parênquima, 38
Derrame(s)
   pleural, 8
Deslocamento(s)
   do tendão, 196
      do bíceps, 196
Dilatação
   da via biliar, 50
      extra-hepática, 50
      dos ductos, 56
         biliares, 56
            intra-hepáticos, 56
Displasia(s)
   fibromuscular, 222
Divertículo(s)
   uretral, 226
Doença(s)
   policística, 46

      renal, 46
         autossômica, 46
            dominante, 46
      no parênquima, 64
         renal, 64
      de Peyronie, 162
      de von Hippel-Lindau, 170
      de Caroli, 174
      cística, 206
         adquirida, 206
Doppler
   imagem, 36
      artefato na, 36
      de ambigüidade, 36
      de imagem, 94
      em espelho, 94
   colorido, 82, 108, 186, 210
      e Power Doppler, 82
      imagens de, 108, 186, 210
         efeito nas, 108, 186, 210
            do ajuste de potência, 108
            da prioridade da cor, 186
            da taxa de formação, 210
   escala do, 116
      efeito da, 116
         na sensibilidade Doppler, 116
   sensibilidade do, 116, 190, 198
      efeito da, 116, 190, 198
         da escala do Doppler, 116
         da freqüência transmitida, 190
         da direção do feixe, 198
   espectral, 138
      medidas de, 138
Ducto(s)
   biliar, 8, 18, 56, 130, 170
      comum, 8
         anatomia do, 8
         normal, 8
      variações do, 18
      intra-hepáticos, 56, 130
         dilatação dos, 56
         cálculos nos, 130
      parede do, 170
         espessamento da, 170
   tireoglosso, 26
      cisto de, 26
Duplicação(ões)
   diafragmática, 214
      artefato de, 214

Ectasia
   tubular, 178
      da rede, 178
         testicular, 178
Epididimite, 40
Escroto
   anatomia do, 10
      normal, 10
Espermatocele, 64
Esplenomegalia, 24
Esplenose, 184
Estenose
   carotídea, 82
      de alto grau, 82
      de baixo grau, 108
      da artéria, 108
         carótida, 108
            interna, 108

      arterial, 180
         aumento pela, 180
            da velocidade, 180
            na artéria renal, 180
      da artéria, 196
         renal, 196
      de um *stent* TIPS, 228

Fasciite
   plantar, 112
Feixe
   de cores, 68
      direção do, 68
      indicação das, 68
Fígado
   anatomia do, 6, 14
      normal, 6, 14
   infiltração do, 60, 140
      gordurosa, 60, 140
         focal, 140
   hiperplasia no, 160
      nodular, 160
         focal, 160
   transplante de, 216
      trombose após, 216
         da artéria, 216
            hepática, 216
Fístula(s)
   arteriovenosa, 142, 182
      femoral, 142
      e pseudo-aneurisma, 182
         pós-traumático, 182
      renal, 182
Fluxo(s)
   reverso, 128, 186
      da veia, 128
         porta, 128
      coronariana, 186
   helicoidal, 198
   volume de, 206
      medida do, 206

Hashimoto
   tireoidite de, 160
Hemangioma(s)
   hepático, 54
Hematoma(s)
   na bainha, 84
      do reto, 84
   hepático, 110
      subcapsular, 108
      e ruptura, 214
         muscular, 214
Hemoperitônio, 164
Hepatite, 158
Hidrocele, 58
   complexas, 144
Hidronefrose, 12
   e cistos, 202
      peripélvicos, 202
Hiperplasia
   modular, 38, 160
      da tireóide, 38
      focal, 160
         no fígado, 160

234

Ilhota(s)
    do Pâncreas, 138
        células da, 138
            tumor das, 138
    pancreática, 172
        células da, 172
            tumor das, 172
                exames intra-operatórios de, 172
Imagem(ens)
    Doppler, 36
        artefato na, 36
            de ambigüidade, 36
            de imagem, 94
                em espelho, 94
        colorido, 108, 186, 210
            efeito nas, 108, 186, 210
                do ajuste de potência, 108
                da prioridade da cor, 186
                da taxa de formação de, 210
            graduação de cor, 136
                mudanças na, 136
        em espelho, 80, 94
            artefato de, 94
                na imagem, 94
                de Doppler, 94
        harmônica, 150
            do tecido, 150
Infarto
    esplênico, 70
Infiltração(ões)
    gordurosa, 60, 140
        do fígado, 60
            focal, 140
                do fígado, 140
            com preservação, 148
                focal, 148
Intussuscepção, 130
Invasão(ões)
    vascular, 212
        pelo carcinoma, 212
            pancreático, 212

Laceração(ões)
    hepática, 166
Lama
    biliar, 4
    tumefeita, 66
        bola de, 66
Lesão(ões)
    hepáticas, 14
        em alvo, 14
    esplênicas, 86
        focais, 86
Leydig
    célula de, 132
Linfoadenopatia(s)
    inguinal, 96
Linfocele
    de transplante, 92
        renal, 92
Linfoma(s), 120
Lobo(s)
    lateral, 172
        artefato do, 172
    hepático, 174
        esquerdo, 174
            em cima do baço, 174

Manguito
    rotador, 76, 140, 192
        tendinite do, 76
            calcificada, 76
        ruptura do, 140, 164, 192
            completa, 140, 164
            parcial, 192
Massa(s)
    adrenais, 162
Membro(s)
    inferior, 42
        TVP no, 42
Metástase(s)
    hepáticas, 32, 92
        parcialmente calcificadas, 92
    peritoneais, 166
Microlitíase
    testicular, 146
        clássica, 146
Morton
    neuroma de, 90

Nefrocalcinose
    medular, 122
Nefroma(s)
    cística, 146
        multilocular, 146
Neoplasia(s)
    pancreática, 124
        mucinosa, 124
            macrocística, 124
Neuroma(s)
    de Morton, 90

Obstrução(ões)
    da veia, 102
        subclávia, 102
    urinária, 218
Oclusão(ões)
    completa, 168
        da artéria, 168
            carótida, 168
                interna, 168
    da carótida, 180
        comum, 180
Ombro(s)
    anatomia do, 16
        normal, 16
Onda(s)
    de alta resistência, 26
        formatos de, 26
    normal, 124
        da veia, 124
            hepática, 124
    arterial, 148, 196
        de baixa resistência, 148
            com alargamento, 148
                espectral, 148
            sem alargamento, 148
                espectral, 148
        intra-renal, 196
            deprimida, 196
    Parvus-Tardus, 152
Ordenação(ões)
    fásica, 84
        transdutores de, 84
    curva, 84
        transdutores de, 84
Orquite, 22

Page
    rim de, 194
Pâncreas
    adenocarcinoma de, 40
    cauda do, 86
        e o baço, 86
    ilhota do, 138
        células da, 138
            tumor das, 138
    cistoadenoma do, 220
        seroso, 220
            microcístico, 220
Pancreatite
    aguda, 66
    crônica, 150
Papila(s)
    pontas das, 212
        proeminência das, 212
Paratireóide
    adenoma de, 58, 106
        ectópico, 106
Parede(s)
    da vesícula, 16
        biliar, 16
            espessamento da, 16
    do ducto, 170
        biliar, 170
            espessamento da, 170
    gástrica, 176
        espessamento da, 176
Parênquima(s)
    defeito do, 38
        juncional, 38
    renal, 64
        doença no, 64
Peyronie
    doença de, 162
Pielonefrite, 224
Placa(s)
    carotídea, 216
        ulcerada, 216
Pólipo(s)
    adenomatosos, 78
        da vesícula, 78
            biliar, 78
    de colesterol, 78
        da vesícula, 78
            biliar, 78
Power Doppler, 82
    e Doppler, 82
        colorido, 82
Próstata
    normal, 20
    câncer de, 106
Pseudo-aneurisma(s)
    pós-cateterização, 70
    pós-traumático, 182
        renal, 182
            e fístula, 182
                arteriovenosa, 182
Pseudocisto(s)
    pancreáticos, 52
Punho
    cistos do, 28
        ganglionares, 28

Rede(s)
    testicular, 178

ectasia da, 178
  tubular, 178
Refração
  da linha média, 194
  artefato de, 194
Reto
  bainha do, 84
  hematoma na, 84
Rim(ins)
  normais, 4
  em ferradura, 188
  de Page, 194
Roubo
  da subclávia, 90
Ruptura(s)
  completa, 22, 140, 164
    do tendão, 22
      de Aquiles, 22
    do manguito, 140, 164
      rotador, 140, 164
  do cisto, 56
    de Baker, 56
  parcial, 192, 200
    do manguito, 192
      rotador, 192
    longitudinal, 200
      do tendão, 200
  do tendão, 208
    do bíceps, 208
  muscular, 214
    e hematoma, 214

Sarcoidose
  esplênica, 158
Seminoma(s)
  de testículo, 44
Sensibilidade
  do Doppler, 116, 190, 198
    efeito na, 116, 190, 198
      da escala do Doppler, 116
      da freqüência transmitida, 190
      da direção do feixe, 198
Stent(s)
  TIPS, 228
    estenose de um, 228
Subclávia
  roubo da, 90

Tecido(s)
  vibração do, 116
  movimentação dos, 136
    supressão da, 136
      filtro de parede para, 136
    imagem do, 150
      harmônica, 150
Tendão(ões)
  de Aquiles, 22
    ruptura do, 22
      completa, 22
  normal, 110
    anisotropia do, 110
  bainha do, 176
    células da, 176
      gigantes, 176
      tumor de, 176
  do bíceps, 196, 208

deslocamento do, 196
ruptura do, 208
ruptura do, 200
  parcial, 200
  longitudinal, 200
Tendinite
  calcificada, 76
  do manguito, 76
    rotador, 76
Tenossinovite, 94
Testículo(s)
  seminoma de, 44
  torção de, 88
  ectópicos, 134
  vascularização dos, 168
    normal, 168
Tireóide
  anatomia da, 20
  normal, 20
  hiperplasia da, 38
    nodular, 38
  carcinoma da, 96
    papilar, 96
Tireoidite
  de Hashimoto, 160
  subaguda, 192
Torção(ões)
  de testículo, 88
Transdutor(es)
  de ordenação, 84
    fásica, 84
    curva, 84
Transformação(ões)
  cavernosa, 210
    da veia, 210
      porta, 210
Transplante(s)
  renal, 92
    linfocele de, 92
  de fígado, 216
    trombose após, 216
      da artéria, 216
        hepática, 216
Trombo(s)
  tumoral, 114, 204
    da veia, 114, 204
      renal, 114
      cava, 114
        inferior, 114
      porta, 204
Trombose
  venosa, 42
    profunda, *ver TVP*, 42
  da veia, 120, 190, 222
    porta, 120
    renal, 190
    hepática, 222
  da artéria, 216
    hepática, 216
      pós-transplante, 216
      de fígado, 216
Tumor(es)
  de células, 48
    germinativas, 48
    mistos, 48
  de Leydig, 132

da ilhota, 138, 172
do pâncreas, 138
pancreática, 172
exames intra-operatórios de, 172
gigantes, 176
  da bainha, 176
    do tendão, 176
Túnica
  albugínea, 98
    cisto da, 98
TVP
  no membro, 42
    inferior, 42
  crônica, 204

Varicocele, 68
Vascularização
  normal, 168
  dos testículos, 168
Vaso(s)
  renais, 200
    variantes dos, 200
Veia(s)
  subclávia, 102
    obstrução da, 102
  renal, 114, 190
    trombo da, 114
      tumoral, 114
    trombose da, 190
  cava, 114
    inferior, 114
      trombo da, 114
        tumoral, 114
  porta, 120, 204, 210
    trombose da, 120
    fluxo da, 128
      reverso, 128
    trombo na, 204
      tumoral, 204
    transformação da, 210
      cavernosa, 210
  hepática, 124, 222
    onda de, 124
      normal, 124
    trombose da, 222
  coronariana, 186
    fluxo na, 186
      reverso, 186
Vesícula(s)
  biliar, 3, 14
    anatomia da, 14
    normal, 14
    parede da, 16
      espessamento da, 16
    pólipos da, 78
      adenomatosas, 78
      de colesterol, 78
    colo da, 122
      cálculos no, 122
        impactados, 122
    adenomiomatose de, 202
  em porcelana, 76
Via(s)
  biliar, 50
    extra-hepática, 50
      dilatação da, 50
von Hippel-Lindau
  doença de, 170